W0409901

Heile dich selbst

im Einklang
mit dem Kosmos

Carol K. Anthony Hanna Moog

Heile dich selbst

im Einklang mit dem Kosmos

AT Verlag

Die Originalausgabe dieses Buches ist 2006
unter dem Titel »Healing Yourself the Cosmic
Way« bei ichingbooks, Stow/Massachusetts,
USA, erschienen.
©2006 Carol K. Anthony und Hanna Moog

Aus dem Englischen übersetzt von
Hanna Moog

Kontakt zu den Autorinnen:
www.ichingoracle.com

Für die deutschsprachige Ausgabe:
© 2008
AT Verlag, Baden und München
Lektorat: Diane Zilliges, Wörthsee-Steinebach
Druck und Bindearbeiten: Kösel, Krugzell
Printed in Germany

ISBN 978-3-03800-386-1

www.at-verlag.ch

Inhalt

Vorwort

Es war im Jahr 1998, als ein unerwartetes Heilungserlebnis so gut wie alle unsere lang gehegten Glaubensvorstellungen zum Thema Krankheit mit einem Federstrich hinwegfegte. Erstmals wurde uns bewusst, dass Gedanken eine körperliche Krankheit verursachen können und dass es möglich ist, diese Gedanken zu deprogrammieren – und binnen dreier Wochen geheilt zu sein. Wir ahnten damals nicht, dass aus unserer ersten Erfahrung im Laufe der Jahre ein Buch dieses Umfangs erwachsen würde. Dies war nur mit Hilfe des I Ging möglich, das uns ein zunehmend vertieftes Verständnis dessen gab, was Krankheiten verursacht und wie wir uns von den Ursachen an der Wurzel befreien können.

Als Begründerinnen von *The I Ching Institute* in Stow bei Boston und erfahrene Seminarleiterinnen zum Thema I Ging konnten wir unsere Lernerfahrungen mit Menschen auf der ganzen Welt teilen. Zum Zeitpunkt, da die deutsche Übersetzung dieses Buches fertig gestellt wird, können wir auf fünf Online-Kurse unter dem Titel »Das Heilen von langwierigen körperlichen Erkrankungen mit Hilfe des I Ging« zurückblicken. Jeder Kurs erstreckte sich über acht Wochen, in denen die TeilnehmerInnen angeleitet wurden, intensive Untersuchungen zu den Ursachen der Krankheiten anzustellen, von denen sie sich selbst heilen wollten. Zu unserer Überraschung kam niemand mit einer relativ einfachen Erkrankung. Alle schlugen sich mit langwierigen oder chronischen Krankheiten herum, bei deren Behandlung die konventionelle Medizin versagt hatte. Der Grund dafür war, dass bisher niemand den fehlgeleiteten Ideen und Glaubensvorstellungen als Ursachen von

Krankheiten ernsthaft Aufmerksamkeit geschenkt hatte. Heute können wir sagen, dass die Mehrzahl unserer KursteilnehmerInnen in der Lage war, sich durch das Ausmerzen der entsprechenden Ideen und Glaubensvorstellungen zumindest wesentliche Erleichterung zu verschaffen; bei vielen verschwanden die Symptome entweder während des Kurses oder kurz danach. Diese Erfolge haben uns ermutigt, diesem Buch neben einem eher theoretischen Teil, Beispielen aus der Praxis und Hinweisen zur Heilung geringfügiger Erkrankungen einen vierten Teil hinzuzufügen, der zeigt, wie wir uns von einer langwierigen Krankheit befreien können. In diesem Teil werden Sie durch einen simulierten Kurs geführt, der dem nahekommt, was wir online lehren.

Es ist uns bewusst, dass unsere Entdeckungen für manche unserer Leser und Leserinnen eine Herausforderung darstellen, bezeugen sie doch, dass einige der weltweit am meisten verbreiteten Glaubensvorstellungen zu den hartnäckigsten und übelsten Krankheitsverursachern gehören. Wir verdanken es einzig dem I Ging, dass wir uns ihrer krankmachenden Wirkung bewusst werden konnten und Heilung und inneren Frieden erfuhren, nachdem wir sie mit einer Methode, die wir »Deprogrammieren mit kosmischer Hilfe« nennen, aus unserer Psyche verabschiedet hatten.

Unser Hauptanliegen mit diesem Buch ist es, einem größeren Personenkreis die Möglichkeit zu eröffnen, das Heilen von körperlichen Beschwerden und akuten Erkrankungen in die eigenen Hände zu nehmen. In Zeiten rapide steigender Kosten für Krankenbehandlungen zeigt Ihnen dieses Buch, wie Sie sich unter bestimmten Umständen außerhalb des Rahmens konventioneller Behandlungsmethoden im Einklang mit dem Kosmos selbst heilen können. Die in diesem Buch beschriebenen Methoden sind sanft und nicht-invasiv. Wer sie anwenden möchte, kann »klein« anfangen und mit jeder neuen Erfahrung weiter wachsen. Es ist nicht unsere Absicht, irgendjemanden zu missionieren – unser einziger Wunsch ist es, Ihnen die Hilfsmittel zur Verfügung zu stellen, die wir entdeckt haben, damit Sie den gleichen Gewinn daraus ziehen können wie wir.

Stow, im Herbst 2007
Carol K. Anthony und Hanna Moog

Einleitung

Die entscheidende Anregung zu diesem Buch war eine spontane Heilungserfahrung, die Hanna Moog nur wenige Monate, nachdem sie 1998 in die USA umgesiedelt war, zuteil wurde. Kurz nachdem sie sich eingewöhnt hatte, wurden Knoten in ihrem Brustkorb diagnostiziert. Wir befragten das I Ging, welche Haltung wir zur noch ausstehenden endgültigen Diagnose am besten einnehmen sollten. Zu unserer großen Überraschung erfuhren wir, dass wir die Diagnose weder passiv akzeptieren, noch die Krankheit bekämpfen sollten. Wir erfuhren, dass es einen dritten Weg gab: den der Selbstheilung mit kosmischer Hilfe. Dieser Weg besteht darin, krankmachenden Gedanken Aufmerksamkeit zu schenken und sie mit kosmischer Hilfe zu deprogrammieren. Und so ist der Titel zu diesem Buch entstanden: *Heile dich selbst im Einklang mit dem Kosmos.*

Der Titel verweist auch auf unsere neue Fassung des I Ging, die 2004 unter dem Titel *I Ging – Das Kosmische Orakel* in deutscher Sprache erschienen ist. Dieses neue I Ging entstand ebenfalls angeregt durch Hanna Moogs Heilungserfahrung sowie viele andere bahnbrechende Lektionen, die uns in den folgenden Jahren in allen Bereichen unseres Alltags zuteil wurden. Da das vorliegende Buch und *I Ging - Das Kosmische Orakel* parallel entstanden sind, beziehen sich alle I-Ging-Zitate und Querverweise in diesem Buch auf Das Kosmische Orakel. Der Grund dafür liegt unter anderem darin, dass keine der tradierten Übersetzungen des I Ging ausdrückliche Beschreibungen der kosmischen Harmonieprinzipien enthält, deren Verständnis unabdingbar ist, wenn wir uns im Einklang mit dem Kosmos selbst heilen wollen.

Wenn wir davon sprechen, dass es darum geht, die Dinge im Einklang mit dem Kosmos zu tun, dann meinen wir damit unter anderem Folgendes:

- Wir anerkennen, dass der Kosmos ein harmonisches System ist, das bereit ist, uns in allen Bedürfnissen und Unternehmungen zu helfen, wenn wir uns mit ihm in Einklang bringen.
- Wir anerkennen, dass alle Dinge im Kosmos und in der Natur durch Transformation erreicht werden; dazu gehört auch die Heilung.
- Wir anerkennen, dass Gesundheit unser natürlicher Seinszustand und Krankheit ein Bote ist, um uns auf Ideen und Glaubensvorstellungen aufmerksam zu machen, die im Konflikt mit unserer wahren Natur stehen.

Teil I des Buches gibt Ihnen das nötige Hintergrundverständnis zu diesem einzigartigen Heilungsansatz, der auf der Erfahrung beruht, *dass alle Krankheit ihre Ursachen in fehlgeleiteten Ideen und Glaubensvorstellungen über das Wesen der Dinge hat.* Obwohl die modernen Wissenschaften die Idee, dass Bewusstsein und Materie getrennte Dinge sind, als überholt erkannt hat, bestimmt diese Idee noch immer die medizinische Praxis von Diagnose und Behandlung. Insbesondere muss gesagt werden, dass der Körper nach wie vor überwiegend als ein Mechanismus – bar jeglichen Bewusstseins – betrachtet wird, ein Mechanismus, der vom Verstand kontrolliert und im Krankheitsfall fast ausnahmslos mit manipulativen Techniken behandelt wird.

Selbstheilung im Einklang mit dem Kosmos beruht auf dem Verständnis, dass alle Dinge durch Bewusstsein miteinander verbunden sind und dass unsere Gedanken Einfluss auf die Beziehung zwischen unserem Körper und unserer Psyche haben. Unser Heilungsansatz beruht ferner auf dem Verständnis, dass Gesundheit ein anderer Name für einen Seinszustand ist, in dem wir uns in einer positiven symbiotischen Beziehung mit dem Kosmos befinden, dem wir als Menschen angehören. Was uns krank macht, ist unsere Trennung von dieser Beziehung durch die Akzeptanz fehlgeleiteter Ideen und Glaubensvorstellungen. Krankheit will uns daran erinnern, dass wir diese Beziehung verloren haben. Ihr tieferer Sinn liegt darin, uns aufzuwecken und dazu zu bringen, nach den Ursachen zu suchen, damit wir unsere Beziehung zum Kosmos wieder gewinnen können. Indem wir die krankmachenden Ideen mit Hilfe von Methoden deprogrammieren, die im vorliegenden Buch beschrieben werden, gewinnen wir auch unsere Gesundheit zurück.

Die Rückkehr zu Gesundheit bedeutet nicht, dass wir lediglich von den Symptomen befreit werden, sondern dass wir uns dauerhaft von den Ursachen der Krankheit befreien. Die Symptome sind nur die *Überbringer der Botschaft* und nicht mit der Ursache zu verwechseln. Wir übersehen den springenden Punkt, wenn wir uns dafür entscheiden, den Überbringer der Botschaft zu töten oder ihm die Schuld an unseren Schmerzen zu geben, während die krankmachenden Glaubensvorstellungen ihre zerstörerische Tätigkeit unbeeinträchtigt fortsetzen.

Die medizinische Herangehensweise an eine Krankheit beginnt mit einer Diagnose, deren Ziel es ist, der Krankheit einen Namen zu geben. Diese Praxis beruht auf der Hypothese, dass spezifische Symptome auf eine gemeinsame Ursache verweisen. So wird zum Beispiel davon ausgegangen, dass die Symptome einer Krankheit, an der viele Menschen leiden, auf dieselben Ursachen zurückzuführen sind. Unsere Erfahrungen haben jedoch gezeigt, dass die Ursachen für eine Krankheit, selbst wenn sie von vielen Menschen geteilt wird, in Ängsten und Selbstzweifeln liegen, die für jeden Menschen individuell verschieden sind. Zwar werden wir aufzeigen, dass bestimmte fehlgeleitete Ideen und Glaubensvorstellungen dazu neigen, diese oder jene Art von Krankheit zu erzeugen, doch können wir nie davon ausgehen, dass es eine einzige Korrelation gibt, die auf alle Fälle zutrifft. Die Heilungsbeispiele in Teil II illustrieren diesen Punkt.

Teil III dieses Buches stellt Ihnen die Methoden vor, mit denen Sie selbst die Ursachen von Beschwerden und geringfügigen Erkrankungen untersuchen und sich von ihnen befreien können. Diese Methoden können ohne Vorkenntnisse und ohne Befragung des I Ging im traditionellen Sinne benutzt werden. Wir beschreiben Ihnen eine Methode, mit dem Orakel zu kommunizieren, die unabhängig vom I-Ging-Text benutzt werden kann, um krankmachende Ideen und Glaubensvorstellungen herauszufinden. Wir nennen sie die »Drei-Münz-Rückfrage-Methode« (DMR-Methode). In den Kapiteln, in denen wir Heilungsbeispiele beschreiben, finden sich zahlreiche Beispiele dafür, wie wir diese Methode benutzen, um die spezifischen Ursachen einer Erkrankung herauszufinden.

Für diejenigen Leser, die nicht mit dem I-Ging-Orakel vertraut sind, möchten wir anmerken, dass die Orakelbefragung letztlich auf demselben Prinzip wie beispielsweise die Kinesiologie beruht: Wir stimmen uns auf das ein, was unser Körper durch die DNA weiß.

In Teil IV beschreiben wir das komplette Programm von fehlgeleiteten Ideen und Glaubensvorstellungen, das typisch für langwierige und chronische Krankheiten ist. Wer diesen Teil des Buches anwenden möchte, kommt nicht umhin, die Befragung des I Ging zu erlernen, wie sie im Buch *I Ging – Das Kosmische Orakel* beschrieben wird.

Unserer Sprache kommt eine überragende Bedeutung dabei zu, uns entweder glücklich und gesund zu erhalten oder krank zu machen. Deshalb war es notwendig, eine Reihe von Konzepten aus dem I Ging einzuführen, die Ihnen neu sein mögen. Dazu gehört eine Erklärung der kosmischen Wirklichkeit, in die unser Leben eingebettet ist. Diese Wirklichkeit ist von Harmonie und Fülle gekennzeichnet. Wenn wir mit ihr im Einklang sind, erfahren wir eine Fülle an kosmischer Hilfe, Gesundheit, Frieden und Glück. Aus diesem Grund verwenden wir Worte, die im Einklang mit dieser kosmischen Wirklichkeit sind. Es ist eine Sprache, die auf unseren wahren Gefühlen anstatt auf abstrakten Ideen beruht.

Medizinische Forscher mögen den Wunsch verspüren, unsere Entdeckungen experimentell zu überprüfen. Dies ist aus folgendem Grund nicht möglich: Die helfenden Kräfte des Kosmos, die eine wesentliche Rolle im Heilungsprozess spielen, sind »Fühlbewusstseine«. Sie unterwerfen sich nicht der Beurteilung durch ein Denken, das darauf besteht, die Gefühle außen vor zu lassen.

Es geht uns nicht darum, dass Sie dem, was wir in diesem Buch schreiben, Glauben schenken. Wer jedoch dem Buch etwas von Wert abgewinnen möchte, sollte bereit sein, seinen Unglauben vorübergehend zu suspendieren, denn nur ein offener Geist ermöglicht neue Einsichten.

Wichtige Anmerkung

Die in diesem Buch gegebenen Informationen haben in erster Linie gesundheitserzieherischen Charakter. Sie sollten in Verbindung mit kompetenter professioneller Hilfe von ärztlicher Seite benutzt werden. Die hier beschriebenen Anwendungen sind weder als Ratschläge noch als Rezepte zu verstehen. Für die Art ihrer Nutzung können weder der Verlag noch die Autorinnen Verantwortung übernehmen. Es ist Ihre persönliche Wahl und ein Akt des Selbstrespekts, die Verantwortung für Ihr persönliches Wohlergehen zu übernehmen.

Teil I: Heile dich selbst im Einklang mit dem Kosmos

Das I Ging macht klar, dass das wahre Selbst sich nur durch den Körper ausdrücken und entwickeln kann, weil der Körper komprimiertes kosmisches Bewusstsein ist und die ganze Psyche untrennbar mit dem Körperbewusstsein verbunden ist. Die Anfälligkeit für Krankheiten wird durch Ideen verursacht, die den Menschen in hierarchische Bereiche teilen, auf den Körper herabsehen und seine Bedürfnisse verteufeln. Solche Ideen erzeugen das widrige Schicksal, dass der Betreffende die Freuden und Gelegenheiten vertut, die mit dem Leben in einem Körper verbunden sind.

I Ging – Das Kosmische Orakel
(Hexagramm 27, Das Ernähren/Die Mundwinkel)

Kapitel 1: Wie wir gelernt haben, uns mit kosmischer Hilfe selbst zu heilen

Wenn uns jemand vor zehn Jahren gesagt hätte, dass krankmachendes Denken die einzige Ursache von Krankheit ist, hätten wir diese Idee weit von uns gewiesen. Obwohl wir täglich das I Ging benutzten und Bücher darüber geschrieben hatten, wussten wir nichts davon, dass Krankheiten von einem mentalen Programm gesteuert werden, das wie ein Computerprogramm gelöscht werden kann. Auch lag uns die Vorstellung fern, wir könnten durch das Deprogrammieren der Sätze und Bilder, aus denen diese Programme bestehen, Transformationen in den Körperzellen initiieren, durch die sie ihre Gesundheit wieder erlangen. Als Hanna

Moog 1998 aufgrund von Röntgenaufnahmen erfuhr, dass sich Knoten in ihrem Brustkorb gebildet hatten, sollten sich unsere Ansichten über das Wesen von Krankheit von Grund auf ändern.

Wir pflegten seit Jahrzehnten die Gewohnheit, in allen widrigen Angelegenheiten das I Ging zu befragen. Seine Auskunft sollte uns auch in diesem Fall die harmonischste innere Haltung zu dem ersten Befund widerspiegeln. Als wir von den Knoten erfuhren, waren wir fest davon überzeugt, die traditionelle chinesische Sichtweise der Akzeptanz von widrigen Umständen sei vermutlich die bestmögliche Einstellung zu der Krankheit. Akzeptanz hätte für uns bedeutet, widerstandslos durch alles hindurchzugehen, was nötig wäre, um die Krankheit mit konventionellen medizinischen Mitteln zu behandeln.

Als eine zweite Röntgenaufnahme den Verdacht auf Knoten erhärtete, veranlasste die behandelnde Ärztin eine Computertomografie, um festzustellen, ob es sich um Krebs handelte. Dieser Verdacht war uns Anlass genug, umgehend das I Ging in der Angelegenheit zu befragen.[1]

Nachdem uns das I Ging mit Hexagramm 34, *Des Großen Macht*, geantwortet hatte, war unsere nächste Frage: »Sollen wir die Krankheit bekämpfen?« – »Nein, nein, nein«, lautete die Antwort. [2]

»Geht es darum, eine Haltung der Akzeptanz zu üben?« Wiederum überraschte uns die Antwort: »Nein, nein, nein.«

Dann wurden wir auf einen Teil im Text des I Ging verwiesen, der uns verdeckte Hinweise auf die Ursache der Knoten gab: Es waren zwei in Hannas Psyche gespeicherte Glaubenssätze: »Wir müssen alles selber tun« und »Die Welt ist ein Jammertal.«

Ratlos, was wir damit anfangen sollten, erhielten wir vom Orakel den Hinweis zu meditieren. Hanna sah in ihrer Meditation einen Wahlzettel, auf dem die beiden Glaubenssätze gedruckt standen, wie bei einem Volksentscheid. Neben jedem Satz waren

---

1 Damals benutzten wir *I Ging – Das Buch der Wandlungen*, aus dem Chinesischen übersetzt und mit Erläuterungen versehen von Richard Wilhelm, Eugen Diederichs Verlag, Köln 1956.

2 Zur Erläuterung, wie diese Antworten mit solcher Klarheit erzielt wurden, siehe Kapitel 19, *Der Gebrauch der Drei-Münz-Rückfrage-Methode*.

Kästchen für ein Ja oder Nein angebracht. Intuitiv kreuzte sie für beide das Nein an, faltete ihren Wahlzettel zusammen und warf ihn in einen bereitstehenden Kasten. Carol Anthony sah in ihrer Meditation ein Team von kosmischen Ärzten damit beschäftigt, die Knoten zu entfernen und abschließend die Wunde mit einer Heilsalbe zu versehen.

Das Orakel bestätigte, dass es nichts weiter für uns zu tun gäbe.

Eine Woche nach dieser Orakelsitzung ging Hanna zu dem Termin für die Computertomografie. Nach weiteren zehn Tagen erhielt sie von der behandelnden Ärztin den Bescheid, dass das Ergebnis negativ war; es waren keine Knoten mehr gefunden worden.

Vom Standpunkt der Ärztin war dieser Befund vermutlich unerklärlich. Was uns anging, so wussten wir, dass die Heilung das Ergebnis des Deprogrammierens jener beiden Glaubenssätze und unserer Bitte um kosmische Hilfe war. Unsere Erleichterung und Freude über dieses Geschenk sind schwer zu beschreiben.

Seit jener ersten Heilungserfahrung aufgrund des Deprogrammierens krankmachender Glaubenssätze sind acht Jahre vergangen. Seitdem haben wir zahlreiche weitere Selbstheilungserfahrungen erlebt – an uns selbst, an Mitgliedern unserer Familie und an Teilnehmern unserer I-Ging-Seminare und Online-Kurse zu diesem Thema. Jede Erfahrung hat zur Erweiterung unseres Verständnisses der wahren Ursachen von Krankheiten beigetragen, insbesondere was die Arten von fehlgeleiteten Ideen und Glaubensvorstellungen angeht, die Krankheiten erzeugen.

Hannas Heilung und die Erfahrungen, die darauf folgten, gaben uns eine völlig neue Sicht auf die Ursachen von Krankheiten und die Möglichkeiten ihrer Heilung. Sie korrigierten auch unsere bisherige Ansicht, dass wir widrige Umstände akzeptieren müssen, um uns in Einklang mit dem Kosmos zu bringen.[3]

---

3 Diese Heilungserfahrung brachte uns dazu, vieles zu hinterfragen, was im Laufe der Zeit den traditionellen Ausgaben des I Ging hinzugefügt worden war. Die Beschäftigung damit führte dazu, dass uns das Orakel selbst dazu ermutigte, die anfangs erwähnte neue Ausgabe des I Ging zu schreiben und unter dem Titel *I Ging – Das Kosmische Orakel* zu veröffentlichen.

Einige Heilungen, die wir miterlebten, waren dramatisch und traten binnen kürzester Frist ein, andere brauchten mehr Zeit. Wir lernten, dass akute Krankheiten in der Regel rasch heilten, während chronische eher länger benötigten. Was chronische Krankheiten anging, so entdeckten wir, dass sie von einem ganzen Programm krankmachender Gedanken und Vorstellungen gesteuert wurden. Oft gehörten dazu unbewusste Widerstände gegen das Gesundwerden. Die betreffenden Glaubenssatzsysteme erinnerten uns an Computersoftware mit Spezialprogrammen zur Installierung, Anwendung und Wartung sowie Updates. Die Installierungsprogramme bestehen aus bestimmten Ideen, die uns anfällig für Krankheit machen. Das gesamte System wird durch Ideen geschützt, die uns die Krankheit als etwas präsentieren, aus dem wir emotionalen oder anderen Gewinn ziehen können. Dadurch verhindern sie, dass das Gesamtprogramm infrage gestellt wird. Mit anderen Worten: Krankmachende Glaubensvorstellungen haben die Tendenz, sich mit einem komplexen System abgeleiteter Sätze und Bilder zu umgeben, die die falschen Prämissen rechtfertigen und aufrechterhalten.

Indem wir die Ursachen von Krankheiten deprogrammierten, entdeckten wir einen einfachen Grundsatz: Unser natürlicher Gesundheitszustand wird wiederhergestellt, wenn die Ideen und Bilder, die ihn gestört hatten, ausgemerzt werden. Wir brauchen nichts an ihre Stelle zu setzen, weil wir bereits ein perfektes Gesundheitsprogramm besitzen, das aber durch die störenden Überlagerungen dysfunktional gemacht worden war.

Krankmachende Ideen sind in der Regel negative Ideen und Ansichten über uns selbst, über andere Menschen, die Natur, das Leben im Allgemeinen und über den Kosmos. Es können aber auch »positive« Ideen sein, die aus dem Gefühl menschlicher Überlegenheit stammen. Da sie Teil unserer Konditionierung sind, sind wir uns nicht bewusst, dass sie Krankheiten verursachen, und folglich ist uns auch nicht bewusst, dass wir gesund werden können, indem wir uns von ihnen befreien. Letzteres bringt uns wieder in Einklang mit der Natur und dem Kosmos, so dass unser Leben eine Fülle gewinnt, wie wir sie nie zuvor erlebt haben.

Wir können heute zu Recht sagen, dass Selbstheilung mit kosmischer Hilfe jeden Aspekt unseres Lebens berührt – weit über das hinaus, was wir erwarten können, wenn wir Medikamente einsetzen oder die äußeren Umstände unseres Lebens verändern.

Welche Rolle kommt dem I Ging im Heilungsprozess zu?

Das I Ging ist ein altes chinesisches Orakelsystem, das im Westen hauptsächlich durch den Schweizer Psychoanalytiker C.G. Jung bekannt geworden ist. Jung und der deutsche Missionar Richard Wilhelm, dem wir die erste brauchbare I-Ging-Übersetzung verdanken, kamen zu dem Schluss, dass das I Ging dem Fragesteller das Unbewusste widerspiegelt. Dieser Umstand war für Jung von großer Bedeutung.[4]

Die einzelnen Kapitel des I-Ging-Textes beziehen sich jeweils auf eine der insgesamt 64 möglichen Orakelantworten. Diese bestehen aus sechs übereinanderliegenden Linien, durchgezogen oder unterbrochen, und werden Hexagramme genannt. Sie beschreiben die grundlegenden Harmonieprinzipien, die dem Kosmos als Ganzem Dauer geben. Diese kosmischen Harmonieprinzipien definieren auch unsere wahre Natur. Sie stellen gewissermaßen eine Blaupause dessen dar, was wir sind, und diese Blaupause ist in der DNA in jeder unserer Körperzellen enthalten. Folglich befinden wir uns im Einklang mit der ganzen Natur und

---

4 Jung betonte die Wichtigkeit, das I Ging dem Westen nahezubringen, in einem Brief an Richard Wilhelm aus dem Jahr 1927: »Sie sind für unsere Welt *zu wichtig*. Das muss ich Ihnen viele Male sagen … Der Vorstand der Psychotherapeutischen Gesellschaft hat beschlossen, *Sie* zu einem Vortrag für nächstes Jahr zu bitten. *Das ist historisch!* Denken Sie, was das heißt, wenn die praktischen Ärzte, die den gewöhnlichen Menschen so unmittelbar und an der schwächsten Stelle erreichen, mit chinesischer Philosophie inokuliert werden sollen! (…) Die Medizin stellt sich mächtig aufs Psychische, und da muss der Osten herein« (Salome Wilhelm, *Richard Wilhelm. Der geistige Mittler zwischen China und Europa,* Eugen Diederichs Verlag, Düsseldorf/Köln, 1956, S. 374). In seinem Vorwort zu der englischen Übersetzung des I Ging führte Jung seine Gedanken zu seinem Verhältnis zum I Ging weiter aus: »Seit über drei Jahrzehnten habe ich mich für diese Orakeltechnik beziehungsweise Methode zur Erforschung des Unbewussten interessiert, weil sie mir von außerordentlicher Bedeutung erschien« (Princeton University Press, 1950, S. xxii).

dem Kosmos, wenn wir im Einklang mit unserer wahren Natur sind. Daher ist der Einklang mit uns selbst auch von so großer Bedeutung für unsere Gesundheit und unser Wohlbefinden.

Wie uns das I Ging zeigt, drückt sich die Harmonie des Kosmos in seiner unablässigen Fürsorge für alles aus, was sich mit ihm im Einklang befindet. Das bedeutet für uns Menschen, dass unser Verstand im Einklang sein muss mit dem, was der Körper durch die DNA weiß. Das I Ging bezeichnet dieses innere Wissen als unsere »innere Wahrheit«. Persönlich erleben wir die Fürsorge des Kosmos als strahlende Gesundheit, als Wohlbefinden und als inneren Frieden und Erfüllung. Das Orakel beschreibt diesen Zustand mit dem einfachen Wort »Erfolg«.

Im Einklang mit unserer wahren Natur zu sein bedeutet, dass wir wirklich wir selbst sind, ohne die Notwendigkeit, unsere Existenz zu erklären, zu rechtfertigen oder hervorzuheben. Krankheit zeigt uns an, dass wir uns auf die eine oder andere Weise von unserer inneren Wahrheit getrennt haben; die Ursache dafür kann in uns selbst liegen oder im Einfluss von Gedanken, die andere auf uns projiziert haben.

Je mehr Ideen und Bilder wir in unserer Psyche speichern, die im Widerspruch zur inneren Wahrheit unserer DNA stehen, desto mehr finden wir uns vom kosmischen Segensstrom ausgeschlossen, der unter anderem auch die wahre Quelle unserer Hilfe und unseres Schutzes ist. Wenn dies der Fall ist, werden wir anfällig für Krankheiten. Wenn wir uns zu weit von unserer inneren Wahrheit entfernen, rennen wir gegen die »kosmische Mauer«, die uns Menschen unsere Grenzen setzt. Dann erleben wir Krankheit als ein widriges Schicksal, das wir selbst erzeugt haben. Das Orakel verwendet dafür das Wort »Unheil«.

Was genau bedeutet dieser Begriff? Er bedeutet den Verlust des »Heils«, das wir besitzen, wenn wir uns im Einklang mit unserer wahren Natur, mit unserer natürlichen Umgebung und mit dem Kosmos befinden. Dieser Einklang ist das Ergebnis der Zusammenarbeit unseres Verstandes mit allen Zellen unseres Körpers sowie mit der Natur und dem Kosmos. Obwohl es viele Ursachen für Krankheit gibt, kann eine gesundheitliche Störung ein Spiegel dafür sein, dass wir unsere natürliche, positive symbiotische Beziehung in einem oder allen dreien dieser Bereiche verloren haben.

Oft sind es widrige Umstände, die uns dazu bringen, das I Ging zu befragen. Die Auskünfte des Orakels zeigen uns dann, in welcher Hinsicht unser Denken von unserer inneren Wahrheit abgewichen ist. Damit eröffnet es uns die Möglichkeit, uns von den fehlgeleiteten Ideen, die unsere Symbiose stören, zu befreien und dadurch das widrige Schicksal zu beenden. Dann ist der Weg frei zur Selbstheilung mit kosmischer Hilfe.

Wie aus dem oben Gesagten hervorgeht, fungiert das I Ging als Übersetzer unseres tiefsten inneren Fühlwissens, indem es dieses in Worte fasst. Damit macht es dieses Wissen unserem Verstand zugänglich.

Das I Ging hat uns darauf aufmerksam gemacht, dass jeder Mensch eine solche Übersetzungsfunktion als Teil seiner natürlichen Ausstattung besitzt. Leider bringt uns unsere Konditionierung schon früh dazu, die Informationen, die von dieser Quelle aufsteigen, zu missachten; das führt dazu, dass sich unsere angeborene Übersetzungsinstanz mangels Nutzung verschließt. Das Orakel kann zeitweilig diese Funktion übernehmen, während wir allmählich wieder Zutrauen zu dem entwickeln, was unser tiefstes Inneres »weiß«. Außerdem fungiert das I Ging als unser kosmischer Lehrer, der uns hilft, die wahre Natur des Kosmos und sein Weben zu verstehen.

Wenn wir die Antworten des Orakels auf unsere Fragen lesen, erleben wir so etwas wie ein Wiedererkennen und ein Gefühl von tiefer Resonanz. Häufig hören wir Menschen sagen: »Das habe ich schon immer in meinem tiefsten Inneren gewusst, aber ich habe mich nicht getraut, es zu glauben.« Es gibt andere Menschen, die das I Ging viele Jahre in dem Glauben benutzen, ihr Schicksal stehe in einem kosmischen Buch geschrieben und die Worte »Erfolg« oder »Unheil« seien in diesem Sinne als Wahrsagungen zu verstehen. Diese bedauerliche Schlussfolgerung ist das Ergebnis eines nur oberflächlichen Gebrauchs des I Ging, und so manches I-Ging-Buch ist in diesem Stil geschrieben. Dabei lassen seriöse Übersetzungen des I Ging keinen Zweifel daran, dass wir zu jedem Zeitpunkt unseres Lebens unsere Zukunft selbst bestimmen und dass alles, was uns widerfährt, das unmittelbare Ergebnis der Vorstellungen ist, die wir in unserer Psyche beherbergen. Die Zukunftsvorhersagen des I Ging sind also immer *relativ* zu verstehen – bezogen darauf, ob die Haltung und die Gedanken, die wir *derzeit* pflegen, im Einklang mit dem Kosmos sind. Wenn dies nicht der Fall ist, so heißt das nicht, dass wir dazu verurteilt sind, Unheil zu ertragen. Das I Ging zeigt uns in seinem gesamten Text, wie wir unser Denken und unsere Haltung berichtigen und dadurch unserer Zukunft eine neue Richtung geben können.

Kapitel 2: Ein neues Verständnis von Gesundheit

Unsere natürliche innere Einheit

Das I Ging betont, dass jeder Mensch von Natur aus vollständig und ungeteilt ist. Gesundheit ist unser natürlicher Daseinszustand. Es ist ein anderer Name für »Ganzsein«. Was Ganzsein bedeutet, wird in Hexagramm 8 als »Zusammenhalten mit dem Kosmos« beschrieben: Der Kosmos ist die Quelle unserer Lebenskraft *(Chi)*, die unser ganzes Wesen ernährt. Ganzsein bedeutet auch, dass wir vom Kosmos alle Hilfe erhalten, die wir benötigen, um unser Leben in Harmonie und Glück zu leben.

In unserem natürlichen Daseinszustand befinden wir uns in vollkommenem Einklang mit dem Kosmos. Unser Ganzsein äußert sich als *Einheit von Psyche und Körper.* Die Psyche ist der unsichtbare Teil unseres Wesens, der Körper der sichtbare. Psyche und Körper bilden ein untrennbares Ganzes, in dem jedes für das andere von gleicher Wichtigkeit ist. Das gesunde Funktionieren von Körper und Psyche ist von vitaler Bedeutung, um lebendig und gesund zu bleiben.

»Psyche« ist der Name für die integrierte Gesamtheit aller Arten von Bewusstsein, die unsere unsichtbare Existenz ausmachen. Darunter sind von zentraler Bedeutung: das fühlende Bewusstsein unseres Körpers, unser Denkbewusstsein als die Fähigkeit, Wörter und Sprache zu bilden, unser reflektierendes Bewusstsein, das Geistesblitze vom Kosmos anzieht, und unser intuitives Bewusstsein als die Fähigkeit, Bilder zu formen. Im gesunden Menschen sind alle diese Arten von Bewusstsein so koordiniert, dass sie als harmonisches Ganzes funktionieren. Ihre harmonische Koordination wird gestört oder beeinträchtigt, wenn unser Verstand (Denkbewusstsein) sich dazu verleiten lässt, von dem abzuweichen, was unser Körper durch die DNA weiss. Dies geschieht zum Beispiel immer dann, wenn unser Verstand Ideen akzeptiert, die den Körper oder das Leben herabsetzen oder verleumden. Der Schaden, der dadurch der Psyche zugefügt wird, äußert sich auch in dysfunktionalem Verhalten des Körpers. Da unser Körper der direkte Empfänger der vom Kosmos kommenden Lebenskraft ist, wird seine harmonische Kooperation mit dem Kosmos ebenfalls dysfunktional. Wenn der Schaden extrem ist, wird der Fluss der vom Kosmos kommenden nährenden Energie und Hilfe so stark blockiert, dass wir gezwungen sind, von dem Vorrat an Lebensenergie zu zehren, mit dem wir geboren wurden.[5]

Unsere natürliche Einheit mit dem Kosmos

Das I Ging macht uns darauf aufmerksam, dass der Kosmos als Ganzes *Bewusstsein* ist. Während der größere Teil dieses Bewusstseins unsichtbar ist, ist der andere Teil in den unzähligen Lebensformen der Natur sichtbar. Alle Dinge in der Natur sind komprimiertes kosmisches Bewusstsein und befinden sich in einer ständigen positiven Symbiose mit der unsichtbaren Seite des Kosmos.

Das Wort Symbiose bezeichnet eine Fühlbeziehung zwischen zwei Einheiten, die von wechselseitigem Segen ist. In der symbiotischen Beziehung mit dem kosmischen Bewusstsein kommt der wechselseitige Segen nicht dadurch zustande, dass wir einen Vertrag schließen und erfüllen, sondern einfach immer dann, wenn wir uns im Einklang mit dem Kosmos und seinen Harmonieprinzipien befinden.

Wir haben bereits erwähnt, dass unsere menschliche Natur unter anderem aus einem fühlenden, einem denkenden und einem intuitiven Bewusstsein besteht. Das I Ging zeigt uns, dass das kosmische Bewusstsein unter anderem alle diese Arten von Bewusst-

---

5 Die allmähliche Erschöpfung unserer Lebenskraft wird in Hexagramm 47, *Das Unterdrücken/Erschöpfen,* beschrieben. (Siehe Anthony/Moog, S. 543ff.)

sein ebenfalls besitzt, dass es jedoch in erster Linie ein *fühlendes* Bewusstsein ist. Außerdem lebt jedes Ding, das Teil der Natur ist, in einer symbiotischen Beziehung zum unsichtbaren kosmischen Bewusstsein. Diese Symbiose geschieht durch das alles zusammenhaltende fühlende Bewusstsein. Wir spüren das fühlende Bewusstsein des Kosmos als Liebe. Diese Liebe ist unsere Lebenskraft, welche die Chinesen *Chi* nennen. Wenn wir im Einklang mit dem Kosmos sind, empfangen wir dieses *Chi* ständig als erneuernde Kraft. Das Dreieck in Abbildung 1 verdeutlicht diese symbiotische Beziehung.

Als Teil der Natur besitzen wir Menschen die DNA, die uns mit unserem kosmischen Ursprung verbindet. Jede Zelle unseres Körpers besitzt diese DNA – sie ist unser Gedächtnis, wie sich kosmische Harmonie anfühlt.

Das Dreieck in Abbildung 2 zeigt die gesunde innerpersönliche Beziehung, in der dem Geist über den Körper kosmisches Wissen und Verständnis zufließt und der Geist die wichtige Rolle des Körpers anerkennt. Die Beziehung zwischen Geist und Körper ist hier eine des wechselseitigen Respekts; jeder von beiden hat eine eigene Beziehung zum Kosmos, und jeder lernt vom anderen. Der Geist übt sich in Achtsamkeit gegenüber den Gefühlen, die vom Körper kommen, und er hält sich offen für Geistesblitze, die vom Kosmos kommen. Er teilt das, was er lernt, mit dem Körper. Der Körper seinerseits erfährt das Leben, den Kosmos und Gedanken, die vom Geist kommen, in ganz direkter Weise; er teilt die Gefühlsreaktionen seiner inneren Sinnesorgane mit dem Geist. Der Kosmos als Ganzes wird durch die Tatsache gemehrt, dass jede harmonische Erfahrung, die ein Mensch macht, zur kosmischen Evolution beiträgt. Wie jeder andere Teil der Natur so trägt auch der einzelne Mensch, sofern er im Einklang mit dem Kosmos ist beziehungsweise sein Denken und Handeln mit ihm in Einklang bringt, zur Evolution des Kosmos bei.

Unter gesunden Bedingungen sind es unsere *inneren Sinne,* die unserem Geist das Fühlwissen unserer inneren Wahrheit vermitteln. Damit sind gemeint: inneres Sehen, inneres Hören, innerer Geruchs-, Geschmacks- und Tastsinn. Letztere ermöglichen es

Abbildung 1: Der Fluss des *Chi* (Liebes-/Lebensenergie)
Die symbiotische Beziehung Kosmos-Körper-Geist

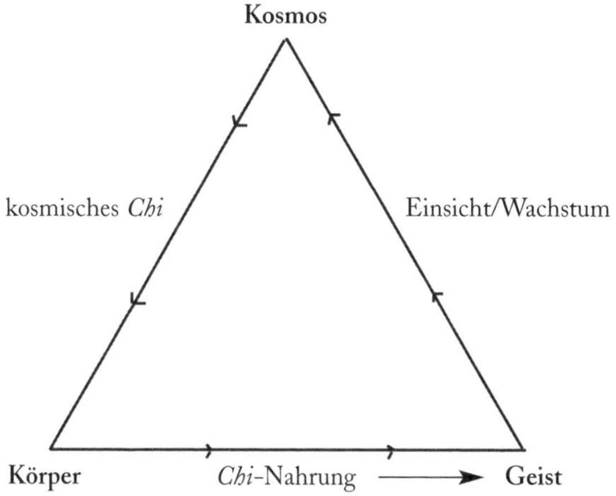

Die Tatsache, dass der Kosmos an der Spitze des Dreiecks steht, ist nicht als Ausdruck einer hierarchischen Beziehung zu verstehen. Wir stellen uns das Dreieck am besten flach auf dem Boden liegend vor.

Abbildung 2: Die innerpersönliche Beziehung
Das Miteinander-Teilen von kosmischem Wissen und Verständnis

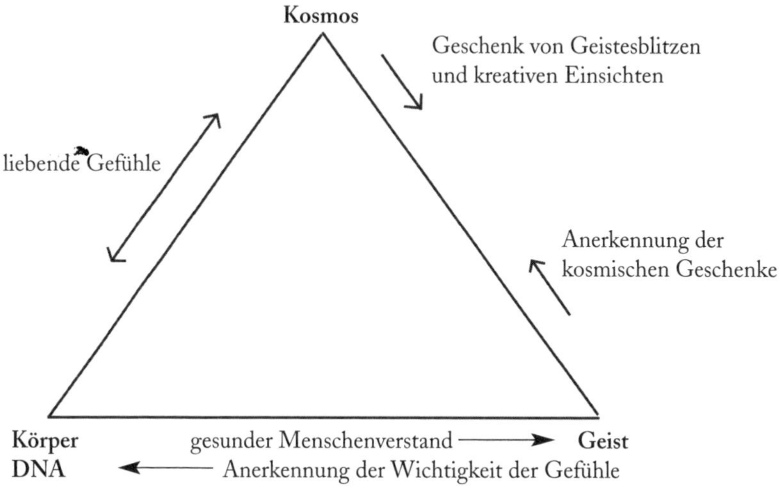

uns, die *innere* Wahrheit einer Situation zu sehen, zu hören, zu riechen, zu schmecken und zu fühlen. In ihrer Gesamtheit kooperieren diese Sinne mit anderen, die wir unsere *metaphorischen* Sinne nennen; dazu gehören unter anderem unser Sinn für Angemessenheit, unser Sinn für Ordnung und unser Sinn für Vorsicht. Durch diese inneren Sinne werden wir angezogen von dem, was harmonisch ist und sich passend anfühlt, und umgekehrt warnen sie uns, wenn etwas disharmonisch ist oder sich »nicht richtig« oder »unpassend« anfühlt. Ist eine Situation eindeutig disharmonisch oder gefährlich, dann signalisieren uns unsere inneren Wahrnehmungssinne, dass etwas an der Sache »stinkt« oder »einen schlechten Geschmack« hinterlässt oder »ein schlechtes Gefühl im Bauch« verursacht. Unsere inneren Sinne kommen zu einer Einschätzung der Lage, ohne dass es des Denkens bedarf. Zu dieser Einschätzung gelangen sie dadurch, dass sie ihre Wahrnehmungen mit unserem kosmischen Gedächtnis der inneren Wahrheit abgleichen. Was wir als *gesunden Menschenverstand* bezeichnen, ist die Einschätzung, die all diese inneren Sinne aufeinander abgestimmt treffen. Das Ergebnis ist eine Gefühlsentscheidung, die es uns erlaubt, dem zu folgen, was harmonisch ist, und uns von dem zurückzuziehen, was sich unangemessen anfühlt.

Unsere Gesundheit wird normalerweise dadurch aufrechterhalten, dass wir auf unseren gesunden Menschenverstand hören. Obwohl mehrere Sinneseindrücke in ihm kombiniert werden, hören oder fühlen wir ihn in unserer Psyche als ein klares Ja oder Nein, das keiner rationalen Erklärung bedarf. Ein Ja bedeutet: »Folge der Anziehung.« Ein Nein bedeutet: »Ziehe dich zurück«, »Fliehe« oder »Verhalte dich still.« Wenn unser Verstand auf unseren gesunden Menschenverstand eingestimmt ist, braucht er häufig keine Entscheidungen mehr zu treffen. Er lässt einfach zu, dass die Dinge im Sinne des gesunden Menschenverstands geschehen. Dies ist allerdings nur dann möglich, wenn unser Geist die Bedeutung unserer Gefühle anerkennt.

Wir werden für Krankheiten anfällig, wenn unser Geist verleugnet, dass unser Körper durch die DNA seine eigene direkte Beziehung zum Kosmos hat. Eine weitere Ursache ist die fehlgeleitete Glaubensvorstellung, unsere Natur sei in eine höhere und eine niedere Natur geteilt. Diese Glaubensvorstellungen unterbrechen die Symbiose zwischen *unserem Körper und dem Kosmos.* Eine Gruppe anderer fehlgeleiteter Glaubensvorstellungen unterbricht die Symbiose zwischen *Körper und Geist.* Dazu gehören unter anderem die Vorstellungen, unsere Tiernatur sei die Quelle des Bösen, sie sei niedrig oder schmutzig, und wir seien mit Schuld oder Sünde befleckt, weil wir eine Tiernatur haben. In diesen verleumderischen Glaubensvorstellungen wird unsere Tiernatur als »Triebnatur« verteufelt.

Abbildung 3. Die Anziehung zwischen Komplementen
Das kosmische Licht/Das kosmische Dunkel

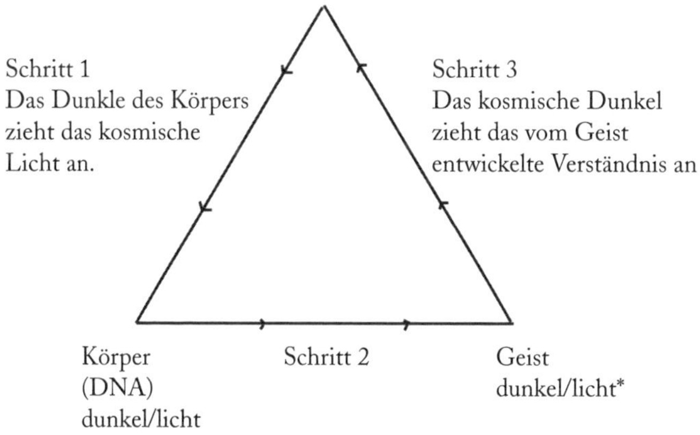

Das Dunkel (die Empfänglichkeit) des Geistes zieht das Licht der inneren Wahrheit an, das sich in der Körper-DNA befindet.

---

* Im gesunden Zustand empfangen wir ständig Licht vom Kosmos. Dies geschieht über den dunklen Rezeptor in der Körper-DNA, der das Licht anzieht. Dieses dann im Körper enthaltene Licht wird wiederum vom Dunkel des Geistes angezogen. Das daraus im Geist entwickelte Verständnis wird vom kosmischen Dunkel angezogen – ein natürlicher, unablässiger Kreislauf. Er wird unterbrochen, wenn die Verbindung zwischen Geist und Körper beschädigt ist, was geschieht, wenn der Geist meint, er besitze bereits das Licht des Wissens; dann ist er nicht in dem dunklen/empfänglichen Zustand, der notwendig ist, damit er das Licht der inneren Wahrheit anziehen kann.

Das Dreieck in Abbildung 3 zeigt, was die symbiotische Beziehung Kosmos-Körper-Geist möglicht macht: die Anziehung zwischen *dem Lichten und dem Dunklen.* Das Lichte und das Dunkle als die zwei Komponenten, aus denen das Chi besteht, sind die Teile der Lebenskraft in allen lebendigen Dingen im Kosmos und in der Natur. Das Lichte wird jeweils vom Dunklen angezogen. Dabei geschieht Transformation, was die natürliche Anziehung zwischen unserem Körper und dem Kosmos erklärt. Eine ähnliche Anziehung besteht zwischen dem Geist und dem Körper – es sei denn, sie ist dadurch gestört, dass sich der Geist über den Körper erhoben hat und behauptet, er besitze ein Wissen, das dem des Körpers überlegen ist.

Eine andere fehlgeleitete Idee, die die symbiotische Beziehung zwischen dem Körper und dem Geist spaltet, ist die Annahme, unsere Natur sei in gut und böse geteilt. Durch diese Irreführung unseres Geistes werden jene Teile unseres gesunden Menschenverstandes blockiert, die normalerweise die Verbindung zur inneren Wahrheit halten. Da wir hauptsächlich durch diese Verbindung das innere Wissen erlangen, das wir zum Leben brauchen, ist diese Behinderung außerordentlich ernst zu nehmen.

Um diese Schwierigkeit zu einem gewissen Grad zu überwinden, wird jedem Menschen bei seiner Geburt ein kosmischer Helfer mitgegeben, den wir »den Weisen« genannt haben. Der Weise ist jene Stimme, die mit uns kommuniziert, wenn wir das I Ging befragen. Er kann jedoch auch auf unzählige andere Weisen mit uns kommunizieren, wie zum Beispiel durch bestimmte Träume, Einsichten während der Meditation oder durch Botschaften, die wir durch andere Menschen empfangen. Was wir als einen »kosmischen Helfer« bezeichnen, ist ein individualisierter Aspekt des kosmischen Bewusstseins, der eine spezifische Funktion in der kosmischen Ordnung hat. Der Weise hat verschiedene Funktionen in unserem Leben, darunter die des Lehrers der kosmischen Harmonieprinzipien. Wir haben den Weisen und andere kosmische Helfer sowie die Helfer der Natur und unserer eigenen Natur ausführlicher in Kapitel 8, *Die helfenden Kräfte des Kosmos und unserer Natur*, beschrieben.

Die meisten Dinge, die wir in diesem Buch vorstellen, stammen von Lektionen, die wir in unserer Kommunikation mit dem

Weisen gelernt haben. Diese Kommunikation geschieht teils durch das Befragen des I-Ging-Orakels, teils durch die bereits erwähnte Drei-Münz-Rückfrage-Methode, die wir entdeckt haben und die es uns erlaubt, die Botschaften des I Ging in Bezug auf den in Frage stehenden Sachverhalt zu klären. Wir stellen diese Methode in Kapitel 19 vor, damit Sie sie selbst anwenden können.

Unsere Einheit mit der Natur

In derselben Weise, wie alle Teile unseres Körpers symbiotisch miteinander verbunden sind und wir in einer natürlichen Symbiose mit dem Kosmos sind, haben wir auch eine positive symbiotische Beziehung zum Rest der Natur, von der wir ein Teil sind. Dies drückt sich in unserer Interdependenz mit der Natur aus.

Was unsere Symbiose mit der Natur stört, sind die seit Jahrtausenden vertretenen Ansichten, die Natur existiere ausschließlich zum Nutzen des Menschen, und die Natur sei »das Andere«, »das Fremde«, etwas, das uns Menschen feindlich gesinnt ist. Diese und andere arrogante und verleumderische Ideen haben dazu geführt, dass wir Menschen die Natur als Objekt betrachten anstatt als etwas, mit dem wir aufs Engste verbunden sind. Sie haben uns von den verschiedensten Formen von Bewusstsein in der Natur getrennt, so dass diese nicht mehr in der Lage sind, im Sinne eines wechselseitigen Nutzens mit uns zu kooperieren. Dieser Umstand hat ein widriges Schicksal für uns Menschen erschaffen: Wir empfinden das Leben als hart.

In einer symbiotischen Beziehung zur Natur zu leben bedeutet unter anderem, dass wir unsere wechselseitige Abhängigkeit von der Natur erkennen in dem Sinne, dass wir voneinander lernen und uns wechselseitig bereichern. Das Ergebnis ist eine Kultur, die sich nicht als Gegensatz zur Natur definiert, sondern als eine durch den Menschen ermöglichte Entwicklung der Natur zu neuen Formen. Dies setzt voraus, dass wir verstehen, wie Natur aus kosmischer Sicht betrachtet funktioniert. Es ist falsch, davon auszugehen, dass sie mechanisch funktioniert und wir sie nach unserem Willen manipulieren können. Wenn wir im Einklang mit der Natur leben, dann werden wir ständig vom *Chi* der Natur genährt. Wir leiden unter Entzugserscheinungen (Verlust von *Chi*), wenn wir nicht in einem ausreichend engen Kontakt zur Natur sind. Wenn wir auch nur für kurze Zeit in der Natur sind und uns im Einklang mit ihren verschiedensten Formen von Bewusstsein befinden, fühlen wir uns von innen erneuert.

Was hält uns mit dem Kosmos zusammen?

Das I Ging lehrt uns, dass *Bescheidenheit* als eine jener uns angeborenen kosmischen Tugenden den unschuldigen Geisteszustand bezeichnet, der alle helfenden Kräfte des Kosmos und der Natur in unser Leben zieht. Wenn wir unsere Bescheidenheit nicht durch Konditionierung verloren haben, dann anerkennen wir unseren wahren Platz im Kosmos als gleichwertig mit allen anderen Teilen und Aspekten des Ganzen. Wir erheben uns weder über sie, noch lassen wir zu, dass unsere Würde oder die Würde der anderen Dinge herabgesetzt oder ihr Wert verleugnet wird.

Die direkteste Verbindung zwischen uns und dem Kosmos ist unser körperliches Wissen der inneren Wahrheit. Wir stimmen uns auf dieses Wissen ein und handeln aus ihm heraus, wenn wir in unserer eigenen Mitte sind und uns unseres Körpers und seiner Gefühle bewusst sind. Dieses Eingestimmtsein hält uns mit dem Kosmos zusammen – ganz gleich in welcher Situation wir uns befinden.

In Hexagramm 8, *Das Zusammenhalten,* beschreibt das I Ging den Zustand des Einklangs mit unserer inneren Wahrheit als »eine volle Tonschüssel«[6]. »Voll« bedeutet, dass die Schüssel eine Fülle an *Chi*-Energie enthält und dass die bewusste Verbindung mit unseren wahren Gefühlen alle helfenden, liebenden und heilenden Energien des Kosmos zu uns zieht. Es stellt sich das Gefühl von Wohlbefinden und robuster Gesundheit ein, wenn wir in einer empfangenden Beziehung zur Fülle der kosmischen *Chi*-Energie stehen. Die volle Tonschüssel steht auch für die Vielzahl uns angeborener körperlicher und psychischer Fähigkeiten, die uns vor Krankheit schützen. Was diese Fähigkeiten aufrechterhält, ist die

---

6 »Halte wahr und treu zu ihm: das ist kein Makel. Wahrheit wie eine volle Tonschüssel: So kommt schließlich auch von außen her das Glück.« (Anthony/Moog, S. 182.)

symbiotische Dreiecksbeziehung zwischen unserem Körperbewusstsein, dem Bewusstsein unseres Geistes und dem kosmischen Bewusstsein (siehe Abbildung 3). Krankheit stellt sich ein, wenn diese Symbiose durch disharmonische Ideen oder Glaubensvorstellungen gestört ist.

Wie wir Menschen unsere Einheit mit dem Kosmos verloren haben

Die Tatsache, dass der Kosmos aus Bewusstsein besteht, ist für unsere Gesundheit deshalb von so großer Bedeutung, weil unser Denkbewusstsein auf das Bewusstsein anderer Dinge einwirkt. Diese Wirkung ist in der experimentellen Physik beobachtet worden, wo man festgestellt hat, dass das Verhalten von atomaren Teilchen vollständig durch die Erwartungen der Experimentierenden gesteuert werden konnte.[7] Da wir Menschen so stark dem Denken verhaftet sind, besitzen wir ein großes Potenzial, das Bewusstsein der Dinge um uns herum positiv oder negativ zu beeinflussen. Wir haben zum Beispiel folgende Erfahrung mit einem Schwarm von Spatzen gemacht, die sich angewöhnt hatten, in den Ästen über unserer Terrasse zu übernachten, und unerwünschte Spuren hinterließen: Wir haben das Gruppenbewusstsein des Spatzenschwarms respektvoll, aber mit innerer Festigkeit gebeten, ein anderes Quartier in der Umgebung zu wählen. Und schon am nächsten Tag war der Schwarm in nahegelegene Sträucher umgesiedelt. Eine ähnliche Bitte an eine Gruppe von Fledermäusen, die sich unter dem Dach über unserem Hauseingang eingerichtet hatte, fand erst Gehör, nachdem wir unsere negativen Gefühle ihnen gegenüber deprogrammiert hatten. In einem anderen Fall wurde uns bewusst, wie unsere Befürchtung, die Eichhörnchen könnten unsere reifenden Pfirsiche fressen, genau die Wirkung hatte, sie anzuziehen und das zu tun, was wir nicht wollten.

Wir können die Wirkung negativer Gedanken auf das Bewusstsein unserer Körperzellen sofort beobachten, wenn wir zum

---

7 Dies ist als Heisenberg-Effekt bekannt und wurde erstmals im Jahr 1958 diskutiert. (Werner Heisenberg, *Physik und Philosophie,* Stuttgart 2000.)

Beispiel den Körper als Feind oder als Quelle von Problemen betrachten. Dasselbe gilt, wenn wir das Leben als »Hölle« oder den Kosmos als uns feindlich gesinnt betrachten. Alle Ideen dieser Art erzeugen negative Reaktionen nicht nur in den Dingen, denen wir negative Eigenschaften zuschreiben, sondern auch in unserem eigenen Körper. Sie können in Zukunft jede Gelegenheit nutzen, aus eigener Erfahrung an sich und anderen zu beobachten, wie negative Gedanken und Prämissen körperliche Symptome erzeugen.

Unwahrheiten über unseren Körper haben eine ganze Reihe möglicher negativer Wirkungen: Sie können unsere Selbstheilungskräfte einschränken, unsere Fähigkeit blockieren, Chi vom Kosmos zu empfangen, den Lebenswillen der einzelnen Körperzellen schwächen und Löcher in unser natürliches Schutzsystem reißen.

Wie fehlgeleitete Glaubensvorstellungen eine Parallelwirklichkeit erschaffen

Im Laufe unserer langen Geschichte haben wir Menschen viele falsche Schlussfolgerungen daraus gezogen, was »Wirklichkeit« ist. Sie sind deshalb falsch, weil wir uns ausschließlich darauf verlassen haben, was wir mit unseren äußeren Augen sehen – unter Ausschluss unserer *inneren* Wahrnehmungssinne. Wenn letztere aus unserer Wahrnehmung ausgeschlossen sind, dann wird unsere Verbindung mit unserer inneren Wahrheit – und damit mit der kosmischen Wirklichkeit – blockiert. Wenn unsere falschen Schlussfolgerungen zu Glaubensvorstellungen gerinnen, dann nehmen sie die Form von *Scheuklappen* an, die uns vom Bewusstsein der kosmischen Wirklichkeit, die überall um uns herum ist, ausschließt. Diese Scheuklappen erschaffen dann eine getrennte Wirklichkeit, die auf falschen Schlussfolgerungen über uns selbst und über das Leben beruht und dafür sorgt, dass wir in dieser getrennten Wirklichkeit gefangen bleiben. Für das Leben mit diesen Scheuklappen hat uns das I Ging die Bezeichnung *Parallelwirklichkeit* gegeben. Im Laufe der Jahrhunderte hat diese Parallel-wirklichkeit einen Geisteszustand erschaffen, der den Kosmos mit seinen hilfreichen Energien ausschließt. Da die Glaubensvorstellungen, die diesen

Geisteszustand ausmachen, ihrer Natur nach im Konflikt mit dem Kosmos sind, sind sie nicht in der Lage, Harmonie zu erzeugen. Sie schaffen nichts als weitere Konflikte: Konflikte innerhalb des einzelnen Menschen, Konflikte zwischen den Menschen, Konflikte mit der Natur und mit dem Kosmos. Alle diese Arten von Konflikten haben negative Wirkungen auf unsere Gesundheit (siehe Abbildung 4).

Die wichtigste Tatsache bezüglich der Erschaffung einer Parallelwirklichkeit ist die, dass sie auf bestimmten falschen Prämissen beruht, die uns Menschen in einen Gegensatz zu unserer eigenen Natur bringen, und dadurch auch zum Kosmos als Ganzem. Wie das Kosmos-Diagramm (Abbildung 4) verdeutlicht, beginnt die Trennung des Menschen vom Kosmos mit einer einzigen, zentralen Idee, die die Grundlage für die Hybris des Menschen bildet: die Idee, der Mensch nehme eine Sonderstellung unter allen anderen Spezies ein, weil er die Fähigkeit des Denkens und der Sprache besitzt.[8] Die Menschen haben die Idee von ihrer Sonderstellung zu der Idee erweitert, sie seien die Krone der Schöpfung und die Natur sei lediglich dazu da, ihnen zu dienen. Diese menschenzentrierte Sicht bildet die Grundlage einer großen Zahl von Mythen und Glaubensvorstellungen, die im Widerspruch zum Kosmos und seiner harmonischen Ordnung stehen. Diese Mythen und Glaubensvorstellungen sowie die Institutionen, die die menschliche Hybris aufrechterhalten, bilden das, was wir als das *kollektive Ego* bezeichnen. Das I Ging lässt keinen Zweifel daran, dass das kosmische Harmonieprinzip der Gleichwertigkeit mit jedem anderen Aspekt des Kosmos von uns Menschen anerkannt werden muss, wenn wir unsere Einheit mit dem Kosmos wiederherstellen wollen.

---

8 Das Wort *Hybris* kommt aus dem Altgriechischen, wo es eine Haltung bezeichnet, in der sich die Menschen über die Gesetze der Götter (in der Sprache des I Ging: über die Gesetze der kosmischen Ordnung und des Lebens) erhaben fühlen.

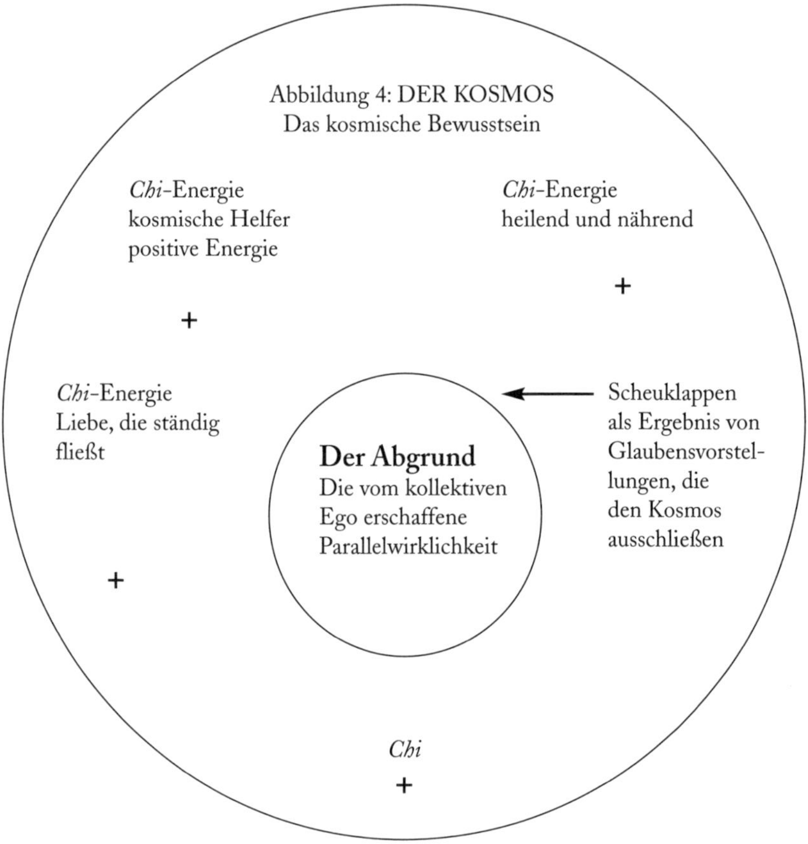

Fehlgeleitete Ideen erschaffen eine negative Parallelwirklichkeit
»Der Mensch ist der Mittelpunkt des Universums.«
»Alles hängt von der menschlichen Leistung ab.«
»Wir müssen alles selber tun.«
»Es gibt keine Hilfe vom Kosmos.«
»Unsere einzige Hilfsquelle sind andere Menschen.«
»Wir sind von Natur aus ungenügend für das Leben ausgestattet.«
»Wir sind mit einer Erbschuld/Erbsünde geboren.«

Solche fehlgeleiteten Ideen erzeugen Hoffnung und Hoffnungslosigkeit, Ängste, Selbstzweifel und Schuldgefühle.

Die Vorstellung, dass alle Dinge *hierarchisch* geordnet sind, ist das zentrale Merkmal der Parallelwirklichkeit, wie sie vom kollektiven Ego erschaffen wurde. Nicht nur wird der menschliche Verstand als Grund dafür angesehen, warum der Mensch angeblich anderen Spezies überlegen ist, der Verstand wird auch als dem Körper und der Natur insgesamt überlegen betrachtet. Wenn der Verstand die Führungsrolle in der Persönlichkeit übernimmt, setzt er dadurch das fühlende Bewusstsein des Körpers herab. Im gleichen Zuge sagt sich der Verstand vom Körper los *und verliert dadurch seine Verbindung mit dem Kosmos, die über den Körper funktioniert. Die direkte Verbindung des Verstandes mit dem Kosmos, wie zum Beispiel durch Geistesblitze, wird dadurch ebenfalls gestört.* Aus kosmischer Sicht verletzt die Überordnung eines Teils über einen anderen Teil des Ganzen das kosmische Prinzip der Gleichwertigkeit.

Wenn wir die fehlgeleitete Idee akzeptieren, der Verstand sei dem Körper überlegen, dann leben wir unser Leben nicht mehr in der kosmischen Wirklichkeit, sondern werden zu Gefangenen des kollektiven Ego und seiner Parallelwirklichkeit. Solange wir in dieser »Wirklichkeit« leben, sind wir mehr oder weniger von der kosmischen Hilfe, dem kosmischen Schutz und dem kosmischen *Chi* als einer unserer wichtigsten Nahrungsformen abgeschnitten.

Aus der Erfahrung des Mangels an kosmischer Hilfe hat die Menschheit die falsche Schlussfolgerung gezogen, der Kosmos habe uns verlassen und wir seien dazu verurteilt »alles selber zu tun«. Ebenso sind wir zu der Ansicht gekommen, dass es nichts außerhalb dessen gibt, was wir sehen können, obwohl wir sehr genau wissen, dass wir ein unsichtbares Bewusstsein besitzen. Wir selbst sind es, die durch diese Art des Denkens und durch unsere Hybris die Tür zum Kosmos verschlossen haben – nicht umgekehrt.

Wenn die Einheit unserer Dreiecksbeziehung Kosmos-Körper-Geist in dieser Weise zersplittert ist, dann verlieren wir unsere Ganzheit und können nicht mehr normal funktionieren. Dieser Umstand hat zu der nächsten großen falschen Schlussfolgerung geführt: »Wir sind von Natur aus ungenügend für das Leben ausgestattet.« Wenn wir uns von der Hilfe des Kosmos ausgeschlossen haben, dann ist dies ohne Zweifel wahr.

Eine ganze Anzahl weiterer bedeutender fehlgeleiteter Ideen hat störende bis verheerende Folgen für unsere Gesundheit. Wir werden ihnen in diesem Buch nachgehen, doch müssen wir an dieser Stelle eine besonders hervorheben. Es ist das *falsche Konzept von Schuld,* und insbesondere die Idee, wir seien mit einer Erbschuld geboren. Das I Ging lehrt uns, dass dieses Konzept jeder kosmischen Grundlage entbehrt. Dieses eher im Westen verbreitete Konzept spielt in der asiatischen Tradition nur eine geringe Rolle, doch hat es dort eine Entsprechung im Konzept der *Scham.* Die negative Wirkung von Schuld oder Scham auf die Psyche macht uns für Krankheiten, einschließlich Geisteskrankheiten, anfällig. Das I Ging spricht von *Reue* als der natürlichen Reaktion auf die Verletzung eines kosmischen Harmonieprinzips. Wenn eine solche Verletzung geschieht, ziehen wir uns *kosmische Schuld* zu. Doch löst sich diese in dem Augenblick auf, da wir erkennen, dass wir unter dem Einfluss einer fehlgeleiteten Idee oder Glaubensvorstellung gehandelt haben, und unser Denken entsprechend berichtigen.

Zusammenfassend lässt sich sagen, dass die beschriebene verstandeszentrierte Logik mentale Scheuklappen erschaffen hat, die unsere natürliche symbiotische Beziehung mit dem Kosmos zerstören. Ferner hat sie die Symbiose zwischen allen Teilen unserer eigenen Natur unwirksam gemacht. Diese »Zersplitterungen« sind sowohl direkte wie auch indirekte Ursachen jeder Art von Krankheit.

In vielen Fällen ist Krankheit ein widriges Schicksal, das durch die genannten Scheuklappen erzeugt wurde. Wie wir in Kapitel 1 gezeigt haben, geht es aber nicht darum, ein widriges Schicksal zu erdulden. Es ist vielmehr eine Gelegenheit, über fehlgeleitete Glaubensvorstellungen nachzudenken, die unsere symbiotischen Beziehungen verletzt haben, und uns dann von diesen Vorstellungen zu befreien.

Kapitel 3: Jugendtorheit

Alle unsere bisherigen Heilungserfahrungen haben unsere erste Entdeckung bestätigt, dass Krankheiten das Ergebnis von fehlgeleiteten Ideen und Glaubensvorstellungen sind, die der betroffene

Mensch sich zu eigen gemacht hat. In der Regel übernehmen wir diese Vorstellungen entweder im Zuge unserer Erziehung und Konditionierung, oder es handelt sich dabei um Schlussfolgerungen, die aus einer zu engen Sichtweise heraus gezogen wurden.

Die Wissenschaft lehrt uns, dass sich das menschliche Gehirn in den letzten 10 000 Jahren beträchtlich vergrößert hat – gleichzeitig mit der Entwicklung der Sprache und dem Gebrauch unseres Großhirns. Angesichts von menschlichen Knochenfunden, die fünf Millionen Jahre alt sind, können wir davon ausgehen, dass die Fähigkeit, in sprachlicher Form zu denken, erst relativ spät in unserer evolutionären Entwicklung erworben wurde. Verglichen mit dem großen Weisheitsschatz, den die DNA in unseren Körperzellen birgt, ist unser Denkbewusstsein wirklich sehr jung. Hexagramm 4, *Die Jugendtorheit,* bezieht sich speziell auf die respektlose, törichte Haltung unseres Denkbewusstseins und seine Unwissenheit im Vergleich zu dem, was unser Körper über den Kosmos weiß.

In Kapitel 2 haben wir deutlich gemacht, dass sich unser Denkbewusstsein alles, was es wissen muss, aus der Schatztruhe unseres inneren Wissens, das der Körper besitzt, holen kann. Es ist keineswegs so, dass unser Geist ohne innere Ressourcen auf die kalte Bühne des Lebens hinausgestoßen wurde, wie viele wissenschaftliche und religiöse Denker behauptet haben.

Unsere innere Wahrheit und was unser Körper weiß

Wir wollen genauer definieren, was wir unter unserer inneren Wahrheit verstehen: *Es handelt sich dabei um das gesammelte Wissen über den Ursprung des menschlichen Lebens, unsere Beziehung zum Kosmos und die Grenzen, denen das menschliche Leben unterliegt. Dieses Wissen ist in jeder Körperzelle gespeichert.* Jeder von uns weiß im tiefsten Inneren, wenn er diese Grenzen überschreitet. In Gefahrensituationen schreit der Körper um Hilfe, um den Geist darauf aufmerksam zu machen, dass er das innere Wissen nicht beachtet. Unser Körperbewusstsein wahrt die Grenzen zur Außenwelt, um unsere Sicherheit zu gewährleisten.

Im Unterschied zu dem verbalen Wissen, das wir aus Büchern gewinnen, ist unsere Fähigkeit, die nonverbale innere Wahrheit anzuzapfen, im Alter von drei Jahren voll entwickelt. Diese innere Wahrheit ist es, die uns in Form von intuitiven Antworten auf die meisten Lebensumstände innere und äußere Sicherheit gibt. Es ist ein tragischer Umstand, dass wir in diesem Alter bereits so weitgehend durch Konditionierung von unserer inneren Wahrheit getrennt worden sind, dass wir nur noch selten die Möglichkeit haben, ihr zu folgen. Stattdessen haben wir gelernt, an ihr zu zweifeln und lieber den Konventionen und Vorschriften zu folgen, die für fast jede Situation vorgegeben sind. Dennoch zeigt sich unsere innere Wahrheit in kleinen Dingen: Beispielsweise heben wir leicht unsere Augenbrauen, wenn wir eine Halb- oder Unwahrheit hören oder wenn eine Behauptung, die als Tatsache hingestellt wird, ein inneres Fragezeichen erzeugt. Wenn wir dies an uns beobachten, können wir sicher sein, dass wir es entweder mit einer Halbwahrheit oder einer fehlgeleiteten Glaubensvorstellung zu tun haben.

In Fragen unserer Gesundheit erzeugen fehlgeleitete Ideen einen Konflikt im Bewusstsein derjenigen Körperzellen, die von diesen Ideen betroffen sind. Dieser Konflikt verursacht molekulare Veränderungen in den betroffenen Zellen, was die harmonische Zusammenarbeit zwischen den verschiedenen Körperfunktionen stört. Der Konflikt bleibt solange aktiv, wie die fehlgeleitete Idee in der Psyche gespeichert ist. Hanna Moog (siehe Kapitel 1) war zum Zeitpunkt des Befundes der Überzeugung, dass sie die fehlgeleiteten Glaubensvorstellungen, die zu den Knoten in ihrem Brustkorb geführt hatten, längst hinter sich gelassen hatte. Dem war jedoch nicht so. Erst als sie ein entschiedenes inneres Nein zu diesen Glaubenssätzen sagte, wurde ihr früheres unwissentliches Ja gelöscht. Das Nein ermöglichte ihr die Rückkehr zum normalen, gesunden Zustand. Die Lektion, die wir aus dieser Erfahrung lernten, war, dass fehlgeleitete Glaubensvorstellungen, die in der Psyche verbleiben, eine potenzielle Krankheitsursache sind und durch geringfügige Ereignisse aktiviert werden können.

Wie wir in späteren Kapiteln zeigen werden, ist unser Körperbewusstsein mit allen Fähigkeiten und Gaben ausgestattet, die wir für unsere Gesundheit brauchen. Wenn die natürliche positive Symbiose von Geist-Psyche-Körper nicht gestört ist, dann sind wir im vollen Besitz dieser Fähigkeiten und Gaben, die uns nicht nur ein glückliches, sondern auch ein gesundes Leben ermöglichen.[9]

Hier einiges aus dem Wissensschatz unserer Körperzellen:

- Wir sind grundsätzlich vollständig und ungeteilt.
- Jedes Individuum ist einzigartig.
- Indem wir unsere Einzigartigkeit leben, tragen wir zur Evolution des kosmischen Bewusstseins als Ganzem bei.
- Unsere DNA ist nach den kosmischen Harmonieprinzipien konstruiert.
- Alles, was wir über uns selbst wissen müssen, ist in unserem Körper gespeichert; unser Körper antwortet uns, wenn wir ihn befragen.
- Alle Dinge in der Natur sind Teil des Gesamtkosmos, haben ihre Würde und verdienen es, respektiert zu werden.
- Unser Leben ist grundsätzlich mit allen Aspekten des Kosmos verbunden.
- Jeder Aspekt des Kosmos ist jedem anderen Aspekt gleichwertig.
- Unsere Existenz ist vom Kosmos autorisiert.
- Es ist keine Frage, dass unsere Existenz einen Sinn hat.
- Der Mensch ist Teil der Natur.
- Der Mensch ist Teil des Tierreichs.
- Jeder Aspekt des Kosmos besitzt seinen eigenen Raum, der zu respektieren ist.
- Das Ego und alle Dinge, die mit ihm zu tun haben, sind fremde Eindringlinge in unsere Natur und unsere Psyche.
- Wir sind in allen Dingen vom Kosmos abhängig – seinem Geschenk der Nahrung, der Gesundheit, des Schutzes und aller Arten von Hilfeleistungen.
- Wir sind ausschließlich vom Kosmos abhängig, was unsere *Chi*-Energie (Liebe/Lebenskraft), Kreativität und Erfindungen angeht.
- Wir sind niemandem etwas für die kosmischen Geschenke schuldig, weil der Kosmos sie ohne Forderungen gibt.

---

9 Diese Schatzkammer von natürlichen Fähigkeiten und Gaben ist in Hexagramm 14, *Der Besitz von Großem,* beschrieben (Anthony/Moog, S. 232).

- Unser wahres Zuhause ist unser Einklang mit der Natur und dem Kosmos.

Beispiele für Ideen, die Krankheit verursachen

Seit unserer ersten Entdeckung, dass die beiden Glaubenssätze »Ich muss alles selber tun« und »Die Welt ist ein Jammertal« die Knoten verursacht hatten, haben wir eine beträchtliche Zahl anderer, recht verbreiteter Glaubenssätze als Ursachen für andere Krankheiten gefunden.

In Kapitel 2 haben wir unter anderem die fehlgeleiteten Ideen erwähnt: »Der Geist ist dem Körper überlegen« und »Geist und Körper sind voneinander getrennt.« Diese Sichtweise bringt beide in einen unnatürlichen Antagonismus und Widerstreit, der dazu führt, dass der Geist den Körper als Feind betrachtet, als fehlerhaft, schwach, hässlich, voller Sünde und als Quelle des Bösen.

Wenn wir diese Idee genauer untersuchen, erkennen wir, dass sie unwahr ist. Wir werden zum Beispiel dazu erzogen, unseren Geist als etwas von unserem Körper Getrenntes und als etwas Besonderes anzusehen. Unser Großhirn, in dem unser Denken angesiedelt ist, ist jedoch genauso ein Teil unseres Körpers wie unsere Arme und Beine. Auch wenn es stimmt, dass unser Denkvermögen eine andere Funktion hat als das Fühlbewusstsein der Zellen, die unsere Arme und Beine oder unseren Rumpf ausmachen, so sind sie doch vollkommen aufeinander angewiesen, um gesund zu funktionieren, sie sind von gleichem Wert für unser Wesen als Ganzes.

Unser Denkvermögen empfängt seine Lebenserfahrungen nicht nur durch unsere äußeren Wahrnehmungssinne, sondern auch durch die *gefühlsmäßige* Wahrnehmung unserer inneren Sinne. Es hat die Aufgabe, diese Erfahrung in Sprachform zu verarbeiten und auszudrücken. Dieser Aufgabe kann unser Denkvermögen nur dann gerecht werden, wenn es sich darauf einstimmt, was unsere *Gefühle* uns bezüglich dieser Erfahrungen mitteilen.

Um einer fehlgeleiteten Idee Eingang in unsere Psyche zu ermöglichen, muss sie Zweifel an dem wecken, was unser Körper weiß; dieser Zweifel bringt uns dazu, unser inneres Wissen beiseite zu schieben, so dass sich die Idee Raum nehmen kann. Zweifel werden durch Worte erzeugt, die nur die äußere Erscheinung der Dinge, nicht aber ihr innerstes Wesen zum Ausdruck bringen. Diese Worte beschreiben die Dinge aus der Sicht des kollektiven Ego, einer Sicht, die von falschen Konzepten wie »Macht«, »natürliche Gegensätze«, Überlegenheit/Unterlegenheit«, »Wettstreit«, »Schuldige«, »Kampf« und »Konflikt« geprägt ist.

Wenn fehlgeleitete Ideen und Halbwahrheiten in den Geist eintreten, werden sie gleichzeitig vom Bewusstsein der Körperzellen gehört, wo sie Konflikte erzeugen. Wenn das, was der Körper weiß, beständig vom Verstand überspielt wird, dann führt dies nicht etwa zur Beruhigung der Konflikte, sondern zu unbewussten Giftkriegen in den Körperzellen.

Man könnte meinen, die Konditionierung, der wir als Kinder unterzogen wurden, sei überwiegend harmlos. In Hannas Fall stellte sich heraus, dass sie die fehlgeleiteten Glaubensvorstellungen aus dem einfachen Grund angenommen hatte, weil sie sie oft gehört hatte. Wenn wir es jedoch mit Ideen zu tun haben, die uns aufgezwungen wurden, dann haben sie bestimmte Synapsen im Gehirn geschlossen. Fortan ist die natürliche, bewegliche Art der Neuronen, miteinander zu kommunizieren, gestört und durch starre Bahnen ersetzt. Bezogen auf das Phänomen Krankheit sind alle starren Strukturen ein Zeichen für ein mentales Programm. Wie sich herausstellte, bestehen alle ernsthaften und chronischen Krankheiten aus solchen mentalen Programmen. (Ihre Bestandteile werden in Teil IV: *Das Enthüllen des Ego-Programms einer langwierigen Krankheit,* beschrieben.)

All die beschriebenen Dinge sind die Folge davon, dass sich der Verstand über die Weisheit des Körpers gestellt hat, von der er für seine eigene Reifung absolut abhängig ist. Da die beschriebene Konditionierung den Verstand in seiner Entwicklung stoppt, bleibt er in dem kindlichen Zustand, den das I Ging als »Jugendtorheit« bezeichnet.

Diese Schilderung zeigt, was in den Körperzellen geschieht, wenn der Geist über den Körper gestellt wird: Durch das Anzweifeln dessen, was der Körper weiß, wird das Fundament für Krankheit gelegt. Dieser Zweifel erzeugt Löcher in unserem natürlichen Schutzsystem und macht uns dadurch für Krankheiten anfällig.

Der Auslöser für die Krankheit ist häufig eine fehlgeleitete Glaubensvorstellung oder ein Selbstbild.

Kapitel 4: Die Wirkung von Sprache und Bildern auf das Bewusstsein des Körpers

Eine Sprache, die das Wesen der Dinge ausdrückt, nährt sowohl den Geist als auch den Körper. Der Grund dafür ist, dass sie im Einklang mit unserer inneren Wahrheit – und damit auch im Einklang mit der kosmischen Wahrheit – ist. Wir spüren dies als innere Resonanz und Genährtwerden. Eine solche Sprache ist auch eine heilende Sprache.

Carol Anthony kann von einem Erlebnis berichten, das zeigt, wie Bilder, die auf wahren Gefühlen beruhen, heilen können. Vor vielen Jahren war sie von einem Pferd an einer recht empfindsamen Stelle gebissen worden. Obwohl man ihr eine Schmerztablette angeboten hatte, beschloss sie stattdessen zu meditieren, um zu sehen, was zu tun war. In ihrer Meditation sah sie eine größere Gruppe Kinder in einem Krankenhaus, jedes unterschiedlich schwer verletzt – manche lagen wie im Koma, andere waren kaum verletzt, doch alle waren eindeutig verzweifelt. Carol wurde klar, dass dies ihre verletzten Körperzellen waren. Intuitiv begann sie, sie in den Arm zu nehmen, wie sie es gewohnt war, ihre eigenen Kinder zu trösten, wenn sie in Not waren. Sie drückte ihr Mitgefühl für sie aus und ihr Bedauern über das, was geschehen war. Sie bat den Kosmos, sie zu heilen. Sofort beruhigten sie sich und fühlten sich getröstet; zur gleichen Zeit hörte der Schmerz auf und kehrte während des ganzen Heilungsprozesses nicht mehr wieder. Die schmerzstillenden Tabletten wurden nie gebraucht.[10]

Sprache kann auch verletzen. Wir meinen damit insbesondere eine Sprache, die unser *wahres Selbst* verletzt. Darunter verstehen wir das Selbst, das ohne Absicht oder Hintergedanken unsere in-

---

10 Kürzlich wurde uns berichtet, dass einige Anästhesisten neuerdings vor und nach einer Operation beruhigend auf den Körper einreden.

nere Wahrheit zum Ausdruck bringt. Worte und Gedanken verletzen unsere Psyche, wenn sie uns dazu bringen, etwas anderem als unserer inneren Wahrheit zu folgen. Worte haben auch zerstörerische Wirkung, wenn sie Dinge mit Namen belegen, die deren Wesen und Würde verleumden.

Wir alle haben die Erfahrung gemacht, wie weh es tut, wenn uns verleumderische Namen gegeben werden. Doch werden wir dazu angehalten, unser Verletztsein als »nicht weiter schlimm« abzutun. Es wird uns eingeredet, etwas stimme nicht mit uns, wenn wir behaupten, Worte hätten das Potenzial, Schaden anzurichten. Wir müssten einfach ein dickes Fell entwickeln, um solche giftigen Wortpfeile abzuwehren. Was übersehen wird, ist die Tatsache, dass ein dickes Fell uns nicht vor den unbewussten schädlichen Wirkungen solcher Worte schützt. Jedes verleumderische Wort muss aus unserer Psyche gelöscht werden, indem wir bewusst Nein dazu sagen. Leider sind Eltern und Sorgepflichtige einem Kind nicht immer dabei behilflich, die widrigen Folgen verleumderischer Worte zu löschen, oft aus Angst, sie würden dadurch ihre Kontrollmacht über das Kind verlieren.

Und, was noch schlimmer ist, die Eltern selbst benutzen oft Worte und Bilder, die ihren Kindern Angst vor Autoritäten einjagen sollen. Unterstützt durch Strafen oder Belohnungen gewinnen solche Worte enorme Macht in der Psyche des Kindes. Die dahinter stehenden Absichten – ob ausgesprochen oder nicht – werden vom Bewusstsein des Körpers gefühlt und verstanden.

Im Französischen gibt es den Ausdruck *idée fixe*. Dies bezieht sich auf eine unbewusste Idee, die so starr ist, dass sie alles Hinterfragen und Lernen verhindert. Unbewusste Hemmungen und Verhaltensweisen haben ihre Ursache häufig in solchen Ideen, die im Kindesalter in der Psyche verankert wurden. Die Märchen sprechen von einem »Zauberbann«, was den Vorgang ins Reich der Magie verweist. Dieser Umstand mag dazu geführt haben, dass wir die sehr reale Wirkung einer *idée fixe* irrtümlich als Aberglauben abgetan haben. Solche fixen Ideen sind auch der Grund für erstarrtes Denken.

Wir unterscheiden grundsätzlich drei verschiedene Arten von »falschen Gedankenformen«, die negative Auswirkungen auf unsere Gesundheit haben. Wir nennen sie »Projektionen, falsche Zuschreibungen und Giftpfeile« (siehe Anhang 1).

Falsche Zuschreibungen

Dies ist die Gedankenform, die bereits als *idée fixe* erwähnt wurde. Falsche Zuschreibungen bestehen aus Sätzen, die unsere Natur mit falschen Qualitäten festschreiben. In der Regel verwenden sie die Verben »sein« oder »haben« oder benutzen die Worte »immer« oder »nie«. Beispiele dafür sind: »Er hat eine schwache Konstitution« oder »Sie wird sich nie mehr erholen.« Da solche Sätze absolute Aussagen sind, die nicht nur unser Handeln betreffen, sondern unsere Natur, sperren sie unsere Psyche und unseren Körper in die Muster ein, die die Sätze beschreiben. Nehmen wir einmal an, jemand bezeichne ein Kind als »böses Kind«. Damit wird die Natur des Kindes als böse bezeichnet, anstatt dass man sagen würde: »Das Kind hat heute etwas Schlimmes *getan*.« Eine solche falsche Zuschreibung bewirkt eine Fixierung sowohl in der Psyche als auch im Körper des Kindes.

Falsche Zuschreibungen können der Grund dafür sein, dass eine Krankheit chronisch wird, vor allem wenn sie das Wort »nie« enthalten, wie zum Beispiel in der Behauptung: »Sie wird sich nie mehr erholen.« Viele Arten von Zwangsverhalten gehen auf eine falsche Zuschreibung zurück. Falsche Zuschreibungen, die ein Urteil beinhalten, wie zum Beispiel »Sie ist ein kränkliches Kind«, können auch die Kombination unserer Gene verletzen und dadurch gesundheitliche Probleme erzeugen. Beispiele dafür, wie falsche Zuschreibungen Krankheiten verursachen können, finden sich in den Fallbeschreibungen in Teil II.

Giftpfeile

Bei diesen handelt es sich um eine spezifische Form von falschen Zuschreibungen, die sich gleichzeitig auf Psyche und Körper auswirken. Ihre Gefährlichkeit besteht darin, dass sie Gift in die Körperzellen bringen. Wir spüren sie als akuten scharfen Schmerz, als Hexenschuss, akutes Kopfweh, als plötzlichen Stich im Herzen oder andere akute Formen von Unwohlsein. Das Gift verursacht schmerzhafte, giftige Reaktionen im Bewusstsein der empfangenden Körperzellen. Das Wort »Pfeil« verweist auf ihre aggressive Natur und die Tatsache, dass sie gezielt eine bestimmte Stelle im Körper angreifen.

Giftpfeile können uns völlig unabhängig von der geographischen Entfernung erreichen; wir können sie von jemandem auf der anderen Seite der Erde empfangen, wenn wir mit ihm in Verbindung stehen. Sie erreichen uns im selben Augenblick, in dem sie vom Absender abgeschickt werden.

Ein Giftpfeil kann auch aus unserer Kindheit oder Jugendzeit in unserem Körper eingelagert und die Quelle von wiederholten Störungen sein. In diesem Fall sprechen wir von einem Erinnerungs-Chip, der sich im Körper eingelagert hat (zur genaueren Erklärung siehe Anhang 1).

Giftpfeile setzen sich aus verschiedenen Arten von Gedanken und Ego-Emotionen zusammen; die häufigsten unter ihnen sind:

- Schuldgefühle
- Vergleiche mit anderen Personen oder mit statistischen Daten
- Das Kategorisieren in Menschentypen
- Das Belegen von Körperteilen oder Körperfunktionen mit falschen Namen
- Das Sprechen über eine Krankheit oder Behinderung, als gehörten sie zu unserer Natur
- Wut auf unseren Körper
- Gefühle der Abscheu vor unserem Körper
- Ängste vor negativen Geschehnissen in der Zukunft
- Flüche

Welcher Teil des Körper von einem Giftpfeil betroffen ist, hängt davon ab, worauf der Giftpfeil gerichtet war: Wenn jemand einen anderen als »Last, die er auf seine Schultern laden muss« betrachtet, dann spürt dieser den Giftpfeil in der Schulter. Wenn uns jemand als »einen Dorn in seinem Fleisch« sieht, kann sich der Schmerz stechend irgendwo in unserem Körper zeigen.

Auch Nahrungsmittel können mit Giftpfeilen belegt sein. In diesem Fall wird sowohl das Bewusstsein des betreffenden Nahrungsmittels als auch das Bewusstsein unseres Verdauungssystems vergiftet, sobald wir das betreffende Essen zu uns nehmen. Dies ist an zwei Beispielen in Kapitel 12 beschrieben.

Projektionen

Hierbei handelt es sich vorwiegend um Aussagen darüber, was aller Wahrscheinlichkeit nach in der Zukunft eintreten oder nicht eintreten wird. Dazu gehören auch medizinische Diagnosen und Prognosen.

Carol Anthony machte ihre erste Erfahrung mit einer Projektion kurz nachdem sie begonnen hatte, mit dem I Ging zu arbeiten. Ein Freund, mit dem sie einige Auseinandersetzungen gehabt hatte, kam eines Nachmittags vorbei. Kaum war er eingetreten, machte er eine provozierende Bemerkung. Obwohl Carol sich vorgenommen hatte, neutral zu bleiben, hörte sie sich etwas erwidern, das ihrem Denken völlig fremd war. Noch bevor sie Zeit hatte, darüber nachzudenken, warum sie das gesagt hatte, rief der Freund aus: »Ich wusste, dass du das sagen würdest, noch bevor ich zur Tür herein kam!« Das erklärte ihr, warum der Gedanke ihr so fremd vorgekommen war.

In Hexagramm 25, *Die Unschuld*, spricht das I Ging davon, dass wir uns davor hüten müssen, zu »projizieren oder Erwartungen zu haben«.[11] Darin zeigt es uns die verborgene Gefahr, die in Projektionen liegt. Alle Hoffnungen und Ängste enthalten Erwartungen.

Wir können folgende Arten von Projektionen unterscheiden:

- Erwartungen in Form von Diagnosen oder Prognosen, die eine Krankheit aufrechterhalten
- Erwartungen in Form von Hoffnungen oder Ängsten (beide sind ein Hinweis darauf, dass wir die Hilfe des Kosmos aus unserem Bewusstsein ausgeklammert haben)
- Erwartungen, die einer möglichen Erkrankung die Tür öffnen, indem wir uns zum Beispiel als »anfällig« betrachten
- Erwartungen (Ängste), die zur Verschlimmerung einer Krankheit führen

---

11 Anthony/Moog, S. 334.

Wie unser angeborenes Fühlprogramm überschrieben wurde

Was einen Gedanken zu einer falschen Gedankenform macht, ist die Tatsache, dass er nicht im Einklang mit unserem angeborenen Fühlprogramm ist, welches das I Ging als unsere »innere Wahrheit« bezeichnet. Es ist unsere »kosmische Hardware« und beruht auf der gefühlsmäßigen Erinnerung, was harmonisch beziehungsweise unharmonisch ist. Dieses Programm ist vollkommen in der Lage, auf jeden Aspekt unseres Lebens in stimmiger Weise zu antworten und uns dadurch im Einklang mit dem Kosmos zu halten. Die Wissenschaft spricht von unserer DNA (früher auch DNS genannt, Desxyribonucleinsäure). Die unglückliche Folge dieser Namensgebung ist, dass wir denken, es handele sich dabei lediglich um Genstränge, die chemischer Natur sind, und nicht um das außerordentlich feinfühlige Bewusstsein, was es in Wirklichkeit ist. (Dies ist ein Beispiel dafür, wie ein unangemessener Name uns davon abhält, das wahre Wesen und die wahre Funktion eines Aspektes unserer Natur zu erkennen.)

Um zu verstehen, wie Krankheit zustande kommt, müssen wir begreifen, wie falsche Namensgebungen, falsche Annahmen über unsere Natur und falsche Annahmen über den Kosmos und unsere Beziehung zum Kosmos unsere positiven symbiotischen Beziehungen zu diesen Dingen stören. Auf Krankheiten bezogen kann es zu Konflikten auf mehreren Ebenen kommen: (1) zwischen Geist und Körper, (2) zwischen verschiedenen Teilen des Körpers, wobei sich ein Teil mit dem Geist identifiziert und auf einen anderen Körperteil herabsieht, (3) zwischen einem Körpersystem und dem Rest des Körpers, und (4) zwischen Teilen ein und derselben Körperzellen.

Krankheiten können auf jeder der genannten Ebenen ausbrechen, je nach den Umweltbedingungen und den Beziehungsmustern, die der betreffende Mensch angenommen hat (siehe Abbildung 1). Wenn die Krankheit auf allen Ebenen gleichzeitig ausbricht, dann spricht die Medizin von einer »Autoimmunerkrankung«.

Die Kraft von Bildern

Es ist seit langem bekannt, dass Bilder unser Körperbewusstsein beeinflussen. Das Werk von Dr. Bernie Siegel zu diesem Thema ist weithin bekannt. Eine Erfahrung, die Carol Anthony machte, belegt ebenfalls diese These: Als Carol sich das Schlüsselbein gebrochen hatte, hatte der untersuchende Arzt seinen Zeigefinger gekrümmt, um ihr vor Augen zu halten, wie der Knochen heilen würde; dazu hatte er gesagt: »Es wird immer ein bisschen wehtun.« Die Schmerzen waren selbst mehrere Wochen, nachdem der Knochen geheilt war, noch da. Da beschloss Carol zu meditieren. In der Meditation tauchte plötzlich die Erinnerung an den gekrümmten Finger des Arztes auf und sein Hinweis, es würde immer ein bisschen wehtun. In diesem Augenblick hörte sie die klare Stimme des Weisen sagen: »Sieh den Knochen als gerade – in seinem ursprünglichen Zustand.« Nachdem sie das Bild des Knochens in ihrem Geist korrigiert hatte, hörte der Schmerz für immer auf, obwohl der Knochen für das äußere Auge noch immer krumm aussieht.

Die Erfahrung hat uns gelehrt, dass es ebenso wichtig ist, den *Bildern*, die wir in unserer Psyche gespeichert haben, Beachtung zu schenken wie den Worten. Wir belegen uns mit einer falschen Zuschreibung, wenn wir uns Bilder zu eigen machen, die unseren Körper als schwach, verletzt, krank oder deformiert zeigen. Solche falschen Zuschreibungen sind häufig die Ursache von Krankheiten.

Um die Kraft von Bildern zu verstehen, ist es hilfreich, uns klar zu machen, *dass der Körper sie anders aufnimmt als unser Geist.* Führen wir uns zum Beispiel vor Augen, was geschieht, wenn andere sich über uns lustig machen, weil wir zu dick sind. Der Geist, der auf den dicken Körper sieht, schiebt die Schuld dafür, dass wir lächerlich gemacht werden, auf den Körper. Der Körper selbst sieht sich durch die Brille des Geistes, das heißt mit Selbstverachtung. Selbstverachtung ist eine Form von Selbsthass. Das Gefühl des Körpers, vom Geist ausgestoßen und allein gelassen zu werden, äußert sich in jeder Körperzelle als ein Gefühl der Niederlage. Genauer betrachtet entsteht ein Konflikt im Körper: Bestimmte Körperzellen machen sich die überlegene Position des Geistes zu eigen und schauen auf diejenigen Teile des Körpers herab, die als zu dick bezeichnet werden. Dieser anhaltende Konflikt macht uns anfällig für jede Menge Krankheiten in den Körperteilen, die wir hassen.

Mit Hilfe des Weisen und des I Ging wurde uns gezeigt, was bei diesem inneren Konflikt geschieht. Dabei wurde deutlich, dass viele Bilder und Gedanken Ängste im Körper hervorrufen. Es gibt Sätze, die durch das, was *unausgesprochen* bleibt, *Projektionen oder falsche Zuschreibungen* erzeugen. Nehmen wir das Beispiel eines Kindes, das gefragt wird: »Was willst du einmal werden, wenn du groß bist?« Diese Frage enthält unausgesprochen die Feststellung, dass wir, so wie wir sind, nicht gut genug sind; dass wir etwas »werden« müssen, das die Anerkennung des kollektiven Ego hat. Diese stillschweigende Annahme ist eine falsche Zuschreibung, die in unserem Körper die Angst verankert, er sei unvollständig und schutzlos. Der Grund dafür ist, dass unsere Körperzellen Worte anders aufnehmen als unser Geist; sie hören die versteckten Implikationen, während der Geist rasch darüber hinweg springt und zu fantasieren beginnt, was wir werden wollen, wenn wir groß sind. Der Selbstzweifel, der in unserem Körperbewusstsein gesät wurde, erzeugt die Angst, anfällig für Krankheiten zu sein, denn der Körper weiß, dass sein natürliches Schutzsystem dysfunktional gemacht wurde.

Die Wirkung von Sprache auf den Willen unserer Körperzellen kann leicht demonstriert werden. In einem Experiment wurde eine Frau gebeten, ihre Arme waagerecht auszustrecken und jedem Versuch eines Mannes, sie niederzudrücken, zu widerstehen, ganz gleich, was der Mann zu ihr sagen würde. Als Erstes sagte der Mann zu ihr: »Du bist eine prima Frau.« Daraufhin gelang es ihm nicht, ihre Arme nach unten zu drücken. Danach sagte er: »Du bist eine schlechte Frau.« Dieses Mal konnte die Frau dem Druck nicht standhalten; ihre Arme ließen sich leicht nach unten drücken. Als Nächstes schlug jemand vor, die Frau solle ein inneres Nein zu der Behauptung, sie sei eine schlechte Frau, sagen. Nachdem sie diese Anweisung befolgte, hatte sie ihre Stärke wiedergewonnen und war in der Lage, ihre Armhaltung gegen den Druck des Mannes zu behaupten. Auf den gleichen Grundsätzen beruhen auch die in der ganzheitlichen Medizin diagnostisch verwendeten Methoden des »Armtests«.

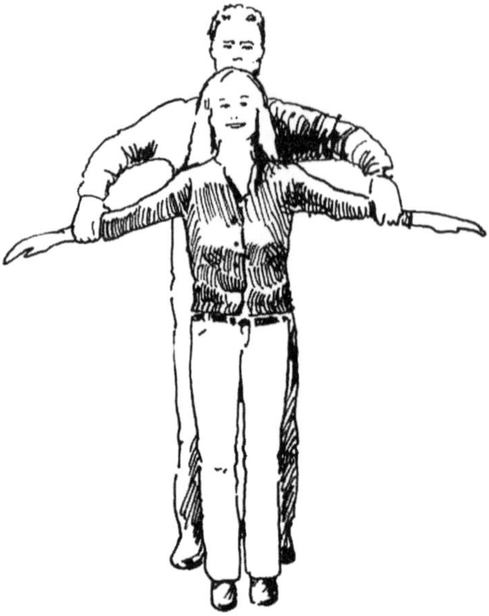

Oben: Das Ergebnis, wenn gesagt wird: »Du bist eine prima Frau.«
Unten: Das Ergebnis, wenn gesagt wird: »Du bist eine schlechte Frau.«

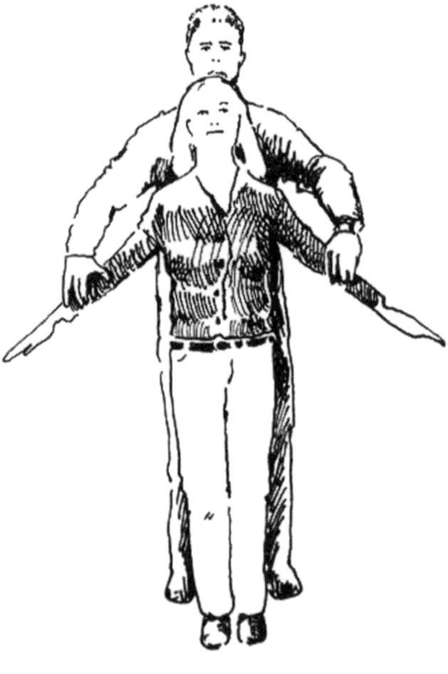

Ein kinästhetisches Experiment zum Willen der Körperzellen

Was den Geist angeht, so schaut er mit der Frage zum kollektiven Ego, welches Selbstbild den angeblichen Mangel in der Natur des betreffenden Menschen am besten ausgleichen würde. Die Kompensation durch ein positives Selbstbild soll uns davor schützen, als fehlerhaft oder ungenügend gesehen zu werden.

Trotz der falschen Zuschreibungen, die unseren Körper mit Selbstzweifeln und Selbstbildern belegen, bleibt ein Teil der Körperzellen mit dem kosmischen Gedächtnis, in dem die Ganzheit unserer Natur gespeichert ist, verbunden. Das ist wichtig zu wissen, wenn wir diese Selbstzweifel und Selbstbilder deprogrammieren, wodurch unsere Körperzellen ihren natürlichen Schutz wiedergewinnen. Wenn wir die Selbstheilungskräfte unseres Körpers anzweifeln und uns noch nicht von diesen Zweifeln befreit haben, dann erzeugt jede Krankenstatistik, die eine bestimmte Alters- oder Geschlechtsgruppe betrifft, die Angst in uns, wir könnten diese Krankheit bekommen, sobald wir das betreffende Alter erreichen. Frauen, die vor Brustkrebs gewarnt werden und die sich ständig ängstlich auf entsprechende Anzeichen hin untersuchen, gehen bereits drei Viertel des Weges, die Krankheit aufgrund ihrer Angst und Erwartungshaltung zu bekommen. Es gibt ein chinesisches Sprichwort, das sagt: »Schaden tritt nur dort ein, wo Angst die Tür öffnet.«

Die zahllosen Behauptungen in Anzeigen, die vor Schäden für unsere Gesundheit warnen, prägen unserer Psyche Bilder ein, die uns als lahme Enten hinstellen, die nur darauf warten, von feindseligen Krankheiten angegriffen zu werden. Sie errichten eine Norm, die besagt, wir seien von Geburt aus schwach und anfällig, während wir in Wirklichkeit eine natürliche Ganzheit und eine robuste Gesundheit besitzen.

Aus allem, was hier gesagt wurde, geht klar hervor, dass unser *Denk*bewusstsein das *Fühl*bewusstsein unseres Körpers beeinflusst. Wenn also unser Geist der Meinung ist, wir (unser Körper) seien lahme Enten, die Angriffen hilflos ausgeliefert sind, dann wird dieser Glaube wegen seiner negativen Wirkung auf unsere Körperzellen zur sich selbst erfüllenden Prophezeiung.

Wissenschaftliche Experimente haben bewiesen, dass die Projektion von Erwartungen das Ergebnis des Experiments beeinflusst. Beispielsweise David Bohm, ein anerkannter Professor für Theoretische Physik, hat diesen Umstand ausführlich beschrieben und damit den althergebrachten Glauben, der Beobachter habe keinen Einfluss auf sein Experiment, als falsch bewiesen.[12] Unser Buch bezeugt diese Tatsache. Die herkömmliche Ansicht, der Inhalt unseres Geistes habe keinen Einfluss auf unsere Psyche und unsere Gesundheit, hat sich eindeutig als falsch erwiesen. Die Entscheidung, an dieser Illusion festzuhalten oder sie fahren zu lassen, kann darüber bestimmen, ob unser Leben ein Leidensweg ist oder ob wir uns lebenslang guter Gesundheit erfreuen.

Kapitel 5: Die Rolle des Ego bei Krankheiten

Der Weise lehrt uns, dass unsere Natur als direkter Ausdruck des kosmischen Bewusstseins vollständig gut ist. Die Abbildung 1 von Seite 25 zeigt, dass unsere Natur so beschaffen ist, dass wir uns natürlicherweise in einer positiven symbiotischen Beziehung mit dem Kosmos befinden, was seinen Ausdruck in einer robusten physischen Gesundheit findet.

Das Ego – wie es vom I Ging definiert wird – gehört nicht zu unserer wahren Natur. Es ist vielmehr ein falsches mentales Konstrukt, das in der Kindheit in unserer Psyche verankert wurde, indem uns Ideen und Glaubensvorstellungen gelehrt wurden, die nicht mit den kosmischen Wahrheiten in Einklang sind. Wir meinen damit bestimmte Ideen, die das Wesen des Kosmos und der Natur in falschen Begriffen beschreiben. Diese Definition des Ego unterscheidet sich von denen, die sich bei Freud, Jung oder in anderen psychologischen Schulen der Gegenwart finden. Was das

---

12 David Bohm, *On Creativity*, Rougledge, London, 1998, S. 33: Die moderne Physik (insbesondere die Quantentheorie) zeigt, dass auf der atomaren und subatomaren Ebene das beobachtende Instrument untrennbar mit dem verbunden ist, was beobachtet wird, mit der Folge, dass dieses Instrument nicht anders kann, als das beobachtete System auf unwiederbringliche Weise zu stören: ja, es trägt sogar dazu bei, das, was beobachtet wird, zu erzeugen und ihm Form zu verleihen.«

I Ging »Ego« nennt, ist durch das egoistische Verhalten gekennzeichnet, das von einer menschenzentrierten Sicht auf das Leben kommt.

Das kollektive Ego

Diese menschenzentrierte Sicht auf das Leben ist die Wurzel aller fehlgeleiteten Ideen und Glaubensvorstellungen, die das kollektive Ego bilden. Wir haben bereits die Mythen erwähnt, die sich im Laufe der Jahrhunderte um die Heldentaten der Vorfahren entwickelt haben. Sie unterstreichen die Vorstellung, wonach bestimmte Menschen anderen Menschen überlegen seien. In dem Augenblick aber, da ein Mensch als anderen überlegen dargestellt wurde, entstand eine hierarchische Ordnung innerhalb des Stammes. Sobald ein Stamm sich einem anderen als überlegen ansah, war der Keim zu Stammeskriegen gelegt. Indem eine Gruppe eine andere besiegte und versklavte, entstanden soziale Klassen. Sobald das Prinzip der Vorherrschaft sich über viele Stämme und Gebiete erstreckte, begannen die Kaiser, sich zu Göttern zu erklären, oder, wie es im Alten China geschah, sich als »Himmelssöhne« zu bezeichnen. Die vermeintliche Überlegenheit einiger weniger Menschen über andere wurde dann ausgeweitet auf die Ansicht, der Mensch als solcher sei den anderen Tieren und der Natur im Allgemeinen überlegen.

Alle diese Vorstellungen, die das kollektive Ego ausmachen, führten außerdem zur Erschaffung einer hierarchischen Struktur der *unsichtbaren* Welt, gewissermaßen als Kopie der Gesellschaftsstruktur des kollektiven Ego. Wie auf Erden so im Himmel. Es überrascht daher nicht, dass man den alten Göttern und Göttinnen der Griechen dieselben Eigenschaften und Verhaltensweisen zuschrieb, wie sie das Ego im Menschen kennzeichnen: Sie übten Macht aus, und Rivalitätsverhalten, Verachtung, Eifersucht, Hass, Wollust, Ehrgeiz und Streitsucht waren an der Tagesordnung.

Die hierarchische Ordnung wurde auch auf die Beziehung zwischen Geist und Körper sowie auf die Beziehung zwischen einzelnen Teilen des Körpers übertragen, das heißt bestimmte Teile wurden als wichtiger erachtet als andere. Mit dem Ergebnis, dass der Geist vom Körper getrennt wurde.

Die Idee, dass alle Dinge hierarchisch strukturiert sind, verletzt das kosmische Prinzip der Gleichwertigkeit. Diese falsche Sichtweise erzeugt ernsthafte Störungen in unserer symbiotischen Beziehung zum Kosmos und zur Natur. Ebenso erzeugt sie alle Störungen im Bereich des Gleichgewichts zwischen geistiger und körperlicher Gesundheit. Was dabei übersehen wird, ist beispielsweise die schlichte Tatsache, dass die Gehirnzellen, die unseren Verstand bilden, ebenfalls Körperzellen sind.

Das kollektive Ego sieht den Menschen als die Krone der Schöpfung und als Vorreiter der Evolution. Es sieht den Menschen als der Natur überlegen an und stellt die Dinge so dar, als sei die Natur einzig und allein dazu da, menschliche Bedürfnisse, Wünsche und Forderungen zu erfüllen. All diese Vorstellungen haben dazu gedient, die Feudalsysteme, die die Welt in den letzten 5000 Jahren beherrscht haben, zu legitimieren. Die Prämissen, auf denen sie beruhen, bilden die »Keimsätze«, die Krankheit verursachen, weil sie gegen die kosmischen Harmonieprinzipien verstoßen, auf denen unsere Natur beruht.

Mit der Verankerung dieses Denkens in der Psyche der Menschen wurden geistige und physische Einrichtungen erschaffen, um die Vorherrschaft des kollektiven Ego zu sichern. Wir sehen dies zum Beispiel in der Tatsache, dass jede Kultur Gehorsam und Treue von ihren Mitgliedern verlangt und erwartet, dass jeder Einzelne seinen Dienst an der gemeinsamen Sache über seine persönlichen Bedürfnisse stellen soll. Um die Menschen zur Treue anzuhalten, werden sie ermutigt, sich mit Ehrfurcht gebietenden Monumenten, der Literatur und der Geschichte als Produkten *ihrer* kulturellen Vergangenheit zu identifizieren. Und das, obwohl kein Zweifel daran besteht, dass diese Errungenschaften nur mit Hilfe des Kosmos möglich wurden. Das kollektive Ego eignet sie sich an, um sie als Beweis anzuführen, dass der Mensch allen anderen Spezies überlegen sei. Auf diese Weise wird der Einzelne dazu motiviert, seine Einzigartigkeit den Interessen des Kollektivs zu opfern.

Das kollektive Ego sichert seine Kontrolle über den einzelnen Menschen auch dadurch, dass es sich die Autorität anmaßt, über die Existenz des Einzelnen zu urteilen, indem es ihn entweder anerkennt oder ihm seine Anerkennung verweigert. Die Entscheidung darüber hängt davon ab, ob der Einzelne sich den Konventionen des Kollektivs anschließt und mit dem, was es als »richtiges Denken und Handeln« definiert, konform geht.

Alle genannten fehlgeleiteten Ideen und Glaubensvorstellungen stehen im Widerspruch zu den kosmischen Harmonieprinzipien, da *alle hierarchischen Systeme auf Konflikt beruhen*. Diejenigen, die an der Spitze einer Hierarchie stehen, befinden sich unweigerlich im Konflikt mit denen, die weiter unten angesiedelt sind. Es liegt in der Natur von hierarchischen Strukturen, sich dadurch am Leben zu erhalten, dass sie Konflikte mit ähnlichen Strukturen anzetteln. Wir können dies an der großen Bedeutung erkennen, die auch heutzutage auf den Wettbewerb als ein »friedliches Kräftemessen« gelegt wird. Doch Wettbewerbe dienen der geistigen Vorbereitung von Krieg und Herrschaft.

Das individuelle Ego

Das kollektive Ego kann nur dadurch überleben, dass es einen Ableger in jedem einzelnen Menschen erzeugt. Das Einpflanzen dieses Ablegers und seine »Pflege« geschieht im Rahmen dessen, was als Konditionierung im frühen Kindesalter bekannt ist. Die Konditionierung des Individuums beginnt mit dem Erlernen von Sprache – einem Prozess, der durchgehend von Belohnungen und Strafen begleitet ist. Sowohl Strafen als auch Belohnungen verwirren und verängstigen das Kind in einem Alter, in dem es unfähig ist, psychologisch zu verarbeiten, was mit ihm geschieht.

Der erste und wohl entscheidende Zweifel, der dem Kind früh eingeimpft wird, ist die Idee, es sei von Natur aus nicht gut genug und müsse daher etwas *werden*, damit seine Existenz vom kollektiven Ego anerkannt wird. Dieser grundlegende Selbstzweifel und die Ängste, die aus ihm hervorgehen, legen das Fundament für das Programm des individuellen Ego. Viele dieser Ängste und Selbstzweifel sind reines Gift für unsere Natur.

»Etwas werden« heißt mit anderen Worten, dass wir etwas *anderes* werden müssen als das, was wir wirklich sind. In diesem Prozess wird uns beigebracht, Normen zu erfüllen, die definieren, was »gut« ist: ein gutes Kind, ein guter Mann und Vater, eine gute Frau und Mutter, ein guter Bürger und so weiter. Dahinter stehen normierte Bilder, die von uns verlangen, dass wir unser wahres Selbst zur Seite schieben, um die Rollen zu erfüllen. Das Nichterfüllen der Norm, ein guter Mensch zu sein, setzt uns der Gefahr aus, als »schlecht«, »Rebell«, »Aussteiger« oder »Versager« angesehen zu werden.

Das individuelle Ego ist somit eine Ansammlung von Selbstbildern, die auf Ego-Werten beruhen, die der Einzelne sich im Laufe seines Lebens zulegt. Sobald eine bestimmte Anzahl von Selbstbildern in der Psyche angesammelt ist, beginnen sie, die Persönlichkeit zu regieren. Das aus *mentalen Ideen* bestehende Programm des Ego wird unserem natürlichen *Fühl*programm übergestülpt. Wir beginnen, in Selbstbilder zu investieren, die zur Grundlage unseres Stolzes werden und die wir daher zu verteidigen bereit sind. Wenn eine genügend große Zahl von Selbstbildern unserem wahren Selbst übergestülpt worden ist, übernimmt das Ego die Herrschaft in unserer Psyche, indem es vorgibt, »wir« zu sein. Es spricht dann an unserer statt als »ich« (»Ich bin eine gute Mutter«) oder im *pluralis majestatis* als »wir« (»Wir müssen es so machen«), oder es spricht im verallgemeinernden »man«: »Man tut sowas nicht.«

Ist das Ego erst einmal in unserer Psyche installiert, dann dehnt es seine Kontrolle auch über unser Körperbewusstsein aus, indem es unsere Aufmerksamkeit darauf lenkt, »wie wir aussehen«. Damit wird unser Körper zu einer erweiterten Funktion des dominierenden Selbstbildes, das wir entwickeln wollen. Entspricht unser Körper nicht dem idealisierten Bild, dann wenden wir uns häufig gegen ihn und sagen, er habe uns verraten. Das Ergebnis ist die Erzeugung eines negativen Selbstbildes. Gedanken dieser Art belegen unseren Körper mit falschen Zuschreibungen und Giftpfeilen, die Krankheiten verursachen können.

Im Zuge der Entwicklung des Ego verlieren wir nicht nur die symbiotische Beziehung zwischen unserem Geist und unserem Körper, sondern auch unsere symbiotische Beziehung mit dem Kosmos und der Natur. Damit einher geht der Verlust unseres kosmischen Schutzes. Eine Ausnahme bilden Zeiten, in denen wir durch ein Schockerlebnis zur Demut zurückgebracht werden. Da das Ego keine Verbindung zum Kosmos hat, wird uns gesagt, der einzig mögliche Schutz sei beim kollektiven Ego zu finden. Doch die Vorstellung, die das kollektive Ego von »Schutz« hat, dient ausschließlich dem Ziel, Kontrolle über den Einzelnen und die Natur zu erlangen.

Unser Körper unter der Herrschaft des Ego

Obwohl ein Mensch sein wahres Selbst für lange Zeit verlieren kann, ist ein dauernder Verlust nicht möglich. Selbst wenn unser Geist in einem fast vollständigen Zustand von Illusion lebt und das Ego scheinbar die komplette Vorherrschaft ausübt, leben wir doch immer noch in unserem Körper. Selbst wenn ein Teil unserer DNA durch fehlgeleitete Ideen und Glaubensvorstellungen beschädigt ist, bleiben andere Teile nach wie vor intakt. Allerdings ist der intakte Bereich dann nicht mehr ohne weiteres fähig, seine innere Wahrheit kundzutun, weil unser Verstand nicht bereit ist, sie zu hören. Dennoch ist die Lage nicht hoffnungslos, wir brauchen nur den Kosmos um Hilfe zu bitten.

Was macht unseren Verstand so unwillig, auf die Weisheit des Körpers zu hören? Wie bereits gesagt sind die Konditionierungsmethoden, die zur Formierung des individuellen Ego führen, intensiv und nachdrücklich. Und sie erzeugen grundlegende Selbstzweifel und Ängste. Dies geschieht mit Absicht, unseren Verstand davon abzuhalten, auf die Gefühle zu hören, denn diese würden uns zu unserem wahren Selbst zurückrufen. Da das Ziel des kollektiven Ego Abhängigkeit und Konformität lautet, macht es uns weis, dass unsere Gefühle wertlos seien, lediglich subjektiv und für all unsere Probleme verantwortlich. Falls nötig, wird mit Bestrafung gedroht oder bestraft, wenn wir auf unsere Gefühle hören. Es wird uns ferner gesagt, wir würden von unserer Familie und von der Gesellschaft verstoßen, würden versagen, geächtet, beschämt, zur Hölle fahren oder sonstige Schrecken erleben, wenn wir unseren Gefühlen folgen.

Da ein Kind unfähig ist, solche Ängste zu verarbeiten, nehmen diese dämonische Ausmaße in der Psyche an und erzeugen das, was wir als »dämonische Figuren« bezeichnen. Diese können sich in der Meditation oder in Träumen als bedrohliche Tiere, Reptilien, bedrohliche menschliche Figuren oder Ähnliches zeigen. In diesem Gewand erzeugen sie den Eindruck, unüberwindbar zu sein. Wenn wir sie aus der Nähe betrachten, können wir klar erkennen, dass sie Papierdrachen sind, die aus falschen Wörtern und Bildern entstanden sind.

Warum ist es so wichtig, dass wir uns ihrer bewusst sind? Weil sie uns davon abhalten, uns von den Ideen zu befreien, die uns krank machen. Ferner agieren sie in der Psyche des Einzelnen als Hüter der Werte und Glaubensvorstellungen des kollektiven Ego; dadurch erhalten sie die Kontrolle aufrecht, die das Ego über unsere Persönlichkeit ausübt. Wenn Schuldgefühle sich diesen dämonischen Elementen hinzugesellen, dann erzeugen sie einen wahrhaften Verteidigungswall, der das Wissen unseres Körpers ausschaltet.

Wir haben drei hauptsächliche Arten von dämonischen Elementen identifiziert, die den Geist mit Ängsten, Sorgen, Zweifeln, Schuldgefühlen und inneren Befehlen plagen. Wir nennen sie »Kobolde, Dämonen und Drachen« (siehe Anhang 2).

Kobolde manipulieren uns durch falsche Unterstellungen. *Dämonen* manipulieren uns durch Ängste und Emotionen, die uns nicht aus ihrem Griff entlassen wollen. *Drachen* kontrollieren uns durch sehr große Ängste und durch Schuldgefühle. Es gibt noch weitere dämonische Elemente, doch erwähnen wir in diesem Buch davon nur drei, die von besonderer Bedeutung für Krankheiten sind: Wir bezeichnen sie als *Wechselbälger*, *Zweifler* und *Greifer*.

Der *Wechselbalg* spielt eine Wächterrolle, indem er die Logik des Ego bewacht. Wenn wir eine negative Idee über uns deprogrammiert haben, ohne deren »positives« Gegenstück ebenfalls deprogrammiert zu haben, dann benutzt der Wechselbalg den noch intakten Teil, um den anderen wieder zu installieren. Wenn wir zum Beispiel unsere Abhängigkeit von Medikamenten deprogrammiert haben, ohne auch unsere Skepsis gegenüber dem Kosmos zu deprogrammieren, dann benutzt der Wechselbalg diese Skepsis, indem er uns suggeriert: »Jetzt bist du allen möglichen Problemen schutzlos ausgeliefert, weil du nie weißt, ob du dich darauf verlassen kannst, dass der Kosmos dir hilft.«

Der *Zweifler* verdankt seine Existenz der falschen Idee, dass wir nur dem Glauben schenken können, was wir sehen können. Wenn wir die Wahrheit eines kosmischen Harmonieprinzips erfahren haben, führt der Zweifler das Wörtchen »möglicherweise« oder »vielleicht« ein. Wenn er aktiv ist, dann folgt ein Zweifel dem anderen, und alles, was nicht mit den äußeren Augen überprüfbar ist, wird in Zweifel gezogen.

Der *Greifer* kann Schlaflosigkeit erzeugen, indem er eine scheinbar unlösbare Situation nach der anderen ins Bewusstsein bringt; ähnlich benutzt er unterschwellige Sorgen, Ängste und Gefühle der Hoffungslosigkeit, die unsere Aufmerksamkeit ergreifen und in ihrem Bann halten.

Alle dämonischen Elemente bestehen aus falschen Gedankenformen, kombiniert mit bestimmten Ego-Emotionen. Auf der Zellebene bewahrt der Körper etwas von seinem Gedächtnis der inneren Wahrheit. Dieser Teil bleibt entschlossen sich selber treu, ganz gleich, wie sehr wir uns der Kontrolle durch das kollektive Ego überantwortet haben oder davon überzeugt sind, dass wir wirklich jemand geworden sind, der wichtig oder mächtig ist – oder umgekehrt –, dass wir nie gut genug oder machtlos sind. Wir können jenen Teil, der mit unserer inneren Wahrheit verbunden geblieben ist, erfahren, wenn wir einen tiefen Schock erlebt haben und das Ego vorübergehend außer Kraft gesetzt ist. Eine schwere Krankheit erzeugt einen solchen Schock. Sie erzeugt eine Öffnung, damit jener sich selbst treu gebliebene Teil unseres Körpers mit dem Verstand kommunizieren kann, wenn wir ihm zuvor keine Möglichkeit dazu gegeben haben. Krankheit zwingt uns dazu, innezuhalten und nachzudenken und eröffnet damit die Möglichkeit, uns aus der Vorherrschaft des Ego zu befreien.

Das Ego schafft es nie, uns auf Dauer davon zu überzeugen, dass es real existiert. Aus diesem Grund bleibt es in ständiger Alarmbereitschaft, seine Kontrolle über uns aufrechtzuerhalten. Um seine Behauptung, dass es real existiert, zu untermauern, muss es ständig neu die Bestätigung von außen gewinnen, dass es ist, was es zu sein vorgibt. Zu diesem Zweck muss sich der Körper entsprechend dem Bild, das uns das Ego vorgegeben hat, kleiden und entsprechend handeln, ja er muss sogar fühlen, was das Selbstbild von ihm verlangt. Der Erfolg hängt ganz davon ab, was das Ego von den Augen anderer abliest; jene anderen existieren für es einzig zu dem Zweck, seine Behauptung, es sei wirklich, zu bekräftigen. Es spielt dabei keine Rolle, ob das Ego diese Bekräftigung durch Schmeicheleien, Einschüchterung, Gewalt oder durch Unterwürfigkeit und Selbstaufgabe erzielt. Wenn die Bestätigung durch andere ausbleibt, so kann dies die Person, die in ein bestimmtes Selbstbild investiert hat, depressiv und/oder krank werden lassen. Das Ego kann uns sogar dazu verleiten, Selbstmord zu begehen, nach dem Motto: »Wenn das Leben nicht so läuft, wie ich es will, dann ist es nicht wert, gelebt zu werden.« Eine solche Schlussfolgerung des Ego ist das letzte Mittel, mit dem es seiner Kontrolle über den Menschen Nachdruck verleiht.

Langwierige und chronische Krankheiten werden von einem ganzen Programm fehlgeleiteter Ideen gesteuert, die vom Ego aufrechterhalten werden. Bei diesen Ideen kann es sich um Projektionen, falsche Zuschreibungen oder Giftpfeile handeln, mit denen wir uns selbst belegt haben oder die von anderen stammen. Im Allgemeinen belegen uns andere nicht bewusst mit solchen Gedanken, und auch wir sind uns in der Regel nicht bewusst, wenn wir uns damit schaden. Es geschieht einfach, weil wir uns des schädlichen Einflusses von fehlgeleiteten Ideen in einem Kosmos, der aus Bewusstsein besteht, nicht gewahr sind.

Damit falsche Gedankenformen in uns eindringen und uns krank machen können, muss es eine Öffnung in uns geben. Sie kann das Ergebnis von Selbstzweifeln oder Ängsten sein, die sich in unserer Kindheit in der Psyche eingenistet haben, oder sie können sogar aus der Zeit im Mutterleib stammen. Die entsprechenden falschen Gedankenformen sind von Ego-Emotionen begleitet, die eine energetische Verbindung mit den krankmachenden Gedanken eingehen, die von außen an uns herangetragen werden. Zu diesen Ego-Emotionen gehören: verletzter Stolz, Selbstmitleid, Rachegefühle, Ehrgeiz, Wollust, Rivalitätsgefühle, Sympathie, Verachtung, Hass, Eifersucht, Überlegenheits- und Unterlegenheitsgefühle sowie Gefühle der Selbstverdammnis.

Keimsätze des Ego

Auch wenn der Eindruck entstehen mag, die fehlgeleiteten Ideen und Glaubensvorstellungen, aus denen das Ego besteht, seien unendlich zahlreich, so beruhen sie doch auf einer begrenzten Anzahl von »Keimsätzen«, die entweder laut ausgesprochen werden oder stillschweigend impliziert sind. Wenn wir erst einmal mit diesen Keimsätzen vertraut sind, auf denen das ganze kollektive Ego beruht, dann können wir mit relativ wenigen Streichen die Bäume und Äste zu Fall bringen, die aus ihnen erwachsen sind.

Keimsätze lassen sich mit dem Installationsprogramm einer Computersoftware vergleichen: Sie installieren das Programm des kollektiven Ego in uns, indem sie uns glauben machen, wir seien für alle unsere Bedürfnisse vom kollektiven Ego abhängig.

Zu diesen Keimsätzen gehören folgende falsche Behauptungen:

- »Der Mensch ist mit grundlegenden Mängeln behaftet und somit nicht ganz.«
- »Der Mensch ist ungenügend ausgestattet, um im Leben voranzukommen.«
- »Der Einzelne ist für all seine Bedürfnisse auf die Menschen und Institutionen angewiesen, die ihn umgeben.« (Das impliziert die stillschweigende Unterstellung: Es gibt keine Hilfe vom Kosmos.)
- »Was wir sehen, ist alles, was es gibt.«
- »Was uns gesagt wird, ist alles, was wir zu wissen brauchen.«
- »Wir werden in eine feindselige Umwelt hineingeboren.«
- »Man kann nie wissen.«
- »Alles, was es zu erfinden gibt, ist bereits erfunden worden.«

Diese und andere Keimsätze belegen uns mit grundlegenden Selbstzweifeln und erzeugen existenzielle Ängste. Sie trennen uns von unseren angeborenen Fähigkeiten und von der Erkenntnis ab, dass der Kosmos die wahre Quelle aller Hilfe, aller Nahrung und allen Schutzes ist.

Die Idee, dass unsere Natur mangelhaft ist, erzeugt Löcher im Schutzsystem unseres Körpers, die uns für Krankheiten anfällig machen. Aus den genannten Keimsätzen sind zahlreiche fehlgeleitete Glaubensvorstellungen abgeleitet worden, die Ängste und Selbstzweifel zur Folge haben, wie zum Beispiel:

- Die Angst vor dem Tod
- Die Angst, ausgelöscht zu werden
- Der Zweifel daran, dass wir Hilfe oder Schutz oder überhaupt irgendetwas Gutes verdient haben
- Die Angst vor dem Unbekannten
- Die Angst, in einen bodenlosen Abgrund zu stürzen
- Die Angst, ohne Hilfe zu sein
- Die Angst vor dem Verlassenwerden
- Die Angst, unsere grundlegenden Bedürfnisse nicht befriedigt zu bekommen
- Die Angst vor Bestrafung
- Die Angst, schuldig zu sein oder beschämt zu werden
- Die Angst davor, keine Erfüllung im Leben zu finden

Diese Selbstzweifel und Ängste sind die Quelle ständiger unterschwelliger Ängstlichkeit in unserer Psyche – bis zu dem Tag, an dem wir die Keimsätze, die ihre Ursache sind, entfernt haben. Andauernde unterschwellige Ängstlichkeit ist häufig die Ursache für eine Erkrankung.

Andere gedankliche Ursachen für Krankheiten sind von der Vorstellung abgeleitet, die unsichtbare Seite des Kosmos sei eine feudale Ordnung mit einem Herrscher an der Spitze, dem wir Gehorsam schulden und der uns damit droht, unsere Sünden einem strengen Gericht zu unterziehen. Diese Drohung hält uns das ganze Leben lang in einem Zustand der Ängstlichkeit und Schuld, selbst für unsere unschuldigsten Gefühle (siehe auch Kapitel 9, *Die Ursprünge von Schuld*).

Die Ansicht, die Natur sei unser Feind – »die Wildnis da draußen«, vor der wir uns schützen müssen –, ist eine weitere Quelle schädlicher Ideen, die uns in Ängstlichkeit und Konflikten gefangen halten. Diese Sichtweise hat zu der Glaubensvorstellung geführt, die Natur sei vergeltungssüchtig und würde uns von Zeit zu Zeit mit schrecklichen Katastrophen wie Erdbeben, Überschwemmungen, Wirbelstürmen, Vulkanausbrüchen und Ähnlichem heimsuchen. Wenn wir die Natur als Feind betrachten, der bekämpft werden muss, dann vergessen wir, dass wir selber ein Teil der Natur sind. Wenn wir diese unharmonischen Ideen aufgeben, dann machen wir die Erfahrung, dass alle Kräfte in der Natur uns als Freunde entgegenkommen und dass die Kräfte des Kosmos eine ständige Quelle der Hilfe sind. Wenn wir uns von den Ideen verabschieden, die die positive Symbiose von Geist und Körper verhindern, dann sind wir in einer liebevollen Beziehung zu unserem Körper, und unser Verstand profitiert von der natürlichen Weisheit unseres Körpers (siehe auch hierzu Kapitel 9 bezüglich unserer Schuldgefühle gegenüber der Natur).

Es wird uns fälschlicherweise beigebracht, das Ego sei ein wichtiger Teil unserer Gesamtpersönlichkeit und habe auch seine guten Seiten. Wie jedoch bereits gezeigt wurde, ist das Ego ein Konstrukt, das nur ein einziges Ziel verfolgt: zu Lasten unserer Lebenskraft als wirklich anerkannt zu werden. Sowohl das I Ging als auch unsere persönliche Erfahrung im Umgang mit Krankheiten haben uns klar vor Augen geführt, dass das Ego ein Parasit in unserer Psyche ist, der ausschließlich destruktiv ist. Genau wie das kollektive Ego, dessen Produkt es ist, verdankt das individuelle Ego seine Existenz einem Sprachgebrauch, der den Kosmos und die Natur in falschen Worten beschreibt. Eine wichtige Erkenntnis im Zusammenhang mit der Selbstheilung ist diese: Jedes Mal, wenn wir einen der Keimsätze oder eines der Keimbilder deprogrammieren, aus denen das Ego besteht, wird seine Macht über uns und seine Fähigkeit, uns zu beherrschen, gemindert. Im selben Maße erweitern wir unser Bewusstsein und den Zugang zur Weisheit unseres Körpers.

Es ist nicht möglich, uns vom Ego und seinem Hofstaat dämonischer Elemente mit einem einzigen Schlag zu befreien, weil das Ego selber keine Einheit ist. Es ist vielmehr eine Ansammlung von Sätzen, Bildern und fehlgeleiteten Glaubensvorstellungen, die Leben angenommen haben, weil wir ihnen einen Wahrheitsgehalt zugebilligt haben. Wir nehmen das Ego auseinander, indem wir diese Sätze, Bilder und Glaubensvorstellungen mit kosmischer Hilfe enthüllen und deprogrammieren. Wenn wir uns von den dämonischen Elementen, die im Zuge unserer Konditionierung erzeugt worden sind, befreien, dann entziehen wir ihnen die Macht über uns. Im Zuge dieser Bemühungen werden gleichzeitig unsere symbiotischen Beziehungen zum Kosmos, zur Natur und innerhalb unserer eigenen Person wiederhergestellt (siehe Kapitel 21, *Deprogrammierungsmethoden*).

Kapitel 6: Die Rolle von widrigem Schicksal bei Krankheiten

Krankheiten und Verletzungen

Ein widriges Schicksal ist nie die Ursache einer Krankheit oder Verletzung. Widriges Schicksal ist die kosmische Grenze, die der menschlichen Freiheit gesetzt ist, um zu verhindern, dass der Mensch vollständig aus der kosmischen Ordnung herausfällt. Häufig haben wir gewisse Vorahnungen, wenn wir uns dieser Grenze nähern, denn unser inneres Wissen um diese Grenzen ist Teil unserer angeborenen Hardware.

In den Orakelsprüchen aller Hexagramme des I Ging wird entweder »Heil« oder »Unheil« vorausgesagt. Heil verweist auf die Folgen einer Haltung, die im Einklang mit unserer inneren Wahrheit ist. Dieses Heil kommt durch kosmische Hilfe zustande. Unheil ist die Folge davon, dass wir über einen längeren Zeitraum fehlgeleiteten Ideen oder Glaubensvorstellungen gefolgt sind. Das Unheil ist das widrige Schicksal, das wir erschaffen, wenn wir trotz innerer Warnungen auf einem solchen Weg nicht umkehren. Das widrige Schicksal ist keine persönliche Zurechtweisung, sondern die unausweichliche Folge, wenn wir die unsichtbaren kosmischen Grenzen missachten, die allem menschlichen Denken und Handeln gesetzt sind. Wir stoßen an diese Grenzen, wenn wir eine Haltung der Überheblichkeit pflegen und dadurch unseren kosmischen Schutz verlieren. Widriges Schicksal hat zum einen den Zweck, die Dauer des Kosmos als harmonisches System sicherzustellen, und zum anderen, uns zurück zur Demut zu bringen.

Widriges Schicksal hilft uns, zu unserer wahren Natur zurückzukehren. Wie geschieht das? Wenn sich ein widriges Schicksal als Krankheit oder Verletzung manifestiert, dann hält es den normalen Gang unseres Lebens an. Dieser Umstand gibt uns den nötigen Raum zu reflektieren, was geschehen ist – im Fall einer Krankheit gibt es uns die Gelegenheit, uns die krankmachenden Gedanken, die in unserer Psyche aktiv sind, bewusst zu machen, und uns davon zu befreien. Die Schwere einer solchen Krankheit oder Verletzung spiegelt den Grad der Hartnäckigkeit wider, mit der wir an einer fehlgeleiteten Idee festhalten. In der Regel handelt es sich dabei um Ideen, die entweder den Kosmos, die Natur oder unsere eigene Natur verleumden. Ein Beispiel hierfür sind die Glaubensvorstellungen, die zu den in Kapitel 1 erwähnten Knoten geführt hatten.

Viele Krankheiten und Verletzungen, die widrige Schicksale sind, haben ihre Ursache in Ideen, die gegen das kosmische Harmonieprinzip der Gleichwertigkeit aller Aspekte des Kosmos verstoßen. Dieses Prinzip wird zum Beispiel verletzt, wenn wir einen Teil unserer Natur über einen anderen erheben, oder wenn wir das Denken dem Fühlen überordnen oder glauben, dass ein Teil unserer Natur gut und ein anderer schlecht oder böse ist. Ebenso gehört in diesen Zusammenhang die irrige Idee, wir könnten unseren wahren Gefühlen nicht vertrauen. Die Gleichwertigkeit aller Aspekte wird auch verletzt, wenn wir ein Übergewicht auf gutes Aussehen, körperliche Stärke oder intellektuelle Fähigkeiten legen.

Ein widriges Schicksal in Form einer Krankheit oder Verletzung kann auch dadurch verursacht werden, dass wir meinen, wir hätten keine natürliche Verbindung zum Kosmos. Dieses widrige Schicksal hat die zusätzliche widrige Begleiterscheinung, dass es den Kosmos daran hindert, uns zu helfen, wieder gesund zu werden.

Kosmische Warnungen, die einem widrigen Schicksal vorausgehen

Bevor sich ein widriges Schicksal manifestiert, kann es sein, dass wir eine Reihe von leichten Warnungen in Form von kleinen Verletzungen erhalten. Diese wollen uns darauf aufmerksam machen, dass wir ein widriges Schicksal erzeugt haben, und uns Gelegenheit geben, unsere Haltung beziehungsweise unser Denken zu berichtigen. Es kann sich um scheinbar harmlose Verletzungen handeln – wir schneiden uns in den Finger, quetschen einen Finger in der Tür, stolpern über etwas oder stoßen uns den Kopf an. Die Warnungen beginnen klein und wachsen sich zu größeren, schwerwiegenderen Ereignissen aus, wenn wir ihnen keine Beachtung schenken. Schließlich hören die Warnungen auf, und das widrige Schicksal trifft uns als Schock.

Ganz gleich, wie weit ein widriges Schicksal bereits auf seiner Bahn fortgeschritten ist, es ist nie zu spät, sich zu besinnen und die Ursachen zu berichtigen. In dem Augenblick, da wir die fehlgeleitete Idee oder Glaubensvorstellung oder das Selbstbild identifzieren, die das widrige Schicksal verursacht haben, spüren wir bereits eine Erleichterung. Der nächste Schritt besteht dann darin, diese mit kosmischer Hilfe zu deprogrammieren. (Genaue Anleitungen dazu finden Sie in Kapitel 21.)

Krankheiten, die wie ein widriges Schicksal aussehen, aber keines sind

In diese Kategorie gehören Krankheiten, die durch eine falsche Zuschreibung oder einen Giftpfeil verursacht wurden, der von dritter Seite kam. Beispiele dafür sind falsche Gedankenformen der folgenden Art:

- Gedanken, die den Wunsch ausdrücken, jemand möge erkranken, oder jemandem etwas Schlechtes »an den Hals« wünschen
- Nachtragende Gedanken, wie: »Ich wünschte, sie würde an sich selbst erleben, was ich durchmache.« Oder. »Möge er zur Hölle fahren!« – »Möge Gott ihn für das bestrafen, was er mir angetan hat!« Oder: »Sie hat es nicht verdient zu leben.«
- Harmlos erscheinende Vergleiche wie: »Er ist genau wie sein Vater.« (Diese verallgemeinernde Gleichsetzung kann dazu führen, dass der Sohn die Krankheit seines Vaters bekommt.)

Alle krankmachenden Gedanken, die einem Dritten Schaden zufügen, erzeugen ein widriges Schicksal für ihren Absender.

Wenn der Giftpfeil nicht erkannt und entfernt wird, kann die Krankheit chronisch werden. Wenn wir also nach der Ursache einer chronischen Krankheit suchen, müssen wir nachfragen, ob sie in einem Giftpfeil liegt, der von einem anderen kam. Diese Krankheitsursache ist ausführlicher in Kapitel 14, *Krankheiten, die durch Einflüsse von außen verursacht sind, behandelt.*[13]

---

13 Das I Ging bezieht sich auf diesen Fall in Hexagramm 25, *Die Unschuld*, Platz 5 (Anthony/Moog, S. 338).

Eine chronische Krankheit wird nicht selten dadurch verlängert, dass wir angesichts ihres chronischen Charakters resignieren. Es kann sein, dass wir uns zusätzlich selbst mit falschen Zuschreibungen belegt haben, wie zum Beispiel: »Jeder muss sein Kreuz im Leben tragen« oder: »Ich muss mich damit abfinden, dass der Schmerz immer wieder kommt.« Solche Glaubensvorstellungen erzeugen ein widriges Schicksal in Fällen, die nicht als widriges Schicksal begonnen haben. Der Schock will uns aus unserer Resignation wachrütteln, da diese uns sonst in dem chronischen Krankheitszustand gefangen halten würde.

Das I Ging gibt uns zu verstehen: Wenn eine Krankheit durch eine falsche Zuschreibung oder einen Giftpfeil von einem anderen verursacht wurde, dann sind alle kosmischen Helfer im Einsatz, uns wieder gesund zu machen.

Kinderkrankheiten

Kinder erzeugen kein widriges Schicksal, bis sie das Alter von 15 Jahren erreicht haben, das heißt bis sie fähig sind, die Verantwortung für ihre Gedanken und ihr Handeln zu tragen.

Die Krankheit eines Kleinkindes kann ein widriges Schicksal für die Eltern sein, beispielsweise wenn ein Elternteil das Kind misshandelt hat oder fehlgeleitete Ideen über den Umgang mit dem Kind hat. So etwas kann unter den folgenden Umständen geschehen:

- Wenn die Eltern nicht erkennen, dass ein Kind ein Geschenk des Kosmos ist, und das Kind als Last betrachten
- Wenn ein Elternteil oder ein anderer Erwachsener meint, das Kind habe es verdient, als Strafe für schlechtes Benehmen krank zu werden
- Wenn Eltern sich wünschen, das Kind sollte ein anderes Geschlecht haben
- Wenn sich ein Elternteil zu stark mit dem Kind identifiziert, wird das Kind anfällig für Krankheit
- Wenn ein Elternteil zu stark auf das gute oder schlechte Aussehen des Kindes fixiert ist

Der Anlass der Krankheit und die Gefahr, die für das Kind damit verbunden ist, sind eine Gelegenheit für die Eltern, ihre falsche

Einstellung sowohl zu ihrem Kind wie auch zum Kosmos zu erkennen. Wenn sie es versäumen, ihre falsche Einstellung zu korrigieren, dann besteht die Gefahr, dass sie ihr kosmisches Geschenk verlieren.

Während dieser ganzen Zeit steht das Kind unter kosmischem Schutz. Um diese Tatsache voll würdigen zu können, müssen wir uns vor Augen halten, dass selbst der Tod für das Kind nicht das Gespenst ist, das es für die Eltern darstellt.

Die Gefahr dabei ist, dass die Eltern in dem Glauben gefangen sind, das Kind sei in Gottes oder in des Schicksals Händen, unabhängig von dem, was sie tun; oder die Krankheit und ihre Folgen seien das Werk Gottes oder des Schicksals. Wenn sie dies glauben, dann geben sie ihre Verantwortung für ihr Denken ab.

Wenn die Eltern hingegen Reue empfinden, so ziehen sie damit die kosmische Hilfe an; dies ist eine Gelegenheit zu erfahren, wie der Kosmos auf Wahrhaftigkeit antwortet, wenn Menschen ihr Bedürfnis nach kosmischer Hilfe anerkennen. Oft kommen uns während solcher Zeiten tiefster Besorgnis die fehlgeleiteten Ideen oder Glaubensvorstellungen ins Bewusstsein, die das Problem verursacht haben. Wenn wir sie erkennen und bereuen, werden wir von der kosmischen Schuld befreit, die wir durch den Glauben an sie eingegangen sind. Gleichzeitig bricht der Weise den Bann (die falschen Zuschreibungen), der die Krankheit verursacht hat.

Kapitel 7: Die grundlegenden kosmischen Harmonieprinzipien

Alle fehlgeleiteten Ideen und Glaubensvorstellungen, die Krankheiten verursachen, stehen im Widerspruch zu den kosmischen Harmonieprinzipien. Das I Ging lehrt uns, dass der Kosmos ein harmonisches System ist, das aus zwei sich komplementierenden Systemen von Harmonieprinzipien besteht: Das eine ist als die *physikalischen Gesetze* bekannt, das andere besteht aus den *kosmischen Harmonieprinzipien*. Beide Systeme zusammen genommen gewährleisten die Dauer und Harmonie des Kosmos als eines Ganzen. Angesichts dieser Prinzipien ist es klar, dass der Kosmos in seiner Ganzheit nicht existieren könnte, wenn er auf Konflikt, Opposition und Zerstörung als der »natürlichen« Ordnung der Dinge beruhen würde.[14]

Die physikalischen Gesetze bestimmen, was auf der physischen Ebene möglich oder nicht möglich ist; wenn wir diese Gesetze missachten, setzen wir unser Leben aufs Spiel. Das Gleiche gilt, wenn wir die kosmischen Harmonieprinzipien missachten. Sie definieren die korrekten Grenzen für das Verhalten aller Spezies, sowie die Grenzen für das *Denken* jener Spezies, die mit Denken begabt sind.[15] Was die physikalischen Gesetze angeht, erleiden wir ihre Folgen nur, wenn wir *äußerlich* gegen sie verstoßen. Was die kosmischen Harmonieprinzipien angeht, erleiden wir negative Folgen, wenn wir in Formen denken (das heißt Ideen und Glaubensvorstellungen hegen), die diesen Prinzipien widersprechen – ganz zu schweigen von Handlungen, die auf widrigen Gedankenformen beruhen. Wenn wir dies tun, dann wird ein kosmisches Harmonieprinzip in Gang gesetzt, um uns zur Harmonie zurückzubringen. Dies ist das Prinzip des widrigen Schicksals. Obwohl das I Ging häufig das Wort »Unheil« benutzt, wenn es auf ein widriges Schicksal hinweist, so geht es dabei doch nie um ein Unheil für das wahre Selbst des Betreffenden, weil alle kosmischen Kräfte, die in einem widrigen Schicksal aktiv sind, darauf gerichtet sind, eine falsche Zuschreibung zu brechen, unter der die wahre Natur des betreffenden Menschen leidet.

Um besser zu verstehen, wie und wodurch wir Menschen in Widerstreit mit dem Kosmos geraten, müssen wir die kosmischen Harmonieprinzipien kennen. In unserer Arbeit mit dem I Ging haben wir sieben grundlegende Harmonieprinzipien unterschieden, die am häufigsten durch krankmachende Gedanken verletzt werden.

---

14 Die »Zerstörung«, von der hier die Rede ist, ist nicht zu verwechseln mit den Transformationen, die Wachstum, Zerfall und Tod der organischen Formen bewirken. Zerstörung ist das Ergebnis des Gebrauchs von Macht.

15 Kosmisch betrachtet ist Denken eine Form des inneren Handelns.

1. Das kosmische Harmonieprinzip der Gleichwertigkeit aller Aspekte des Kosmos

Gleichwertigkeit herrscht, wenn wir die Würde und die einzigartige Funktion jedes Dinges, das Teil des kosmischen Ganzen ist, anerkennen.

Ideen, die darauf beruhen, dass irgendetwas im Kosmos hierarchisch geordnet oder in irgendeiner Weise überlegen oder unterlegen ist, verletzen dieses Prinzip.

2. Das kosmische Harmonieprinzip der Einzigartigkeit aller Aspekte des Kosmos

Zentral für unser Verständnis von Leben ist die Anerkennung der einzigartigen Funktion jedes Dinges – ganz gleich, wie ähnlich es einem anderen Ding zu sein scheint. Unsere Sprache ordnet alles in Kategorien ein als eine Art Kurzschrift, damit wir in der Mehrzahl von gleichartig Erscheinendem sprechen können. Dieses Kategorisieren kann uns jedoch für die Einzigartigkeit von allem, was existiert, blind machen und dadurch zu falschen Schlussfolgerungen führen.

Ideen, die auf der Annahme beruhen, dass wir die Dinge genau verstehen können, wenn wir sie in Kategorien oder Gruppen ordnen und dann miteinander vergleichen, verletzen dieses Prinzip.

3. Das kosmische Harmonieprinzip der Bescheidenheit

Bescheidenheit äußert sich darin, dass wir anerkennen, dass alles im Kosmos gleichwertig und einzigartig ist und dass es eine Würde besitzt, die unseren Respekt verlangt. Bescheidenheit äußert sich auch als Abwesenheit von Absichten, das heißt, dass wir aus unseren wahren Gefühlen heraus handeln und eher auf Umstände antworten, als selbst die Initiative zu ergreifen.

Das Prinzip der Bescheidenheit wird verletzt, wenn wir davon ausgehen, dass bestimmte Dinge anderen überlegen sind. Es wird verletzt, wenn wir versuchen, mehr oder weniger zu sein, als wir wirklich sind. (Letzteres geschieht, wenn wir unseren wahren Wert verleugnen.) Das Prinzip der Bescheidenheit wird immer dann verletzt, wenn wir die Grenzen, die dem menschlichen Denken und Handeln gesetzt sind, missachten. Wir verlieren unseren natürlichen kosmischen Schutz, wenn wir unsere Bescheidenheit verlieren.

4. Das kosmische Harmonieprinzip der Anziehung zwischen den komplementären Aspekten des Kosmos

Es ist die Kraft der Anziehung zwischen den komplementären Aspekten des Kosmos, die alle Teile des Kosmos auf harmonische Weise zusammenhält. Diese Anziehung geschieht im Bereich des Atoms. Die Abwesenheit dieser Anziehung ist fälschlicherweise als »Gegensatz«, »Opposition« oder »Konflikt/Widerstreit« beschrieben worden, während in Wirklichkeit die beschriebenen Dinge ganz einfach nicht komplementär zueinander sind.

Ideen, die auf der Annahme beruhen, die Natur oder der Kosmos beinhalte Gegensatzpaare, verletzen das genannte Prinzip. Da wir in einer falschen Wirklichkeit leben, deren Existenz darauf gegründet ist, dass sich das kollektive Ego in einer Position des Gegensatzes zum Kosmos etabliert hat und somit auf Konfliktkurs zum Kosmos ist, nehmen wir gemeinhin an, Konflikt und Gegensätze entsprächen »der Natur der Dinge«. Diese Annahme hindert uns daran zu verstehen, dass ein Denken, das Konflikte als natürlich hinstellt, Konflikte erzeugt (siehe Abbildung 3, Seite 27).

5. Das kosmische Harmonieprinzip der »gemeinsamen Annäherung« an die Evolution des Kosmos

Alle Mehrung des kosmischen Ganzen geschieht durch die Zusammenarbeit der unsichtbaren kosmischen Helfer mit allen Dingen, die Teil der Natur sind, einschließlich des Menschen. Eines der Ziele des kosmischen Plans ist der Allgemeinnutzen für alle Aspekte des Kosmos. Wenn wir Menschen Problemlösungen im Einklang mit dem Kosmos finden möchten, dann ziehen wir die Helfer an, die gebraucht werden, um diese Lösungen zu manifestieren.

Ideen, die auf der Annahme beruhen, dass wir Menschen ohne die Inspiration und Hilfe der unsichtbaren Welt irgendetwas von Wert erschaffen können, verletzen dieses Prinzip. Es wird auch verletzt, wenn wir dem Ego gestatten, das Erreichte als seine Leistung hinzustellen.

Gemeinsame Annäherung in Fragen der Gesundheit bedeutet, dass wir die kosmischen Helfer bitten, uns durch die Ärzte, Krankenschwestern, andere menschliche Helfer sowie durch die natürlichen Heilmittel zu helfen, und dass wir mit den Helfern unserer eigenen Natur zusammenarbeiten.

6. Das kosmische Harmonieprinzip der Relativität kosmischer Wahrheiten

Kosmische Wahrheiten sind immer auf die kosmischen Harmonieprinzipien *bezogen*. Das heißt, wir haben etwas nur dann richtig verstanden, wenn unsere Sicht auf diesen Prinzipien beruht. Es bedeutet auch, dass wir nicht nur den äußeren Anschein der Dinge sehen, sondern die innere Wahrheit berücksichtigen, die durch die Ereignisse und Umstände hindurch scheint. Letzteres tun wir, indem wir den Weisen bitten, uns auf Faktoren aufmerksam zu machen, durch die das Ego Einfluss auf die Angelegenheit hat. Daraufhin sagen wir ein inneres Nein zu diesen Faktoren. Die Wahrheit kann nicht erkannt werden, solange das Ego unerkannt bleibt.

In der Regel beurteilen wir Menschen die Dinge aufgrund ihres äußeren Anscheins, das heißt aufgrund von Kriterien, die wir sehen und messen können. Diese Sichtweise trägt den schädlichen Wirkungen nicht Rechnung, die falsche Gedankenformen auf die Dinge haben. Erst wenn wir verstehen, welche Wirkungen sie haben, können wir zu einem vollständigen Verständnis der inneren Wahrheit einer Angelegenheit gelangen.

Ideen, die auf der Beurteilung von Dingen in Begriffen einer absoluten und abstrakten Norm von »gut« oder »böse«, »richtig« oder »falsch« beruhen, verletzen das Prinzip der Relativität kosmischer Wahrheiten. Wenn wir zu einem korrekten Verständnis einer Angelegenheit gelangt sind, dann stellt sich ein harmonisches Gefühl ein.

7. Das kosmische Harmonieprinzip der Freude

Freude entsteht, wenn Dinge in ihrem Wesen erkannt und bei ihrem wahren Namen genannt werden, das heißt einem Namen, der ihr Wesen ausdrückt. Die Freude wird beiderseits empfunden – auf Seiten des beim Namen Genannten und auf Seiten der Person, die den korrekten Namen benutzt.

Wenn wir Dingen Namen geben, die ihre wahre Natur herabsetzen oder verteufeln, dann verletzten wir das Prinzip der Freude. Wir können jederzeit den Weisen bitten, uns dabei behilflich zu sein, den wahren Namen für etwas zu finden.

Wenn unsere Worte und Gedanken im Einklang mit diesem kosmischen Harmonieprinzip sind, dann fördern und nähren sie unsere Psyche und unseren Körper. Wenn wir nicht damit im Einklang sind, werden unsere natürlichen psychischen und körperlichen Fähigkeiten unterhöhlt und von der liebevollen Unterstützung durch den Kosmos ausgeschlossen.

Kapitel 8: Die helfenden Kräfte des Kosmos und unserer Natur

Wenn wir uns selbst im Einklang mit dem Kosmos heilen möchten, dann setzt dies voraus, dass wir die unsichtbaren Kräfte des Kosmos und der Natur, einschließlich unserer eigenen, um Hilfe bitten. In einer Reihe von Hexagrammen spricht das I Ging mehr oder minder direkt von diesen helfenden Kräften – das eine Mal als »Spezialisten auf ihrem Gebiet«, ein anderes Mal als »Freunde, die inmitten der größten Hemmnisse kommen« oder einfach als »Helfer«. Wir haben den Namen »Helfer« als durchgängige Bezeichnung übernommen.[16] Unsere Erfahrung hat gezeigt, dass sich das I Ging in seinem gesamten Text auf diese Helfer bezieht. Unter Helfern verstehen wir individualisierte Bewusstseine, die jeweils eine spezifische Funktion im Kosmos oder in der Natur ausüben. Das kosmische Harmonieprinzip der »gemeinsamen Annäherung« (siehe Kapitel 7) handelt davon, all unser Tun in Zusammenarbeit mit den Helfern anzugehen.

Die Helfer können in der Meditation oder in Träumen in menschlicher Gestalt auftreten, oder wir fühlen sie als helfende Gegenwart an unserer Seite, die uns etwas erklärt oder uns vor

---

16 Siehe Hexagramm 3, *Einen Neuanfang machen.* Im Spruch zum Urteil heißt es: »Fördernd ist es im Nicht-Handeln beharrlich zu sein, bis man Klarheit hat. Fördernd ist es, Helfer einzusetzen.« (Anthony/Moog, S. 133.)

Schaden bewahrt. Die Tatsache, dass sie sich gelegentlich in menschlicher Gestalt zeigen, hat oft dazu geführt, sie als übermenschliche Wesen zu interpretieren; doch der wirkliche Grund dafür ist, dass sie sich jeweils in der Gestalt zeigen, zu der wir am ehesten Zugang haben. In keinem Fall handelt es sich bei den Helfern um Menschen.

Eine Freundin, die mit unserer Arbeit vertraut ist, fragte einmal mit der DMR-Methode nach, ob die Helfer sich in einem digitalen Foto zeigen würden.[17] Die Antwort war Ja. Sie hatte vor und nach ihrer Frage ein Foto von einem Raum gemacht. Das erste Foto zeigte einen ganz normalen Raum, während das zweite viele runde Lichterscheinungen enthielt. Einige Zeit nach dieser Erfahrung brachte die Stute unserer Freundin ein Fohlen zur Welt. Zuerst lehnte die Mutter das Fohlen ab, was unsere Freundin besorgt machte. Dann fiel ihr ein, den »Geburtshelfer für Pferde« um Hilfe zu bitten. Binnen 15 Minuten hatte die Stute ihr Fohlen angenommen. Zu diesem Zeitpunkt wurde das hier gezeigte Foto gemacht, in dem der Helfer in Gestalt von zahlreichen runden Lichtern zu sehen ist (siehe Pfeile). Der Weise erläuterte uns auf unsere Rückfrage hin, dass alle Lichterscheinungen zu demselben Helfer gehören.

Obwohl die Helfer ihre Aufgaben für uns unsichtbar ausführen, sind sie bereit, sich zu zeigen, wenn wir bescheiden und offen sind, das heißt keine festgelegte Vorstellung davon haben, was sie sind. Unter keinen Umständen zeigen sie sich, wenn es uns an Bescheidenheit mangelt, das heißt wenn wir verlangen, dass sie sich zeigen sollen, oder wenn wir sie für irgendwelche Zwecke benutzen wollen, die ihre Würde kompromittieren würde.

Der Weise

Der Weise ist der erste unter den kosmischen Helfern, dem wir begegnen. Er ist der Helfer, der uns direkt mit dem kosmischen Bewusstsein verbindet. Am ehesten können wir ihn mit dem inneren Lehrer vergleichen, den die alten Römer mit dem Namen *genius*

---

17 DMR-Methode steht für die bereits mehrfach angesprochene Drei-Münz-Rückfrage-Methode. Diese ist in Kapitel 19 beschrieben.

bezeichneten, und von dem man annahm, dass er jedem Menschen bei seiner Geburt beigeordnet wird. Tatsächlich trifft es zu, dass jedem Menschen bei seiner Geburt ein Weiser zubestimmt wird. Dieser hilft uns in allen Dingen, wenn wir bescheiden und wahrhaftig sind. Außerdem versammelt er dann auch jeweils die Helfer, die wir für unsere Aufgaben benötigen.

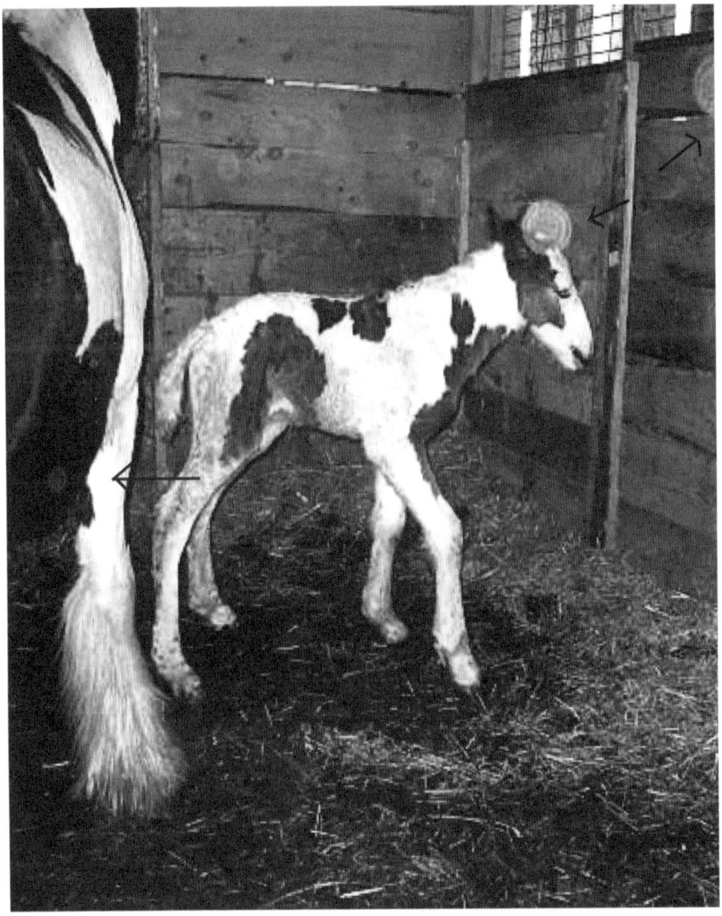

Der Weise fungiert auch als unser kosmischer Lehrer, und zwar auf zweierlei Art: zum einen, indem er uns direkt durch Geistesblitze und Einsichten, die wir durch Träume oder Meditationen gewinnen, mit dem kosmischen Bewusstsein verbindet; zum anderen, indem er das gefühlte Wissen unserer inneren Wahrheit in Worte und Gedanken übersetzt.

Wenn wir beim Gebrauch der DMR-Methode drei Münzen werfen, dann antwortet uns der Weise durch den Fall der Münzen. Er hilft uns sogar dabei, die treffenden Fragen zu formulieren, wenn wir ihn darum bitten. Wenn wir beim Befragen des I Ging die Münzen werfen, dann ist es ebenfalls der Weise, der uns das Hexagramm gibt, das die Antwort enthält.

Außerdem dient uns der Weise als Führer, wenn wir die innere Wahrheit einer Angelegenheit ergründen wollen, beispielsweise wenn es darum geht, die Ursache für eine leichte Beschwerde oder Krankheit herauszufinden. Dabei werden die verursachenden Gedanken, die vom Ego in uns selbst oder in anderen kommen, ans Licht gebracht. Da sich das Ego im Widerspruch zum kosmischen Harmonieprinzip befindet, kann es sich auch nicht unter Berufung auf das »Recht zur Privatsphäre« verbergen, wenn ein Mensch uns negative Gedanken schickt. Der Weise ist immer bereit, uns dabei zu helfen, Dinge zu verstehen, wenn wir unseren Geist für seine Antworten empfänglich machen.

Der Weise macht uns auch auf Gelegenheiten aufmerksam, die für uns gewinnbringend sind, und er warnt uns, wenn wir Gefahr laufen, ein widriges Schicksal zu erschaffen. Solche Warnungen können durch Träume oder Ereignisse kommen, die uns aufzuwecken vermögen.

Was das Thema Krankheit angeht, so kennt der Weise die Namen der Helfer, die wir für unsere Heilung brauchen. Wir brauchen ihn nur darum zu bitten, diese Helfer für uns zu aktivieren.

Andere kosmische Helfer

Der Weise hat uns gelehrt, dass es nicht nur einen kosmischen Helfer für jedes Bedürfnis gibt, sondern dass neue Helfer für jedes neu auftretende Bedürfnis geschaffen werden. Unbegrenzt in ihrer Zahl helfen sie jedem Aspekt des Seins. Das Ego (und die von ihm erschaffene Parallelwirklichkeit) ist kein Aspekt des Seins, sondern stellt eine Grenzüberschreitung des menschlichen Verstandes dar, die vom Kosmos nicht anerkannt wird.

Einige kosmische Helfer sind in bestimmten Hexagrammen des I Ging beschrieben. Darunter findet sich der Helfer der Transformation, der in zwei komplementären Hexagrammen erwähnt wird. Dieser Helfer wird gebraucht, um jeden Heilungsprozess durch Transformation zur Vollendung zu bringen. Außerdem möchten wir den Helfer der Auflösung und den Helfer der Befreiung erwähnen.[18]

Der Helfer der Transformation ist an zahlreichen Funktionen beteiligt, die unser Wachstum, unsere Gesundheit und unsere Heilung von Krankheiten betreffen. Dieser Helfer hat zum Beispiel auch die Aufgabe, die Transformationen geschehen zu machen, die zur täglichen Erneuerung unserer Körperzellen notwendig sind. Ferner ist er unser Partner, wenn es darum geht, unsere Bemühungen um Selbstberichtigung zu vollenden.

Die Hexagramme 64, *Vor der Vollendung*, und 63, *Nach der Vollendung*, geben uns einen optischen Eindruck davon, was es heißt, wenn wir von Transformation sprechen. »Vor der Vollendung« steht für alle Bemühungen, die wir unsererseits unternommen haben, um eine Unternehmung erfolgreich zu machen. Die Wandlungslinien spiegeln diese Bemühungen wider und können in gewisser Hinsicht als in einer Aufwärtsbewegung begriffen betrachtet werden – wie Gondeln an einem Riesenrad. Doch bedarf es eines letzten Anstoßes, um die oberste Gondel (Platz 6) zu bewegen, damit sie den untersten Platz im nächsten Hexagramm einnimmt, wo alle Linien ihren Ruheplatz gefunden haben. Diesen letzten Anstoß zu geben, ist die Funktion des Helfers der Vollendung, der auch den Namen Helfer der Transformation trägt.

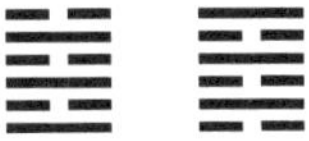

18 Siehe Anthony/Moog. Der Helfer der Transformation ist in den Hexagrammen 64, *Vor der Vollendung*, und 63, *Nach der Vollendung*, beschrieben (S. 711 beziehungsweise 701), der Helfer der Auflösung in Hexagramm 59, *Die Auflösung* (S. 664), und der Helfer der Befreiung in Hexagramm 40, *Die Befreiung* (S. 474).

Wir alle kennen Transformationen aus eigener Erfahrung. Sie geschehen zum Beispiel, wenn wir unser Bestes getan haben, um eine Aufgabe zu erfüllen, uns aber bewusst sind, dass wir allein nicht in der Lage sind, sie zu vollenden. In diesem Augenblick der Demut kommt Hilfe von unerwarteter Seite und häufig in einer Form, in der wir sie nie erwartet hätten. Diese Hilfe bringt die Angelegenheit zur Vollendung, und zwar in der bestmöglichen Art und Weise. Es wird dann oft von einem »Wunder« gesprochen, doch hat uns der Weise gelehrt, dass es sich schlicht und einfach um die alltägliche Art handelt, wie der Helfer der Transformation die Dinge vollendet.

Andere Helfer können vonnöten sein, um uns von ganz bestimmten Arten von Ego-Elementen zu befreien; so zum Beispiel der Helfer der Auflösung, der dafür zuständig ist, rigide Strukturen in unserer Psyche oder in unserem Körper aufzulösen. Darunter fallen Arterienverkalkungen sowie Gallen-, Nieren- oder Blasensteine.

Der Helfer der Befreiung wird gebraucht, um unsere Psyche von Schuldgefühlen zu befreien; ferner von Ego-Emotionen wie Rachsucht, Hass, Trotz, Neid und Eifersucht. Er ist auch der Helfer, den wir benötigen, um unsere Psyche von Kobolden, Dämonen und Drachen frei zu machen. Außerdem kann uns dieser Helfer von alten Denkgewohnheiten befreien.

Dies sind nur einige Beispiele für Helfer, die der Weise ohne unser Wissen für uns aktiviert.

Die Helfer der Natur

Wir kennen die Helfer der Natur am ehesten in der Form, in der sie uns Menschen gut tun, zum Beispiel als Pflanzen, die unserer Ernährung dienen, als Bäume beziehungsweise Wälder, die den Sauerstoff/Kohlendioxyd-Haushalt in der Atmosphäre im Gleichgewicht halten, und als Pflanzenheilmittel. Wieder andere Helfer der Natur sind die Bewusstseine von Mineralien, Vitaminen, Heilerde, Wasser und ähnlichen Ressourcen. Solche natürlichen Heilmittel können oft erfolgreich eingesetzt werden, um den durch das Deprogrammieren von krankmachenden Gedanken angestoßenen Heilungsprozess zu unterstützen.

Vielen von uns ist nicht bewusst, dass wir auch bestimmte Helfer der Natur darum bitten können, Bäume, Pflanzen und Tiere zu heilen. Wir können sie auch bitten, Gebiete der Erde zu heilen, die durch menschliches Tun verletzt wurden. Dies sind nur einige der Bereiche, in denen sie helfen können.

Wenn wir das Gefühl haben, im Einklang mit den Pflanzen, der Erde, der Luft und dem Wasser zu sein, dann bedeutet dies auch, dass wir die Heilenergien der jeweiligen Art ihres Bewusstseins empfangen.

Die Helfer unserer eigenen Natur

Zu den Helfern unserer eigenen Natur gehören alle helfenden und zusammenwirkenden Funktionen unseres Körpers und unserer Psyche. Sie schließen die Helfer der verschiedenen psychischen Systeme, Organe, Körpersysteme, Körperteile, Hormone, Körperflüssigkeiten und unsere Selbstheilungskräfte ein.

Warum sprechen wir von »Helfern« anstatt uns der technischen, mechanischen oder chemischen Bezeichnungen zu bedienen, die die Wissenschaft unseren verschiedenen Körperfunktionen gegeben hat? Der Grund dafür ist, dass alle diese technischen Bezeichnungen auf der falschen Sicht beruhen, der Körper sei ein »Fahrzeug« oder »Mechanismus«, dessen sich der Geist bedient. Das Blut, das durch unsere Venen fließt, ist jedoch mehr als eine Ansammlung von »Plasma, Nährstoffen und Abfallprodukten«, und das Herz ist weit mehr als eine »Pumpe«. Sie alle, und selbst die Bakterien in unserem Darm, die wesentlich für den Verdauungsprozess sind, sind Helfer. Wenn wir sie als lebendige Organismen anerkennen, von denen jedes ein Fühlbewusstsein besitzt, dann respektieren wir ihren wahren Platz in unserem Körper. Indem wir sie als Helfer bezeichnen, geben wir unserer Dankbarkeit für ihren einzigartigen Beitrag zu unserem Leben Ausdruck. Ihre harmonische Zusammenarbeit lässt sich mit einer Symphonie vergleichen: Wenn wir den jeweiligen Part anerkennen, den jeder Helfer in dieser Symphonie spielt, empfinden wir Freude an unserer Ganzheit. Ebenso bringt es jedem Teil unseres Körpers Freude, wenn wir seine Funktion erkennen und wertschätzen. Keine Funktion ist unbedeutend. Die Achtung, die wir jedem unserer körperlichen Besitztümer zollen, ist die wahre Bedeutung von Selbstachtung.

Wenn alle Teile unserer Natur im Einklang miteinander sind, dann werden wir automatisch von den kosmischen Helfern getragen und unterstützt, die die Helfer unserer eigenen Natur ergänzen. Wenn sich jedoch ein Teil unserer selbst durch den Einfluss des Ego von anderen Teilen abgetrennt hat, dann erhält dieser Teil nicht mehr automatisch die Hilfe der kosmischen Helfer. Der Weise und die Helfer ziehen sich zurück, und wir sind uns selbst überlassen. Eine Krankheit ist ein Zeichen dafür, dass wir uns mehr oder weniger in einem solchen Zustand der inneren Trennung befinden.

Um die Helfer unserer eigenen Natur zu aktivieren, ist es notwendig, sie bewusst anzuerkennen und zu achten.

Wie gestalten wir am besten unsere Beziehung zu den Helfern?

Obwohl die kosmischen Helfer uns nach Kräften helfen möchten, sind sie außerstande dies zu tun, solange wir vom Ego mit seinem Misstrauen, Anspruchsdenken oder anderen überheblichen Haltungen beherrscht sind. Die Helfer können uns auch nicht helfen, wenn wir glauben, dass es sie nicht gibt. Um unsere natürliche Beziehung zu ihnen wiederherzustellen, müssen wir zuerst einmal die Ursachen verstehen, die zum Verlust dieser Beziehung geführt haben, und die entsprechenden Sätze und Bilder deprogrammieren. Wir können nicht einfach davon ausgehen, dass es genügt, sie um Hilfe zu bitten. Zuerst müssen sie aus den Fesseln befreit werden, in die wir sie geschlagen haben.

Ferner geht es darum, unsere Achtung für die Helfer wiederherzustellen. Die Helfer sind individualisierte Aspekte des Kosmos und haben ihre eigene Würde und Selbstachtung. Da sie den kosmischen Harmonieprinzipien verbunden sind, können sie keinerlei Ziele oder Unternehmungen fördern, die dem Ego nutzen würden.

In Hexagramm 41, *Das Mindern*, heißt es über unsere Beziehung zu den Helfern: »Minderung verbunden mit Wahrhaftigkeit wirkt Erfolg. Zwei kleine Schüsselchen mag man zum Opfer benutzen.«[19]

---

19 Ebenda, S. 485.

Das Mindern bezieht sich hier auf alle Ego-Aspekte, die in der gegenwärtigen Situation aktiv sind, und verlangt von uns konkret, dass wir sie *vorübergehend auf die Seite stellen*. Beispiele für solche Ego-Aspekte sind:

- Unsere menschenzentrierte Sicht
- Unsere anmaßende Haltung, wir wüssten bereits, was korrekt und unkorrekt ist
- Jeglicher Wunsch, die Helfer für egoistische Ziele einzuspannen
- Widerstände seitens des Ego gegen Maßnahmen, die seine Ziele, Pakte, Bündnisse und Glaubensvorstellungen stören

Solche Widerstände zeigen sich zum Beispiel darin, dass das Ego einzig den Wunsch hat, von Schmerzen und unangenehmen Gefühlen befreit zu werden, anstatt dass wir uns von deren Ursachen befreien, die im Ego selber liegen. Stattdessen würde das Ego sagen: »Lass uns das wirkliche Problem angehen: das Furunkel im Nacken, die Gürtelrose oder die Höhe des Blutzuckergehalts.«

Die Erwähnung des Wortes »Wahrhaftigkeit« im Orakelspruch bezieht sich auf die Notwendigkeit einer bewussten Zustimmung des Verstandes – wir brauchen einen offenen und empfänglichen Geist. Es geht nicht darum zu *versuchen*, offen und empfänglich zu sein, sondern wir müssen aktiv unseren Unglauben auf die Seite stellen. Der Weise verlangt nicht von uns, dass wir an die Helfer glauben, sondern lädt uns dazu ein, ihre Hilfe zu erfahren, indem wir unseren Geist genügend weit öffnen und um ihre Hilfe bitten. Dies ermöglicht es den Helfern, vorübergehend etwaige Misstrauenshemmnisse zu umgehen, bis wir genügend Erfahrungen gesammelt haben, um dem Prozess zu vertrauen.

Was ist mit »zwei kleinen Schüsselchen zum Opfer« gemeint? Opfern heißt im I Ging immer, Aspekte des Ego aufzugeben. Was wir im ersten Schüsselchen opfern müssen, sind die Vorurteile, mit denen wir die Helfer belegt haben. Im zweiten Schüsselchen ist der Stolz zu opfern, der uns davon abhält, den Kosmos um Hilfe zu bitten; dieser Stolz verursacht auch Widerstände dagegen, uns von den Helfern abhängig zu machen, weil uns fälschlicherweise beigebracht worden ist, Abhängigkeit mit Schwäche zu assoziieren.

Während das Ego unsere Abhängigkeit von Helfern mit Verachtung straft, bringt es jede Menge Gründe dafür vor, warum wir von den Einrichtungen des kollektiven Ego für »wirkliche Hilfe« abhängig sind. Keines der erwähnten Opfer verlangt von uns, dass wir unser wahres Selbst mindern; nur das Ego muss gemindert werden.

Betrachten wir weitere mögliche Einwände des Ego gegen unsere bewusste Zustimmung, den Helfern auf halbem Weg entgegenzukommen. Das Ego mag sagen:

- »Das Deprogrammieren von fehlgeleiteten Ideen und Glaubensvorstellungen ist lästig und zu kompliziert.«
- »Es gibt keine Helfer unserer Natur, oder: Falls es sie gibt, können wir ihre Hilfe nur durch Gehorsam, Rituale oder asketische Praktiken gewinnen.«
- »Man braucht Spezialisten, die sich mit den Helfern auskennen und sie dazu bringen können, uns zu helfen.«

Alle diese Einwände laufen darauf hinaus, eine Kluft zwischen uns und den Helfern zu erzeugen und uns davon abzuhalten zu entdecken, dass sie Teil unserer Natur sind und dass es ihrem Wesen entspricht, hilfreich und liebevoll zu sein.

Unsere Beziehung zu den Helfern erfordert Feingefühl und Achtung, andernfalls schränken wir sie in ihrer Fähigkeit ein, uns zu helfen. So bezeugt es zum Beispiel einen Mangel an Feingefühl, wenn wir sie bitten, Dinge zu tun, die aus kosmischer Sicht unkorrekt sind: Wenn wir krank geworden sind, weil uns das Ego den Lebenswillen geraubt hat (weil es seine Ziele nicht erreicht hat), dann können wir nicht erwarten, dass die Helfer uns gesund machen, damit wir diese Egoziele doch noch erreichen können. Um gesund zu werden, müssen wir in diesem Fall die Ziele des Ego deprogrammieren.

Es ist wichtig, die Helfer mindestens einen Tag vorher um Hilfe zu bitten, bevor wir uns einer medizinischen Maßnahme unterziehen. So können wir zum Beispiel den Weisen und den kosmischen Arzt oder kosmischen Chirurgen, kosmischen Zahnarzt und so weiter bitten, durch den menschlichen Arzt oder Chirurgen zu helfen. Wir können auch den kosmischen Schutzhelfer bitten, uns vor den Nebenwirkungen einer Arznei zu schützen oder uns im Allgemeinen Schutz zu geben.

Fehlgeleitete Glaubensvorstellungen, die die Helfer blockieren
Bestimmte Haltungen und Ansichten schließen entweder die Existenz von Helfern aus oder blockieren ihre Fähigkeit zu helfen. Ein Beispiel ist der Glaube, »die Zeit« würde etwas heilen. Heilung geschieht durch Helfer, nicht durch Zeit. Ein anderes Beispiel ist die Ansicht, Heilung sei lediglich durch äußere Faktoren möglich, wie zum Beispiel die Bemühungen von Ärzten, durch Medizin oder Technologie.

Andere Blockierungen werden durch falsche Bilder, die wir von den Helfern haben, verursacht, die ihre Fähigkeiten beschränken. Diese Einsicht kam uns eines Tages, als wir von Erfahrungen anderer hörten, die weit über das hinausgingen, was wir für möglich gehalten hätten. So hatten wir beispielsweise die Vorstellung, es gebe Tausende von Helfern, doch der Weise machte uns darauf aufmerksam, dass ihre Zahl unbegrenzt ist. Als Nächstes wurden wir gewahr, dass wir eine Vorstellung davon hatten, wie lange die Helfer brauchen, um Dinge zu tun, bis wir lernten, dass die Helfer nicht den gleichen zeitlichen Beschränkungen unterliegen, die für uns Menschen gelten. Geringfügige Beschwerden wie Kopfschmerzen oder ein akut auftretender scharfer Schmerz kann innerhalb von Minuten geheilt werden. Unsere Vorstellung, dass jemand, der weit entfernt lebt, nicht durch unsere Deprogrammierungsbemühungen geheilt werden könne, beschränkt die Fähigkeiten der Helfer ebenfalls.

Damit wird klar, dass die Fähigkeit der Helfer, uns wirksam in unserem Leben helfen zu können, davon abhängt, inwieweit wir die Hindernisse beseitigen, die wir ihnen in den Weg gestellt haben. Dies erfordert, alle einschränkenden Bilder, die wir von den Helfern haben, zu deprogrammieren (siehe Kapitel 21). Wenn wir dies tun, ist es hilfreich, den Weisen zu bitten, uns korrekte Bilder von den Helfern zu geben. Es folgt hier eine Liste von Sätzen und Bildern aus unserer eigenen Erfahrung, die ein kosmisch korrektes Bild von den Helfern zeichnen:

- Die Helfer erzielen ihre Ergebnisse ohne Anstrengung oder Widerstand durch Transformationen im atomaren Bereich. Sie üben weder Macht noch Zwang aus.
- Die Helfer können sichtbar oder unsichtbar sein. Sie können sich in den verschiedensten Formen zeigen, sind aber auf keine Form beschränkt.
- Die Helfer sind fühlende Bewusstseine, die nur Gutes tun. Sie sind keine bösen Zwerge oder Geister. Wenn wir sie in unseren Träumen oder in der Meditation in einer dieser Gestalten sehen, dann bedeutet das, dass wir sie verteufelt haben.
- Da die Helfer keine körperliche Form haben, unterliegt ihr Tun auch nicht den physikalischen Gesetzen.
- Die Helfer enthalten sich strikt jeder Beziehung zum Ego und seinem Parteilichkeitsdenken. In einem Konflikt schlagen sie sich nie auf die eine oder andere Seite.
- Die Helfer unterstützen uns nie bei der Ausführung einer Tat, die die kosmischen Harmonieprinzipien verletzt.
- Der Kosmos setzt dem menschlichen Gebrauch von Macht Grenzen durch die Helfer des widrigen Schicksals. Diese Helfer benutzen widriges Schicksal, um uns darauf aufmerksam zu machen, dass das Ego einen blinden Fleck in unserer Wahrnehmung erzeugt hat. Sie erwidern Macht nie durch den Gebrauch von Gegenmacht.
- Die Helfer können uns nicht nur mit Hilfe von inneren oder unsichtbaren Dingen unterstützen. Obwohl sie ihre Tätigkeit auf der inneren Ebene verrichten, bestimmen sie, wie sich die Dinge im Außen manifestieren.
- Wenn wir um unsere Abhängigkeit von den Helfern und die Möglichkeit, sie um Hilfe zu bitten, wissen, sind wir nie hilflos.
- Die Helfer haben die vollständige Fähigkeit, unsere Ganzheit wiederherzustellen, wenn wir sie nicht durch falsche Bilder, die wir von ihnen haben, beschränken.
- Die Helfer antworten auf unsere natürliche Bescheidenheit mit einer Fülle von Hilfe, damit wir uns unbeschränkt am Leben erfreuen können. Sie verlangen nicht von uns, dass wir asketisch leben, grenzenlose Geduld haben oder uns mit wenig zufrieden geben.

- Was die Helfer angeht, so müssen wir Raum für Unerwartetes lassen; was sie vermögen und wie sie es tun, liegt außerhalb unseres Denk- und Vorstellungsvermögens.
- Wir müssen die Ergebnisse unserer Arbeit an uns selbst und an unseren Umständen völlig den Helfern überlassen. Wenn wir uns keine Vorstellungen von ihrem Ausgang machen, dann kommt das Resultat in der Regel in einer Form, die alles übertrifft, was wir uns hätten erdenken können.
- Die Helfer können nichts tun, was sich außerhalb der kosmischen Harmonieprinzipien bewegt. Es ist nicht recht zu denken, wir könnten sie um Dinge bitten, die aus kosmischer Sicht unkorrekt sind.

Wir blockieren die Helfer durch Zweifel

Zweifel daran, dass die Helfer existieren, sind Giftpfeile, die sie lähmen. Solche Zweifel kommen vom Ego und äußern sich in Sätzen wie: »Man kann nie etwas vertrauen, solange es nicht bewiesen ist.« Ein solcher Satz leugnet die Gültigkeit unserer Erfahrung, wenn wir zum Beispiel eine Heilungserfahrung gemacht haben, die wissenschaftlich nicht zu erklären ist. Derartige Zweifel kommen von einem bestimmten dämonischen Element, das wir den »Zweifler« genannt haben. Wenn der Zweifler aktiv ist, dann folgt ein Zweifel dem anderen – es wird alles infrage gestellt, was wir nicht mit unseren äußeren Augen sehen können. Diese Aktivität des Ego wurzelt in dem fehlgeleiteten Glauben, dass »wir nur glauben können, was wir mit eigenen Augen sehen können.« Der Zweifler streut auch Zweifel, indem er Sätze vorbringt, die mit dem Wort »vielleicht« beginnen, wenn wir beginnen, uns von einer Krankheit zu erholen. (Eine vollständigere Beschreibung des Zweiflers befindet sich in Anhang 2.)

Aktivitäten, vor denen sich die Helfer zurückziehen

Die oben stehenden Beschreibungen von der Art und Weise, wie die Helfer funktionieren, geben bereits Hinweise darauf, was sie tun können und wo sie sich verweigern müssen. Im Folgenden geben wir Ihnen einige Beispiele für Gedanken und Haltungen, vor denen sich die Helfer zurückziehen. Wenn wir die entsprechenden

Gedanken und Haltungen herausfinden und deprogrammieren, werden die Helfer befreit zurückkehren.

- wenn wir Dinge aus falschen Motiven heraus tun, wie zum Beispiel um Anerkennung zu gewinnen (einschließlich Anerkennung vom Weisen)
- wenn wir versuchen, Dinge im Kopf zu lösen, anstatt um Hilfe zu bitten
- wenn wir der Ansicht sind, dass »sich bemühen« gleichbedeutend mit »harter Arbeit« ist
- wenn wir dem Motto anhängen: »Was nicht hart ist, ist nichts wert.«
- wenn wir glauben, dass »beharrlich sein« gleichbedeutend ist mit »unsere Arbeit mit dem Weisen fortsetzen«, selbst wenn wir eine feindselige Gesinnung dem Weisen gegenüber haben
- wenn wir denken, wir müssten den Helfern schmeicheln, um ihre Hilfe zu gewinnen
- wenn wir dem Weisen gegenüber das Gelübde ablegen, ihm stets zu dienen und treu zu sein
- wenn wir uns für Fehler, die wir begangen haben, selbst beschuldigen

Was den letzten Punkt angeht, so ist es zwar richtig, anzuerkennen, dass wir einen Fehler gemacht haben, doch ist es unkorrekt, uns dafür zu beschuldigen. Es genügt, unseren Fehler zu bedauern und dadurch zu berichtigen, dass wir herausfinden, welcher Ego-Aspekt ihn verursacht hat, und diesen dann zu deprogrammieren. Selbstbeschuldigungen hingegen sind der sicherste Weg, uns an unsere Fehler zu ketten. Das Ego nutzt Selbstbeschuldigungen als eine Energiequelle, um die Kontrolle über uns zu behalten.

Wie wir die Helfer engagieren können

Das I Ging zeigt uns, dass der kosmische Weg der »einfache Weg« ist. Dieser Weg ist einfach und leicht, weil er völlig im Einklang mit unserer wahren Natur ist. Unsere Natur funktioniert als ein fühlendes Bewusstsein, ohne die Notwendigkeit des Denkens. Wenn die verschiedenen Helfer unserer eigenen Natur nicht durch fehlgeleitete Ideen oder Glaubensvorstellungen behindert sind, dann ziehen sie automatisch die kosmischen Helfer an, die sie ergänzen. Wenn wir also im Einklang mit unserer wahren Natur sind, dann erhalten wir automatisch alle Hilfe vom Kosmos, die wir brauchen. Was die Dinge kompliziert macht, ist das Ego.

Es stimmt zwar, dass ein gewisses Maß an Bemühung erforderlich ist, um uns wieder in Einklang mit unserer wahren Natur zu bringen, doch wird uns dabei immer von den unsichtbaren Helfern geholfen. Diese Bemühungen erfordern sehr viel weniger als herkömmliche medizinische Behandlungen. So engagieren wir zum Beispiel die Helfer, wenn wir sie um Hilfe gebeten haben, die Angelegenheit dann dem Kosmos übergeben und

- wenn wir anerkennen, dass wir selbst nicht das zu tun vermögen, wozu die Helfer in der Lage sind
- wenn wir unser Misstrauen gegenüber den Helfern an den Kosmos abgeben
- wenn wir alle Versuche des Ego, unsere inneren Bemühungen durch Beurteilungen, Zweifel, Beschwerden, Kritiken und Ego-Emotionen wie Ungeduld und Frustration zu stören, zurückweisen.

Wenn wir es versäumen, Einmischungen durch das Ego zurückzuweisen, dann tun wir uns mit unserer Aufgabe schwer. Das führt dann oft zu Frustration und Wut, die wir leider allzu häufig gegen den Weisen und die Helfer richten, anstatt das Ego als ihre Quelle zu erkennen. Wir weisen Ego-Emotionen und Einwände des Ego zurück, indem wir ein dreifaches Nein zu ihnen sagen.

Kapitel 9: Die Ursprünge von Schuld

Schuldgefühle haben einen nicht zu unterschätzenden zerstörerischen Einfluss auf unsere Gesundheit. Es ist daher unumgänglich, dass wir ihre Ursprünge erkennen und verstehen, was Schuldgefühle mit unserem Körper und unserer Psyche anstellen.

Schuldgefühle vermindern nicht nur unsere Selbstheilungskräfte in beträchtlichem Maße, ihre unterdrückende Wirkung auf den Willen unserer einzelnen Körperzellen macht uns auch für Krankheiten anfällig. Viele Krankheiten können nicht vollständig geheilt werden, solange Schuldgefühle in der Psyche aktiv sind.

Der Weise hat uns gezeigt, dass diese Schuldgefühle eine Erfindung des kollektiven Ego (das heißt letztlich des feudalen Denkens) sind, um Menschen zu kontrollieren. Der Schuldbegriff des kollektiven Ego entbehrt jeder kosmischen Grundlage. Im Unterschied zu diesem Schuldbegriff gibt es sehr wohl Schuld im kosmischen Sinne. Letztere entsteht, wenn wir gegen unsere wahre Natur verstoßen; sie wird jedoch gelöscht, sobald wir darüber Reue empfinden und die fehlgeleitete Idee oder Glaubensvorstellung deprogrammieren, die uns zu dem Verstoß veranlasst hat. Ganz anders der Schuldbegriff des kollektiven Ego: Darin ist Schuld als ein unauslöschlicher Fleck definiert, mit dem unsere Natur behaftet ist – eine Tatsache, die für unsere Psyche unerträglich ist. Der Weise hat uns gezeigt, wie dieser Schuldbegriff in die Welt gekommen ist und wie er unsere Beziehung zum Kosmos, zur Natur und zu uns selbst zerstört.

Der falsche Schuldbegriff und die so genannte Erbsünde

Wenn wir in der westlichen Welt aufwachsen, dann wird uns von Kindesbeinen an gelehrt, wir seien mit einer Erbschuld oder Erbsünde geboren. Diejenigen unter den westlichen Kulturen, die sich auf die Bibel berufen, beziehen sich dabei auf Kapitel 2 und 3 der Genesis. Dort heißt es, eine Schlange im Garten Eden habe Eva in Versuchung geführt, woraufhin sie gegen das Gebot Gottes, nicht vom Baum der Erkenntnis von Gut und Böse zu essen, verstieß. Sie gab auch Adam von der Frucht des Baumes zu essen. Infolgedessen verwies Gott beide aus dem Paradies und verfluchte sie und alle ihre Nachkommen. Dieser Akt menschlichen Ungehorsams wurde mit dem Namen »Erbschuld« belegt.

Vor der Versuchung durch die Schlange wird von Adam und Eva gesagt, sie »waren nackt, aber sie schämten sich nicht voreinander«. Nach dem so genannten Sündenfall heißt es, sie fürchteten sich vor Gott wegen ihrer Nacktheit und versteckten sich. Mit dieser Beschreibung wurde ihr Verstoß ihrer Sexualität zugeschrieben.

Die Unfähigkeit des Verstandes zu lieben als Ursache für Schuldgefühle

Zur Erbschuld hat sich noch eine weitere, subtilere Form von Schuldgefühl gesellt. Dieses hat seinen Ursprung in dem Gebot, *Gott zu lieben*. In Exodus 20, wo die zehn Gebote niedergeschrieben sind, spricht Gott in den folgenden Worten: »Ich, der Herr, dein Gott, bin ein eifersüchtiger Gott: Bei denen, die mir feind sind, verfolge ich die Schuld der Väter an den Söhnen, an der dritten und vierten Generation; bei denen, die mich lieben, und auf meine Gebote achten, erweise ich Tausenden meine Huld.«

An dieser Beschreibung sind mehrere Punkte bemerkenswert: (1) Liebe wird mit Gehorsam gleichgesetzt; (2) Ungehorsam wird in Verbindung gebracht mit schlimmsten Drohungen – der Drohung, von Gott verlassen und endlosen Bestrafungen und dem Tod ausgesetzt zu werden; (3) die Liebe zu Gott ist durch Unterwerfung unter seine Gebote unter Beweis zu stellen. Alle diese Implikationen zum Wesen Gottes sind Hinweise auf einen Feudalherrn, nicht aber auf einen liebenden und fürsorglichen Kosmos.

Wahre Liebe, wie sie uns der Weise entgegenbringt, rührt an ein natürliches Gefühl in jedem Menschen, das als spontane Antwort aus dem Herzen kommt. Sie ist der Ausdruck der harmonischen Anziehung zwischen dem Kosmos und allen Lebewesen. Diese Liebe kann nicht mental erzwungen werden.

Das Erkennen der Wunder der Natur, der Wunder unserer eigenen Beschaffenheit und die unmittelbare Erfahrung der ständigen Quelle kosmischer Hilfe erzeugen Liebe in uns in Form von Dankbarkeit, Respekt und Feingefühl. Keines dieser vom Herzen kommenden Gefühle kann uns befohlen werden. Der Grund dafür ist einfach: Der Verstand ist ein Denkbewusstsein und kein Fühlbewusstsein. Was wir bestenfalls zu leisten vermögen, wenn uns geboten wird zu lieben, ist, dass wir vorgeben zu lieben. Dabei wissen wir am Grunde unserer inneren Wahrheit, dass dieses So-tun-als-ob ein Betrug ist. Dieser Betrug hat zwei Dinge zur Folge: Schuldgefühle gegenüber Gott und Schuldgefühle uns selbst gegenüber. Wir fühlen uns Gott gegenüber dafür schuldig, dass wir ihn nicht lieben können, und fühlen uns uns selber gegenüber schuldig, dass wir unsere wahren Gefühle verraten.

Zu Beginn unseres Lernens über den Kosmos, noch bevor wir die wahrhaft liebende Natur des Kosmos erkennen, neigen wir dazu, unser konditioniertes Schuldgefühl gegenüber Gott auf den Kosmos zu übertragen. Da dieses Schuldgefühl eine Barriere für uns bildet, wenn wir zu unserer natürlichen Symbiose mit dem Kosmos zurückkehren möchten, muss es deprogrammiert werden. Dasselbe gilt, wenn wir zur natürlichen Symbiose zwischen Geist und Körper zurückkehren möchten.

Als wir einmal die Ursache eines plötzlich auftretenden scharfen Schmerzes in der Brust eines Mannes untersuchten, fanden wir die Quelle in einer Person, die glaubte, sie müsse diesen Menschen als Teil ihrer spirituellen Praxis lieben. Der Weise zeigte uns, dass ihre verstandesmäßige Liebe in Wirklichkeit einen Giftpfeil erzeugte, der dieselbe Wirkung hatte wie Hass.[20]

Zwei Arten von Schuldgefühl werden durch das Gebot, Gott unterwürfig zu gehorchen, erzeugt: Schuldgefühle gegenüber Gott, weil wir nicht imstande sind, seine Gebote einzuhalten, und Schuldgefühle uns selber gegenüber, weil wir versuchen, die Gebote einzuhalten, dabei aber automatisch unsere Würde und die Treue zu unserer inneren Wahrheit verraten.

Wir können ohne Ausnahme aus unserer eigenen Erfahrung sagen, dass weder der Weise noch die Helfer oder irgendein Teil des kosmischen Bewusstseins unterwürfiges Verhalten von uns verlangen. Sie machen uns keine Vorschriften, die uns sagen, was wir essen dürfen und wo und wann wir ihnen Verehrung bezeugen sollen, ja, sie verabscheuen geradezu jede Form von Verehrung, wenn darunter verstanden wird, dass wir sie als über uns stehend betrachten. Sie gebieten uns nicht, sie zu respektieren und zu ehren, ebenso wenig wie sie uns gebieten, irgendeine Institution oder

---

20 Dieses Phänomen wird indirekt in Hexagramm 36, *Die Verfinsterung des Lichts*, auf Platz 4 angesprochen, wo es heißt: »Er dringt in die linke Bauchhöhle ein. Man erhält das Herz der Verfinsterung des Lichts und verlässt Tor und Hof.« Dies ist eine Metapher dafür, dass das Herz eines Menschen nicht »am rechten Fleck« sitzt, weil er aus dem Denken anstatt aus dem Fühlen heraus gehandelt hat. Er glaubt jedoch, er habe aus seinem Fühlen heraus gehandelt. (Anthony/Moog, S. 436.)

Person zu ehren, weil *alle Gebote* eine Parodie auf unser natürliches Gefühl des Respekts sind. Alle Gebote, zu lieben, zu ehren und zu gehorchen, sind dem Kosmos fremd und sind Quellen für Schuldgefühle.

Unsere eigenen Erfahrungen haben uns gelehrt, dass zwischen Verehrung und Respekt ein großer Unterschied besteht. Wenn wir Institutionen oder Menschen verehren, dann setzen wir uns selbst herab – wir sind ihnen nicht mehr ebenbürtig; wenn wir den Weisen und die Helfer verehren, dann erzeugen wir eine falsche Distanz zu ihnen. Respekt, Anerkennung und Zuneigung zu ihnen stellen sich ganz von selbst ein, wenn wir die wahre Natur des Weisen und des Kosmos erkennen. Sie zu respektieren ist eine erweiterte Form von Selbstrespekt.

Wie wir für schuldig erklärt werden, weil wir Gefühle haben

Gehorsam ist das erste Gebot im feudalen Denken – im Westen ebenso wie im Osten: Gehorsam gegenüber der Religion, den Eltern, dem Klan, dem König oder Führer und der Nation. Dadurch, dass dem Gehorsam eine alles überragende Bedeutung gegeben wird, werden unsere Gefühle stillschweigend für unwichtig, ja wertlos erklärt. Das bringt uns dazu, unsere Gefühle anzuzweifeln und uns von ihrer wichtigen Funktion, uns von innen heraus Orientierung zu geben, abzuwenden. Das Ego unterstützt diese Abwendung dadurch, dass es unsere Gefühle als unkontrollierbare Elemente hinstellt, die uns sündigen lassen. Das Ergebnis ist, dass wir Angst vor unseren Gefühlen entwickeln und uns wegen ihrer bloßen Existenz schuldig fühlen. Ein weiteres Ergebnis ist, dass wir unseren Körper als unzulänglich, ja sogar als potenziellen Feind betrachten.

Die Schuldgefühle, die unseren Körperzellen aufgeladen werden, erzeugen permanenten Stress und Ängstlichkeit. Diese Tatsache ist eine der primären Ursachen für Krankheit.

Wie Schuldgefühle gegenüber unserem wahren Selbst in die Welt kamen

Indem die Menschen eingewilligt hatten, Befehlen und Geboten zu gehorchen, brachten sie ihre wahren Gefühle zum Schweigen.

Auf diese Weise waren sie ihres inneren Führungssystems beraubt, eine Tatsache, die sie noch mehr zu menschlichen Autoritäten aufschauen ließ, die die Ansichten und Werte des kollektiven Ego vertraten. Dies führt dazu, dass die Menschen ein widriges Schicksal nach dem anderen für sich erzeugen.

Wenn sich ein widriges Schicksal manifestiert, ist das Ego schnell zur Stelle, um von sich als dem Verursacher abzulenken. So bezeichnet es zum Beispiel den Körper als den Schuldigen für eine Krankheit, indem es argumentiert: »Die Tiernatur (Triebnatur) des Menschen ist mit einem Fehler behaftet.« Die Betonung der Tiernatur hat einen verleumderischen Unterton: Während der unsichtbare Geist mit dem perfekten unsichtbaren Gott assoziiert wird, wird der sichtbare Körper mit der sichtbaren Tierwelt assoziiert, die als wild und potenziell von Übel gilt. So sah sich der Mensch halb als Gott, halb als Tier, wobei alle Schuld mit seiner Tiernatur in Verbindung gebracht wurde. (Einige griechische Helden wurden als Halbgötter betrachtet, weil sie angeblich der Verbindung zwischen einem Gott und einer Menschenfrau entstammten.)

Schuldgefühle, die durch Verleumdungen unserer Sexualität in die Welt kamen

Wie bereits in unserer Diskussion zum Ursprung der Idee einer Erbschuld/Erbsünde beschrieben, wurde unsere Sexualität und damit indirekt unsere Körpernatur als ganze mit einer enormen Schuldlast beladen.

Im gesunden Zustand empfangen unsere Sexualorgane *Chi* vom Kosmos, wodurch unsere Lebenskraft erneuert wird. Wenn unsere Sexualorgane jedoch als die »Quelle des Bösen« verleumdet und als mit »Schuld« behaftet gesehen werden, dann erzeugt dies die so genannten Triebe als verzerrte Äußerungen unserer wahren Natur.

Wenn wir unserer Liebe für einen Menschen sexuellen Ausdruck geben, oder wenn wir uns an unserer eigenen Sexualität erfreuen, dann benutzt das Ego Schuldgefühle, um sich das *Chi*, das uns vom Kosmos zufließt, anzueignen. Indem das Ego den sexuellen Ausdruck von Liebe als »niedrig«, »schmutzig« und »verboten« hinstellt, gelingt es ihm, eine weitere Quelle für Schuldgefühle zu erschaffen.

Der einzige Weg, aus diesem Dilemma herauszukommen, besteht darin, sich bewusst die vollkommene Güte und Ganzheit unserer Existenz vor Augen zu halten und die fehlgeleiteten Ideen über unsere Sexualität und die damit verbundenen Schuldgefühle zu deprogrammieren.

Wie Schuldgefühle gegenüber der Natur in die Welt kamen

Schuldgefühle gegenüber der Natur haben ihren Ursprung darin, dass wir die fehlgeleitete Idee akzeptiert haben, die unsichtbare Welt sei hierarchisch gegliedert – mit dem Himmel oben, dem Menschen in der Mitte und der Erde/Natur unten. Diese Vorstellung stammt vom kollektiven Ego und hat den Zweck, die feudale hierarchische Ordnung als eine »natürliche« Ordnung hinzustellen. Die Bibel gibt dafür ein Beispiel, indem sie beschreibt, wie Gott dem Menschen die Herrschaft über die Erde und alle Lebewesen überträgt.

Ein anderes Beispiel stammt aus dem Feudalsystem des Alten China, wo es heißt, der Kaiser besitze das Mandat des »Himmels«, als Mittler zu den Menschen und zur Erde zu agieren.

Unsere DNA bezeugt, dass wir Menschen ein Teil der Natur sind.[21] Auch sind wir uns durchaus bewusst, dass wir unserem angeborenen Feingefühl gegenüber der Natur den Rücken gekehrt haben. Dieser Umstand erzeugt ein unbewusstes, aber stets gegenwärtiges Gefühl der Reue gegenüber der Natur, das vom Ego in unterschwellige Schuldgefühle für unseren Missbrauch an der Natur verwandelt wird.

Wenn wir die Natur als bloßes Objekt der Ausbeutung betrachten oder uns ihr gegenüber gleichgültig verhalten, so erduldet

---

21 Lipton, Bruce, *The Biology of Belief*, Mountain of Love/Elite Books, Santa Rosa, 2005: »(...) die Ergebnisse des menschlichen Genom-Projekts zwingen uns dazu, unsere genetische Beziehung zu anderen Organismen in der Biosphäre zu überprüfen. Wir können die Genetik nicht mehr dazu benutzen, um zu erklären, warum der Mensch an der Spitze der evolutionären Entwicklung steht. Es hat sich herausgestellt, dass nicht viel Unterschied in der Gesamtzahl der Gene besteht, die man im Menschen und in primitiven Organismen gefunden hat.«

die Natur diese Beherrschung durch den Menschen keineswegs passiv, sondern antwortet mit widrigen Schicksalen. Die Natur ist stets dazu bereit, mit uns zusammenzuarbeiten, solange wir sie als ebenbürtig betrachten. Da wir nie ganz an unserer inneren Wahrheit vorbeikommen, ist uns das Ausmaß der Zerstörung der Natur, das wir durch unsere gleichgültige und herrschsüchtige Haltung angerichtet haben, sehr wohl bewusst. Wir fühlen uns dafür nicht nur schuldig, sondern haben auch die Erwartung, dafür bestraft zu werden. Mit anderen Worten, wir fürchten die Vergeltung seitens der Natur. Der Weise hat uns klar gemacht, dass die Natur keine Vergeltung übt, auch wenn sie häufig ein Instrument des widrigen Schicksals ist. Widrige Schicksale sind Botschaften, die uns auf die Unwahrheiten aufmerksam machen wollen, die vom kollektiven Ego verbreitet werden und die unsere ursprünglich symbiotische Beziehung zur Natur vergiftet haben. Widrige Schicksale geben uns auch die Gelegenheit, unsere falschen Ansichten zu korrigieren und damit die Widrigkeiten zu beenden.

Der Mangel an Chi *durch Verlust unserer Symbiosen*

Die bedeutendste Auswirkung des Verlustes unserer symbiotischen Beziehungen zum Kosmos, zur Natur und unserer Beziehung zwischen Geist und Körper ist die, dass wir unserer primären Quelle der Liebesenergie (*Chi*-Energie/Lebenskraft) beraubt sind, die uns vom Kosmos zufließt und auf die wir für unsere ständige Lebenserneuerung angewiesen sind. Wir ziehen dieses *Chi* vom Kosmos und von der Natur an, wenn wir eine fühlende Beziehung zu unserem Körper haben, durch den wir das *Chi* empfangen. Diese gefühlsmäßige Zusammenarbeit ist der Kern von Gesundheit.

Unter dem Einfluss der Erfahrung des Mangels an *Chi* vom Kosmos und von der Natur haben die Menschen die falsche Schlussfolgerung gezogen, die Ordnung der Welt sei grundsätzlich von Mangel geprägt: Mangel an Hilfe, Mangel an Ressourcen, Mangel an Schutz und Mangel an Nahrung. Dieses Mangeldenken hat dazu geführt, dass ein Stamm versuchte, den anderen zu besiegen, um sich in den Besitz von dessen Reichtümern und Ressourcen zu bringen. Alle Kriege haben ihre Grundlage in diesem Denken.

Dieses Denken, das auf der Annahme von grundsätzlichen Interessenkonflikten beruht, kann nie im globalen Maßstab gelöst werden. Die Lösung kann nur in der Psyche des einzelnen Menschen gefunden werden. Daher liegt es an uns als Individuen, unser Denken zu korrigieren und dadurch unsere primären Beziehungen zum Kosmos, zur Natur und zu uns selbst wieder in Einklang zu bringen.

Scham, die fernöstliche Zwillingsschwester von Schuldgefühlen

Die Feudalgesellschaften in China und Japan haben psychologische Schuldgefühle nicht in derselben Weise benutzt wie die Gesellschaften im Westen. Die Betonung in diesen Ländern lag eher auf dem Gefühl der Scham als Hauptinstrument zur psychologischen Kontrolle. In den fernöstlichen Kulturen werden dem Einzelnen Schamgefühle gemacht, wenn er sich nicht anpasst, wenn er als guter Bürger versagt oder Dinge tut, die außerhalb der anerkannten Norm liegen.

Eine chinesische Professorin erzählte uns, dass die Tatsache, dass jemand etwas außerhalb der Konvention tut, nicht so wichtig sei, solange es niemand herausfindet. Wenn jedoch ein Verstoß in das Bewusstsein der Öffentlichkeit gelangt, dann trifft die Entehrung nicht nur die betroffene Person, sondern die ganze Familie oder den ganzen Klan mit lang anhaltender Wirkung. Öffentliche Beschämung ist daher im Fernen Osten eine äußerst gefürchtete Bestrafung.

Damit soll nicht gesagt werden, Gefühle der Scham seien im Westen unerheblich. Eher gilt, dass diese Gefühle keine so große Rolle in der Öffentlichkeit spielen.

Schuldgefühle als unterschwellige Ursache von Krankheiten und als Hemmnis, gesund zu werden

Wie oben beschrieben, sind Schuldgefühle die Folge des Konflikts, der daraus entsteht, dass wir unfähig sind, den mentalen Geboten des kollektiven Ego Folge zu leisten. Sie sind häufig die unterschwellige Ursache für Krankheiten, weil diese Gebote unsere drei lebensnotwendigen symbiotischen Beziehungen – zum Kosmos, zur Natur und zu uns selbst – unterbrechen.

Die Unfähigkeit, den Geboten zu folgen, wird als Selbstzweifel erlebt. Selbstzweifel wiederum zersplittern das Bewusstsein unserer Körperzellen: Der eine Teil der Zelle bleibt in Verbindung mit der inneren Wahrheit, während der andere Teil plötzlich zu zweifeln beginnt. Letzterer blickt von nun an zum Verstand, um Direktiven zu erhalten; was er empfängt, sind Schuldgefühle und Selbsthass, die daraus resultieren, dass der Betreffende unfähig ist, Gefühle auf Befehl zu produzieren. Diese Schuldgefühle und der Selbsthass werden wiederum zur Grundlage für innere Verurteilungen und Selbstbestrafung. Diese Bestrafung wird dann als innerzellulärer Konflikt ausgetragen, und zwar zwischen dem zweifelnden Teil der Körperzellen und dem Teil, der an der inneren Wahrheit festhält. Viele Krankheiten sind das Ergebnis dieser Selbstbestrafung.

Wenn wir unseren Geist von Schuldgefühlen, Verurteilungen, Hassgefühlen und der Idee, es gäbe einen Schuldigen, befreien, dann führt dies häufig auf direktem Weg zu einer Heilung. Das heißt, der Geist in seinem Bestreben nach Geführtwerden muss sich zuerst davon befreien, zum kollektiven Ego zu blicken, das Schuldgefühle kultiviert. Schuldgefühle, die unbeachtet bleiben, stellen ein wesentliches Hindernis für die Genesung dar.

Wie das Ego Schuld dazu benutzt, sich zu verbergen

Das Ego will um keinen Preis als Verursacher von Krankheit gesehen werden, denn dann – so muss es befürchten – würden wir ihm den Rücken zukehren. Folglich aktiviert es Schuldgefühle in uns, sobald wir uns daran machen, nach der wahren Ursache einer Krankheit zu suchen.

So werden beispielsweise Schuldgefühle aktiviert, wenn wir das Monopol des kollektiven Ego auf »DIE Wahrheit« infrage stellen. Diese Wahrheit umfasst unter anderem die gesammelten Erkenntnisse der Wissenschaften zu den Ursachen von Krankheiten, wobei dieses Wissen in der Regel mit dem Finger auf angebliche Defekte in unserer Natur oder auf so genannte natürliche äußere Erreger zeigt. Was in dieser Weisheitsbibliothek fehlt, ist die Erwähnung von Krankheitsursachen, die in unserer Psyche zu finden sind. Sobald wir das Wissenschaftsverständnis von Krankheit infrage stellen wollen, werden verborgene Schuldgefühle aktiviert, weil wir in verbotenes Terrain vordringen. Wir sehen uns vor die Frage gestellt: »Wer bist du schon, dass du die Wissenschaften und konventionelle Erkenntnisse infrage stellst?« und »Die Leute werden dich für verrückt halten.«

Wenn wir es wagen, überliefertes Wissen infrage zu stellen, dann werden häufig zwei dämonische Elemente in der Psyche kreiert, die wir den »inneren Richter« und den »inneren Folterknecht genannt haben. Sie repräsentieren das kollektive Ego in der Psyche. Die Strafe, die der Folterknecht ausführt, ist unweigerlich eine Körperstrafe – sei es in der Form von Schmerzen oder in Form einer Krankheit. Der innere Richter verurteilt unsere so genannten Vergehen gegen das, was als konventionelle Weisheit anerkannt ist.

Indem wir die drei im Folgenden beschriebenen Schuldkomplexe deprogrammieren, wird der Schuld sowie den richtenden und folternden dämonischen Elementen, die damit verbunden sind, der Boden entzogen.

Die drei wichtigsten Ego-Komplexe

Ego-Komplexe sind festgeschriebene Verhaltensmuster und festgeschriebene Reaktionen auf Situationen. Die Namen dieser Komplexe beschreiben die Reaktionsmuster, die sie in der Psyche erzeugt haben. Es handelt sich dabei um einen Komplex von miteinander verwobenen und voneinander abhängigen rationalen Begründungen. Dies zeigt, dass das Ego sich in seiner Herrschaft über die Psyche auf eine Komplexität stützt, die den Eindruck von Brillanz erweckt. Ganz anders sieht das Verhalten aus, das auf den kosmischen Harmonieprinzipien beruht: Es ist jeweils die spontane Antwort auf unsere wahren Gefühle und ist daher einfach und bescheiden.

Jeder Ego-Komplex beruht auf einer oder mehreren falschen Prämissen, die ein gegebenes emotionales Verhaltensmuster oder bestimmte festgeschriebene Reaktionen in Gang setzen und aufrechterhalten. All diese Prämissen widersprechen unserer wahren Natur und bewirken, dass wir unsere Integrität, Würde und bisweilen auch unsere Sicherheit kompromittieren. Außerdem führen sie unweigerlich zur Erzeugung von widrigen Schicksalen.

Die primären Komponenten der Ego-Komplexe, die Krankheiten verursachen, haben wir bereits beschrieben. Wenn wir die psychischen Komponenten einer langwierigen oder komplexen Krankheit untersuchen, dann sehen wir, dass diese von einer Reihe von Ego-Komplexen aufrechterhalten wird. Die drei folgenden Komplexe gehören zu den wichtigsten.

Der Gottes-Schuldkomplex

Dieser Komplex besteht aus drei Komponenten:

- Dem Gebot: »Du musst Gott lieben und gehorchen.«
- Schuldgefühle und Selbsthass, weil wir nicht fähig sind, Gott genug zu lieben.
- Die Angst vor der Bestrafung durch Gott.

Der Schuldkomplex gegenüber dem Selbst

- »Der Geist ist über den Körper erhaben, weil er die Fähigkeit besitzt zu denken.«
- »Die Tiernatur des Menschen ist mit einem Fehler behaftet.«
- »Der Mensch ist schuldig, weil er eine Tiernatur hat.«
- »Der Mensch muss sühnen, indem er seine Tiernatur opfert.«
- »Der Mensch muss seine Tiernatur transzendieren, indem er seine höhere Natur entwickelt.«
- »Schuld ist Teil unseres Menschseins.«

Der Natur-Schuldkomplex

Im Folgenden wird deutlich, wie das Akzeptieren der ersten falschen Prämisse über die Natur zu falschen Schlussfolgerungen führt. Diese resultieren in Schuldgefühlen gegenüber der Natur und in der Angst vor Vergeltung durch die Natur. Alle Behauptungen sind Projektionen und Giftpfeile, mit denen die Menschen sich und die Natur belegt haben.

- »Der Mensch steht im Mittelpunkt des Universums, und die Natur ist dazu da, ihm zu dienen.«
- »Die Interessen von Mensch und Natur sind unvereinbar.«
- Schlussfolgerung: »Der Mensch muss die Natur beherrschen, um seine Bedürfnisse zu befriedigen.«
- »Der Mensch ist schuldig, weil er die Natur misshandelt.«

– »Die Natur übt Vergeltung am Menschen für das, was er ihr angetan hat.«

Wenn wir klar die Falschheit der ersten Prämisse erkennen und diesen Ego-Komplex deprogrammieren, dann können die Helfer unsere positive symbiotische Beziehung zur Natur wiederherstellen und alle Helfer der Natur befreien, so dass sie uns unterstützen und mit uns zusammenarbeiten können (siehe Kapitel 21, *Deprogrammierungsmethoden*).

Kapitel 10: Der Ursprung der Angst vor dem Tod

Es ist ein allgemein verbreiteter Glaube, dass die Angst vor dem Tod etwas Natürliches sei. Das I Ging zeigt uns jedoch, dass sich die innere Wahrheit ganz anders verhält. Die Idee der Sterblichkeit ist eine Erfindung des Ego; allein das Ego ist bei unserem »Tod« zum Sterben verurteilt. Wir haben das Wort Tod in Anführungsstriche gesetzt, weil der Tod in seiner kosmischen Bedeutung nicht das Ende des Lebens ist, sondern den Punkt markiert, an dem unser Bewusstsein – vom Ego befreit – in das Reich der Nicht-Form transformiert wird. Diese Transformation schließt unser Körperbewusstsein ebenso ein wie das, was wir unseren Geist nennen; zusammen bilden sie unser Gesamtselbst.

Das Ego fürchtet den Tod, weil es jenseits unseres Lebens im Körper nicht weiterexistieren kann. Das Leben des Ego ist vollständig von der Energie abhängig, die es in Form unserer Lebenskraft stiehlt. In der für das Ego typischen Art und Weise, kosmische Wahrheiten in Ego-Wahrheiten zu verwandeln, schiebt es seine eigene Sterblichkeit auf den *Körper*, während es für sich selbst »Unsterblichkeit« kreiert, indem es das Konzept einer »Seele« erfindet, die angeblich durch die Entwicklung von Tugenden Unsterblichkeit erlangen kann.

Eine andere Strategie des Ego zur Erlangung von Unsterblichkeit besteht im Streben nach Taten, für die ein Mensch durch die Jahrhunderte erinnert wird – als Held, Wohltäter, herausragender Künstler, Forscher, Entdecker oder Erfinder.

Es gelingt dem Ego, uns zu täuschen, indem es uns glauben macht, dass das, was wir mit unseren äußeren Augen sehen, »die Wahrheit« sei. Wir sehen zum Beispiel, wie der Körper nach dem Tod zerfällt, und so erscheint es uns plausibel, dass er sterblich ist. Tatsache ist jedoch, dass alle Dinge in der Natur aus komprimiertem kosmischem Bewusstsein bestehen, weshalb sie ihre körperliche Form überdauern. Unsere innere Wahrheit bestätigt uns in diesem Wissen.

Die Behauptung des Ego, unser Körper sei sterblich, führt Zweifel über unsere ewige kosmische Existenz in die kindliche Psyche ein. Wenn dieser Zweifel sich erst einmal in der Psyche verankert hat, beginnt der Verstand sich damit zu beschäftigen und räumt dem Zweifel Berechtigung ein. Auch unsere Keimzellen, die unter anderem die Funktion haben, unsere Lebenskraft zu erneuern, kommen unter den Einfluss dieses Zweifels und werden dadurch teilweise in ihrer Funktion beeinträchtigt. Wie in Kapitel 9 erwähnt, spaltet Zweifel das Bewusstsein der individuellen Körperzellen in zwei widerstreitende Bewusstseine – eines, das mit unserer inneren Wahrheit verbunden bleibt, und eines, das die Schlussfolgerung gezogen hat, dass es sich der Wahrheit »nicht mehr sicher ist«.

In dieser Lage wird unserem Verstand, dem das Ego mit der Vorstellung geschmeichelt hat, er sei dem Körper überlegen, eine gefährliche Rolle übertragen: Die zweifelnden Körperzellen blicken zu ihm auf, um Antworten auf ihre Zweifel zu erhalten. Um nicht unwissend zu erscheinen, muss der Verstand – getrennt von seiner Verbindung zu unserer inneren Wahrheit – seine Antworten dem Katalog von Glaubensvorstellungen entnehmen, die das kollektive Ego anbietet.

Es ist von lebenswichtiger Bedeutung, Klarheit in diese Verwirrung hineinzubringen, da es um die Frage nach dem Wesen des Todes geht. Das Ego weiß sehr wohl, dass es nur eine fiktive Existenz besitzt, die mit unserem Tod endet. Es weiß auch sehr wohl, dass kein Teil unserer natürlichen Ganzheit (Körper/Psyche) sterblich ist. Um jedoch seine Kontrolle während unseres Lebens in einem Körper aufrechtzuerhalten, muss es uns unter allen Umständen daran hindern, dass wir uns unserer inneren Wahrheit bewusst werden. Es versucht dies, indem es den Zweifel an unserer ewigen Existenz am Leben erhält. Dieser Zweifel ist der wesentliche Irrglaube, den es zu berichtigen gilt, weil die ungeteilte Ganzheit unserer Körperzellen Gesundheit bedeutet. Wenn wir uns von der vom Ego stammenden Angst vor dem Tod befreien, dann befreien wir uns damit von einer der Hauptursachen für Krankheit.

Eine weitere ernst zu nehmende Folge der Idee, dass wir Unsterblichkeit dadurch erwerben müssen, dass wir Tugenden entwickeln, ist die falsche Schlussfolgerung, der Kosmos habe Gut und Böse erschaffen. Diese Idee ist eine List, um die Tatsache zu verbergen, dass das Ego selbst das Böse in der Welt erschaffen hat, indem es die Dinge mit falschen Namen belegt hat. Die Teilung der Welt in Gut und Böse ermöglicht es dem kollektiven Ego, sich selbst mit dem »Guten« zu identifizieren, während es alles, was nicht mit seiner Sichtweise konform geht, als »Übel« bezeichnet. Wir erleben diese Teilung, wo immer das Ego die Dinge in die Kategorien »gut« oder »böse/übel« eingeteilt hat.

Um seine Kontrolle über den einzelnen Menschen zu etablieren, teilt das Ego auch die Natur des Menschen in einen guten und einen bösen Teil auf. Es bezeichnet jenen Teil unserer Natur, der unsere Lebenskraft erneuert, als böse, denn dieser Teil unserer Tiernatur weiß, dass das Ego falsch ist. Durch die Verteufelung unserer Tiernatur hat sich das Ego ein perfektes Versteck in unserem Verstand erschaffen, den es als den »guten« Teil der menschlichen Natur bezeichnet. Die Sprachtricks, die das Ego anwendet, um zu verbergen, dass es ein Konstrukt in unserer Psyche ist, sind zahlreich. Einer davon hat zur Erschaffung dessen geführt, was wir den »Abhängigkeitskomplex« nennen.

Dieser Komplex ist einer der wichtigsten Ego-Komplexe, die uns zur Kenntnis gelangt sind, weil er auf Ideen beruht, die unser inneres Wissen, zu dem wir ausschließlich durch unsere Gefühle Zugang haben, als irrelevant bezeichnen. Die folgenden drei falschen Gedankenformen, die die Bedeutung unserer Gefühle verleugnen, bilden die Grundlage des Abhängigkeitskomplexes: (1) »Um die Wahrheit zu erkennen, können wir uns nur auf das verlassen, was wir mit unseren Augen sehen können.« (2) »Wenn es um die Wahrheit geht, können wir uns nicht auf unsere Gefühle verlassen, denn sie sind nur subjektiv.« (3) »Der Körper besitzt kein eigenes Wissen, weshalb er der Direktive durch den Verstand bedarf.« Unter der Vorherrschaft dieses einen Komplexes wird die Mehrzahl unserer körperlichen Helfer, die ja Fühlbewusstseine sind, dysfunktional gemacht. Die Einführung von Zweifeln an der Gültigkeit unserer wahren Gefühle ist ein Streich gegen die Neuronen in unserem Gehirn und in unserem ganzen Körper, die für ihr Verhalten vollkommen von unseren Gefühlen der inneren Wahrheit abhängig sind. Es ist, als würde eine Atombombe in das ruhige Wasser geworfen, in dem die Neuronen bis dahin friedlich funktioniert haben. Das Ego benutzt den Schockzustand und die Verwirrung der Neuronen, um sie einzuschüchtern und einzukerkern, damit sie fortan der Logik und den Befehlen des Ego Folge leisten.

Die drei eben genannten falschen Zuschreibungen haben verheerende Folgen für unsere geistige und körperliche Gesundheit, weil sie das gesamte System unserer inneren Führung zunichte machen, von dem auch unser Verstand abhängig ist, was die vollständige Wahrnehmung der Wahrheit angeht. Wenn unser Verstand erst einmal von unseren inneren Wahrnehmungssinnen getrennt ist, dann kommt er umso mehr unter den Einfluss der fehlgeleiteten Ideen, die das Ego stützen. Die grundlegenden Zweifel an der Güte und Vollständigkeit unserer Natur erzeugen einen Filter im Verstand, der alle künftigen Erfahrungen abfängt, um sie dann der Logik des Ego entsprechend umzumünzen. Auf diese Weise wird das natürliche Führungssystem des Körpers durch ein mentales Führungssystem ersetzt, das aus fehlgeleiteten Ideen und Glaubensvorstellungen besteht.

Das Ego behauptet, das Wissen, das von fehlgeleiteten Glaubensvorstellungen kommt, »nähre« unseren Geist. In Wirklichkeit wird unser Geist ausgehungert – durch die fehlende Verbindung mit seiner inneren Nahrungsquelle, die nur durch unsere Gefühle erreichbar ist. Wenn unser Verstand durch den Mangel an *Chi* hungert, dann wird er von der Angst vor dem Tod verfolgt. Angesichts des Energiemangels ist diese Angst durchaus realistisch.

Wenn unser Verstand dann nach Wegen des Überlebens sucht, steht das Ego schon mit Antworten bereit: Es verweist auf alle jene äußeren Strukturen, die es erschaffen hat, damit wir uns auf sie verlassen. Auf das Gesundheitswesen angewendet bedeutet dies, dass wir Hilfe bei Einrichtungen suchen, die sich auf eben die Logik des Ego berufen, von deren Folgen wir Heilung suchen. In vielen Fällen führt dies nur zu weiteren Krankheitsursachen oder zu Radikallösungen, die unnötig sind und nur weiteres Leiden mit sich bringen. Die Drohung mit dem Tod bringt uns mehr als alles andere unter die Herrschaft des kollektiven Ego und in falsche Abhängigkeiten (siehe die Beschreibung des Abhängigkeitskomplexes Kapitel 33).

Teil II: Beispiele von Heilungen und Untersuchungen der Ursachen spezifischer Beschwerden

Kapitel 11: Eine Sprache, die heilt, oder eine Sprache, die der Krankheit dient

Eine Sprache, die heilt

Eine Sprache, die zur Heilung beiträgt, spricht von der Hilfe, die uns durch die unsichtbare Welt angeboten wird. Gemeint sind damit die zahllosen kosmischen Helfer, die Helfer der Natur allgemein sowie die Helfer, die die Natur des kranken Menschen selbst bilden. Diese Sprache beruht auf dem inneren Wissen um die Güte des Kosmos und die Güte unserer eigenen Natur. Sie weiß auch um die Tatsache, dass es nicht wir Menschen sind, die die Heilung *machen*; sie ist daher eine Sprache, die die Grenzen der Bescheidenheit nicht überschreitet.

Eine heilende Sprache hält sich an die kosmischen Harmonieprinzipien; sie sind wie der Polarstern, der uns den Weg weist, wenn wir uns auf hoher See befinden. Eine heilende Sprache hält nicht nach einem Schuldigen Ausschau, nicht einmal beim Ego; sie sucht nach der Ursache der Krankheit im Bereich der Sprache, Bilder und Gedanken. Sie spricht von der Notwendigkeit, uns von einem Fehler in unserem Denken zu befreien – eine »kleine Sache«, die mit kosmischer Hilfe berichtigt werden kann.

Ziel einer heilenden Sprache ist es, unser Denken in Einklang mit der kosmischen Sprache zu bringen. Harmonische Gedanken leiten Transformationen in den Körperzellen ein, weil sie auf unseren wahren Gefühlen beruhen. Wenn die Worte nicht unseren wahren Gefühlen entsprechen, dann werden sie von unseren Körperzellen als unsensibel beziehungsweise verlogen empfunden.

Harmonische Gedanken zeichnen sich durch Klarheit aus, weil sie das Ergebnis der kombinierten Wahrnehmung aller unserer inneren und äußeren Sinne sind. *Klarheit bringt unseren Körperzellen eine bestimmte Form von Licht, die sie durch ihre Rezeptoren empfangen.* Wenn wir bewusst Gedanken der Sympathie zu Körperteilen senden, die verletzt sind oder schmerzen, dann ist es diese Form von Licht, die ihre Schmerzen beendet und den Heilungsprozess unterstützt. Es ist dieselbe Form von Licht, die wir in der Meditation sehen, wenn wir unsere Augen geschlossen haben. Es ist ein heilendes Licht, das Transformationen in den Zellen erzeugt. Diese tragen zur Reifung unserer Körperzellen bei. Damit meinen wir ein Stadium im Transformationsprozess, vergleichbar dem Prozess, in dem eine Blüte sich vollständig entfaltet und anschließend zur Frucht wird; die nächste Phase der Transformation findet statt, wenn der Same aus der Frucht zu einer neuen Pflanze wird.

Die Sprache, die der Krankheit dient

Die Sprache, die der Krankheit dient, spricht von unseren Körperfunktionen, als handele es sich dabei um mechanische und technische Funktionen. Sie benutzt Begriffe, die objektiv sein sollen, und die aus genau diesem Grund jedes Gefühls entbehren. In dieser mechanistischen Herangehensweise an den Körper wird das Herz lediglich als eine »Pumpe« betrachtet und unsere Körperflüssigkeiten als »Chemikalien«. Dies bleibt nicht ohne Auswirkungen: Diese Art von Sprache leugnet die Existenz der Helfer unserer Natur und verschleiert unser Wissen darum, dass der Körper ein lebendiger Organismus mit einem fühlenden Bewusstsein ist.

Die geläufigen Namen, mit denen Krankheiten bezeichnet werden, stammen oft noch aus der Zeit des Aristoteles und spiegeln dessen dualistisches Denken wider. Sie beschreiben Krankheiten als Feinde des Körpers und nicht als Botschaften, die der Körper uns geben möchte. Ein Beispiel dafür ist der Name »Arthritis«, was so viel heißt wie »Angriff auf die Gelenke«. Dieses Bild suggeriert, dass die Ursache entweder ein irgendwie gearteter äußerer

Einfluss sei, der die Gelenke angreift, oder dass es sich um den Angriff eines anderen Teils unseres Körpers auf die Gelenke handele. Die wirkliche Ursache jedoch ist gewöhnlich einer oder mehrere Giftpfeile, mit denen wir uns selbst belegt haben. Die Bezeichnung der Krankheit mit einem solchen Namen belegt sie überdies mit einer weiteren falschen Zuschreibung. Deren Wirkung besteht darin, die betroffenen Körperteile in ihrem kranken Zustand zu fixieren und sie in einen Kampf gegen das Drohbild zu verwickeln, das ihnen übergestülpt wurde.

Ein anderes Problem wird erzeugt, wenn die Krankheit einer falschen Ursache zugeschrieben wird. Ein Beispiel dafür ist der Begriff der »bakteriellen Infektion« oder »Pilzinfektion«. Durch solche Zuschreibungen werden die Bakterien und Pilze verteufelt. Es wäre korrekt, von »Infektionen, die durch Angst erzeugt wurden«, zu sprechen, womit ihre wahre Ursache benannt würde (siehe Kapitel 16, *Infektionserkrankungen auf den Grund gehen*).

Leider ist die Sprache der heute üblichen Medizin eine Sprache der Krankheit. Sie schüchtert uns ein, wenn wir an einer Krankheit leiden, statt uns zu stärken. Sie trägt wenig oder gar nichts dazu bei, uns über unsere natürlichen Besitztümer und Selbstheilungskräfte aufzuklären. Die medizinische Sprache beschreibt unseren Körper als von Natur aus fehlerhaft – als passives, hilfloses Etwas ohne Bewusstsein, das von feindlichen Organismen angegriffen wird, die entweder »bekämpft« werden müssen oder »gegen die man nichts machen kann«.

Außerdem belegt die medizinische Sprache die Menschen, die krank sind, unbeabsichtigt mit einer falschen Zuschreibung, indem sie sie »Patienten« nennt. Das Wort »Patient« beschwört das Bild eines hilflos daliegenden Menschen herauf, der »wiederhergestellt« wird.[22] Ein Name, der die Würde des Betroffenen respektiert, wäre »Klient«.

Die Erstellung von Diagnosen und Prognosen geben der medizinischen Sprache einen fatalistischen Beigeschmack, der nicht berücksichtigt, was die Helfer tun können, wenn sie einbezogen

22 Das Wort »Patient« kommt von *pati* (lat.), was »erleiden« heißt. Die zweite Bedeutung des Wortes Patient ist »einer, auf den eingewirkt wird«.

werden. In diesem Zusammenhang tragen die Namen, die Krankheiten gegeben werden, eine schwere Last von Konnotationen und Statistiken, die den Willen des kranken Menschen schwächen, indem sie all diese negativen Annahmen in seine Psyche einprägen.

Nicht weniger besorgniserregend ist der Gebrauch der medizinischen Sprache im Bereich der Krankenvorsorge. Obwohl der Gedanke der Vorsorge der Absicht entspringt, uns zu schützen, besteht die darin verwendete Sprache fast ausschließlich aus Befürchtungen und Vorhersagen, die auf Statistiken beruhen. Und deren Zahlen steigen ständig durch die Krankheiten, die durch solcherart Vorhersagen verursacht werden, an. Tatsächlich handelt es sich bei diesen Warnungen in der Regel um Projektionen, falsche Zuschreibungen und Giftpfeile, mit denen unsere Natur belegt wird. Wenn sie mit einer Welle von Anzeigen für Medikamente und Nahrungsergänzungsmittel, die der Prävention dienen sollen, kombiniert werden, ist das Ergebnis in den Körperzellen Angst und Hysterie.

Ein weiterer negativer Aspekt der medizinischen Sprache ist die Art, wie sie der Medizin die Autorität über den kranken Menschen gibt. Die medizinische Sprache beruht auf hierarchischen Begriffen, die keinen Zweifel daran lassen, dass dem medizinischen Berufsstand eine gewisse rechtliche Kontrolle über uns gegeben ist, wenn wir krank sind. Als Folge dieser Machtstellung fühlen wir uns hilflos und im medizinischen System gefangen. Verspüren wir den Wunsch, es zu verlassen und außerhalb Hilfe zu suchen, fühlen wir uns schuldig oder unverantwortlich. Die medizinische Sprache vermittelt einem Menschen, der krank geworden ist, den Eindruck, dass die medizinische Logik mit ihren Praktiken der Intervention und dem Gebrauch von Medikamenten der beste und einzig legitime Weg sei, mit Krankheit umzugehen.

Eine der wesentlichen Grundannahmen der Sprache, die der Krankheit dient, ist die Annahme, *Krankheit sei die Norm im Leben.* Ein Beispiel dafür ist der Gedanke: »Schon seit zwei Jahren habe ich keine Erkältung mehr gehabt.« Er impliziert, dass es normal wäre, mindestens einmal im Jahr eine Erkältung zu haben. Was wir als »normal« für unseren Körper akzeptiert haben, ist gewöhnlich weit unter dem, wozu unser Körper in der Lage wäre. Diese Unterschätzung ist eine falsche Zuschreibung, mit der wir unseren Körper belegt haben.

Zusammenfassend lässt sich sagen, dass die Sprache, die der Krankheit dient, alles in ihrer Macht Stehende tut, um den leidenden Menschen davon abzuhalten, sich außerhalb des medizinischen Rahmens zu orientieren oder zu denken.

Unharmonische Gedanken verhindern Transformationen

Unharmonische Gedanken beruhen in der Regel auf einem Denken in abstrakten Begriffen, die jeder Grundlage in der kosmischen Wirklichkeit entbehren. Semantisch betrachtet geschieht dies, wenn ein Wort für das Ding selbst genommen wird anstatt als ein Symbol für dieses Ding. Anders ausgedrückt: Ein Wort soll auf ein Ding hinweisen; es ist nicht selbst das Ding. Wenn ein Wort das Wesen eines Dinges ausdrückt, dann vermittelt es eine kosmische Bedeutung. Wenn Worte die kosmische Wirklichkeit widerspiegeln, dann enthalten sie kosmisches Licht und können daher heilen. Wenn Worte jedoch dazu benutzt werden, eine Logik zu erschaffen, die die Wirklichkeit falsch darstellt, dann werden unharmonische Gedanken erzeugt. Wir wissen dies dadurch, dass sie nicht dem entsprechen, was wir als unsere innere Wahrheit fühlen. Solchen Gedanken fehlt das kosmische Licht.

Es ist betrüblich, dass wir Menschen unsere kosmische Gabe der Sprache so unreflektiert nutzen. So sind wir uns zum Beispiel nicht der »Ebenen der Abstraktion« bewusst, von denen die Wissenschaft der Semantik spricht. Ein einfaches Beispiel dafür erleben wir, wenn wir als kleine Kinder unsere ersten Worte lernen. Jemand zeigt auf die Mutter und sagt das Wort »Mama«. Das Wort wird dabei mit unserer persönlichen Mutter verbunden. Später, beim Spiel mit einer Freundin, lernen wir, dass unsere Freundin ebenfalls eine Mama hat. Kurze Zeit später lernen wir, dass alle unsere Freunde Mamas haben. Mit jeder Erweiterung des Wortes wird uns deutlich, dass es immer mehr Personen abdeckt, bis das Wort eine große Vielfalt von Mamas beschreibt. Jede Erweiterung des Wortes erschafft eine neue Ebene der Abstraktion. Später, wenn wir älter werden, lernen wir, dass nicht nur unsere Mama bestimmte Dinge tut, wie zum Beispiel für uns und unsere Geschwister zu sorgen, sondern dass viele der anderen Mamas das Gleiche tun. Wenn wir dann denken, dass »alle Mamas« diese Dinge tun, dann erreichen wir eine enorm erweiterte Ebene der Abstraktion (eine Verallgemeinerung), die nicht unbedingt der Wahrheit entspricht. So zieht zum Beispiel eine Königin von England ihre Kinder nicht selbst auf.

Verallgemeinernde Gedanken sind nicht imstande, das Wesen eines Dinges auszudrücken. Falsche Zuschreibungen, Projektionen und Giftpfeile sind solche verallgemeinernden Gedanken. Wenn wir einen Menschen damit belegen, verleumden wir seine Einzigartigkeit. Insofern es sich dabei um negatives Bewusstsein handelt, können sie die Transformationen verhindern, die normalerweise zur gesunden Reifung seiner Körperzellen führen würden. Schlimmer noch, solche Gedanken können bestimmte Teile der Körperzellen verletzen und dadurch die Wahrscheinlichkeit erzeugen, krank zu werden. Trotz dieser Verletzung, die bestimmte Teile der Körperzellen erleiden, werden andere Teile der Zellen aktiviert, um den Schaden zu heilen, es sei denn, diese wurden ebenfalls durch falsche Zuschreibungen dysfunktional gemacht.

Die folgenden vier falschen Zuschreibungen sind Beispiele für die Art von fehlgeleiteten Ideen, die unsere Selbstheilungskräfte außer Kraft setzen:

- »Wir sind ungenügend für das Leben ausgestattet.«
- »Unsere Körpernatur besitzt nicht die Selbstheilungskräfte, um uns ein Leben ohne Krankheit zu ermöglichen.«
- »Es gibt für uns keine Hilfe vom Kosmos.«
- »Die Tiernatur des Menschen ist die Quelle des Bösen.«

Die erste falsche Zuschreibung ist auf die Zellmembran gerichtet, deren Hauptfunktion es ist, die Zelle vor dem Eindringen falscher Gedankenformen zu schützen.

Die zweite falsche Zuschreibung zielt insbesondere auf die natürliche Schutzfunktion des Körpers vor Krankheiten und auf seine Selbstheilungskräfte, indem sie behauptet, der Körper besitze sie nicht.

Die dritte falsche Zuschreibung verleumdet unsere positive symbiotische Beziehung zum Kosmos und trennt die Körperzellen dadurch von ihrem kosmischen Wissen ab. Dadurch wird die den Zellen innewohnende Weisheit dem Verstand unterworfen, der dann ohne das nötige Wissen den Schutz des Körpers übernimmt.

Die vierte falsche Zuschreibung verteufelt unsere Tiernatur, insbesondere unsere Sexualorgane, indem sie impliziert, dass unsere ganze Natur fehlerhaft ist, weil sie Tiernatur ist. Wie in Kapitel 9 erläutert, empfangen unsere Sexualorgane im gesunden Zustand die *Chi*-Energie vom Kosmos, die unsere Lebenskraft erneuert. *Chi* wird auch zum Heilen benötigt. Die Verteufelung unserer Sexualität beeinträchtigt unsere Fähigkeit, *Chi* vom Kosmos zu empfangen. Erinnern wir uns daran, dass *Chi* kosmische Liebe ist. Unsere Ganzheit und unsere Gesundheit sind außerdem mit unserem Gewahrsein verbunden, dass wir ein Teil der Natur als eines Ganzen sind, und dass wir uns für die Liebe öffnen müssen, die uns die Natur anbietet. Dieses Gewahrsein ist gestört, wenn wir unsere Tiernatur verleumden und leugnen, dass wir ein unveräußerlicher Teil des Tierreiches und der Natur sind.

Ein neuartiger Blick auf den Mechanismus von Krankheit

Die Arbeit an diesem Buch bestand zum Teil darin, Material zum Thema Selbstheilung zusammenzustellen, das wir im Verlauf der letzten acht Jahre gesammelt hatten. Beim Zusammentragen drängte sich uns die Feststellung auf, dass fast alle Sätze, die im Zusammenhang mit Krankheiten auftauchten, zwei Elemente enthielten: Selbstzweifel und Angst. Außerdem bemerkten wir, dass dieser Selbstzweifel und die Angst auf die eine oder andere Weise die Körperzellen beschädigt hatten. Der Weise erklärte uns auf unsere diesbezüglichen Fragen, dass alle Beschwerden und Krankheiten das Ergebnis von Selbstzweifeln oder Angst sind, die Eingang in die Körperzellen gefunden haben. Dies ist leichter zu verstehen, wenn wir uns klar machen, dass alle falschen Zuschreibungen, Projektionen und Giftpfeile letzten Endes Selbstzweifel einführen, die Ängste hervorrufen. Wenn auch nicht immer offen zum Ausdruck gebracht, so ist Angst doch oft unausgesprochen impliziert, wie in dem Satz: »Wenn du nicht regelmäßig zur Vorsorgeuntersuchung gehst, weißt du nicht, ob du vielleicht im Begriff bist, Brustkrebs zu entwickeln.«

Der Zweifel, der in dieser Bemerkung steckt, erzeugt im Körper Angst, weil die Körperzellen die Bedeutung von Worten anders auffassen als der Geist. Der Körper hört die angsterregende Implikation, es bestehe eine große Wahrscheinlichkeit, Brustkrebs zu bekommen. Als Folge verliert er das natürliche Vertrauen in seine Gesundheit und beginnt zu zweifeln. Was den Verstand angeht, so stimmt er einfach dem zu, was die öffentliche Meinung zu dem Thema sagt.

Es wurde an früherer Stelle erläutert, dass jede Zelle das vollständige Wissen um die kosmischen Harmonieprinzipien besitzt; es ist in unserer DNA enthalten. Dieses Wissen der Zellen spüren wir als unumstößliche Gewissheit. Die Einführung von Selbstzweifeln hat jedoch die machtvolle Wirkung, diese Gewissheit der Körperzellen in zwei Teile zu spalten. Wir erleben diesen Vorgang als körperlich spürbare Unsicherheit. Die Zellen sind verunsichert bezüglich dessen, was sie wissen – dies erzeugt Angst in jenem Teil des Zellbewusstseins, der von der inneren Wahrheit abgespalten wurde.

Wenn wir über eine bereits eingetretene Krankheit in den Begriffen der konventionellen Medizin denken oder reden, so besteht die Gefahr, dass wir, ohne es zu wollen, einen oder mehrere Faktoren einführen, die die Krankheit aufrechterhalten. Häufig ist es notwendig, sowohl den Namen der Krankheit zu deprogrammieren als auch unsere Identifikation mit ihr als etwas, das wir besitzen oder das uns besitzt, wie in dem Ausspruch »meine Hepatitis« oder »Ich habe Diabetes.« Ebenso müssen wir alle Selbstbilder deprogrammieren, die wir uns in Verbindung mit der Krankheit zugelegt haben, wie zum Beispiel »Ich bin ein besonders schwieriger, rätselhafter oder ungewöhnlicher Fall.« (Vgl. auch Kapitel 24)

Ängste, die Krankheit verursachen oder auslösen

Die Anwesenheit von Ängsten ist immer ein Zeichen dafür, dass eine helfende Funktion unserer eigenen Natur oder ein kosmischer Helfer aus unserem Bewusstsein ausgeblendet ist und uns daher nicht zu Hilfe kommen kann. Die Abwesenheit dieser Helfer macht Teile unseres Körpers anfällig für Krankheiten. Ihr Wissen, dass sie verletzlich sind, macht diesen Körperteilen Angst. Dieser Zusammenhang macht deutlich, dass hinter jeder Angst ein nicht erkannter Helfer steht – eben jener Helfer, den wir brauchen, um uns vor dem zu schützen, wovor wir Angst haben.

Die Körperzellen wissen genau, welche Sätze und Bilder ihre Ganzheit gestört haben. Diese Tatsache ist uns eine große Hilfe, wenn wir die Ursachen herausfinden wollen, die für eine bestimmte Angst verantwortlich sind und daher zu einer Krankheit geführt haben. Wir brauchen unseren Körper nur in einer kurzen Meditation zu bitten, uns diese Sätze und/oder Bilder ins Bewusstsein zu bringen.

Es folgt eine Aufstellung der wichtigsten fehlgeleiteten Glaubensvorstellungen, die hinter der Angst, krank zu werden, stehen:
- die Vorstellung, wir seien von Natur aus unvollständig
- die Vorstellung, wir seien von Natur aus für Krankheiten anfällig
- die Vorstellung, es gäbe keine Hilfe vom Kosmos
- die Vorstellung, der Körper sei sterblich

In Bezug auf die zuletzt genannte fehlgeleitete Vorstellung hat uns der Weise auf die Tatsache verwiesen, dass der Körper, wie alle anderen Dinge in der Natur, komprimiertes kosmisches Bewusstsein ist. Beim Tod wird das Bewusstsein, aus dem die Körperzellen bestehen, in eine unsichtbare Form transformiert. Die falsche Vorstellung, der Körper sei sterblich, bringt die Körperzellen dazu, sich vorzustellen, sie würden in einen bodenlosen dunklen Abgrund geworfen. Wenn dann die Möglichkeit des Todes näher rückt, erstarren sie vor Angst. Wenn wir die fehlgeleiteten Glaubensvorstellungen, die diese Ängste verursacht haben, deprogrammieren, dann werden die Helfer, die durch diese Vorstellungen blockiert oder eingesperrt waren, befreit und können ihre Schutzfunktionen wieder ausüben. (Eine ausführlichere Beschreibung, wie wir uns von Ängsten befreien können, findet sich in Kapitel 29.)

Kapitel 12: Beispiele von Heilungen geringfügiger Erkrankungen

Die folgenden Beispiele illustrieren Heilungserfahrungen, die mit Hilfe des I Ging erzielt wurden. Einige davon betrafen uns persönlich, andere stammen von Familienangehörigen oder Freunden.

Die ersten Heilungserfolge stellten sich ziemlich unmittelbar ein und betrafen eher geringfügige Erkrankungen. Unsere Einschätzung dessen, was als geringfügig anzusehen sei, sollte sich jedoch mehr als einmal als unzutreffend erweisen. Ein Beispiel dafür war der Fall einer Funktionsstörung der Bauchspeicheldrüse, die nach herkömmlichen Maßstäben gefährlich, mit Hilfe des Weisen aber relativ leicht zu beheben war.

Aber auch die umgekehrte Erfahrung traf zu: Dinge, die wir zunächst als geringfügig eingeschätzt hatten, wie zum Beispiel eine Nasennebenhöhlenentzündung, stellten sich als kompliziert heraus und verlangten wiederholte Bemühungen.

Für die Auswahl der folgenden Beispiele war die Tatsache ausschlaggebend, dass uns jedes über den konkreten Fall hinaus einen allgemein gültigen Aspekt von Krankheit zeigte.

Unsere Vorgehensweise

Sie mögen sich fragen, wie wir es anstellten, mit dem Weisen zu kommunizieren, um die Ursachen von Krankheiten zu erforschen. Das I Ging beruht in seinen Ursprüngen auf der Praxis, in einer Art Zeremonie Fragen an den Kosmos zu richten, die durch ein einfaches Ja oder Nein beantwortet werden konnten.[23] Diese Methode wurde allmählich durch eine andere ersetzt, durch die differenziertere Antworten erhalten werden konnten: ein eindeutiges Ja, ein relatives Ja, ein eindeutiges Nein und ein relatives Nein. In späterer Zeit wurden drei Münzen benutzt, um die entsprechenden Antworten zu erhalten.

Da wir diese Methode bereits benutzt hatten, um die Orakelbotschaften zu klären, die wir durch Hexagramme erhalten hatten, nannten wir sie die »Drei-Münz-Rückfrage-Methode«, abgekürzt DMR-Methode. Bei der Untersuchung von Krankheitsursachen benutzten wir dieselbe Methode, um Fragen direkt an den Weisen zu richten. (Die genaue Beschreibung finden Sie in Kapitel 19.)

---

23 Richard Wilhelm, *I Ging – Das Buch der Wandlungen,* Eugen Diederichs Verlag, Köln 1956, S. 11.

Diese Methode hat sich als sehr zuverlässig erwiesen, sofern wir darauf achten, dass unser Geist beim Fragestellen neutral und offen ist, das heißt frei von Erwartungen (Hoffnungen, Ängsten oder Vorurteilen), was die Antwort betrifft. Außerdem müssen wir frei von Misstrauen in den Prozess sein, weil jedes Misstrauen den Fall der Münzen beeinträchtigt. Wenn wir neutral sind, spiegeln uns die Münzen die innere Wahrheit der betreffenden Angelegenheit wider. Im Laufe unserer langjährigen Erfahrung mit dieser Methode wurde uns klar, dass der Weise das, was wir gefühlsmäßig durch unsere innere Wahrheit (DNA) wissen, in Worte übersetzt.

Zur Befragung benutzen wir drei gleiche Münzen, zum Beispiel 5-Cent-Stücke. Die Kopfseite lesen wir als »Ja« und schreiben sie als Pluszeichen (+) auf, die Zahlseite lesen wir als »Nein« und schreiben sie als Minuszeichen (-) auf. Erscheint dreimal Kopf, schreiben wir (+++), was ein eindeutiges Ja bedeutet. Zweimal Kopf und einmal Zahl schreiben wir als (++), was ein relatives Ja bedeutet. Zweimal Zahl und einmal Kopf schreiben wir als (- -), um ein relatives Nein zu bezeichnen. Dreimal Zahl (- - -) bezeichnet ein eindeutiges Nein. Ein eindeutiges Nein kann entweder ein klares Nein auf unsere Frage sein, es kann aber auch andere Bedeutungen haben, wie zum Beispiel: »Deine Frage geht in die falsche Richtung« oder »Du hast mir dieselbe Frage gerade schon einmal gestellt.«

Eine Funktionsstörung der Bauchspeicheldrüse

Bald nachdem wir gelernt hatten, dass eine Krankheit durch Deprogrammieren ihrer psychischen Ursachen geheilt werden kann, besuchten wir eine Freundin in München, die von einem Afrikabesuch mit einer Funktionsstörung der Bauchspeicheldrüse zurückgekehrt war – eine Erkrankung, die nur in den Tropen vorkommt. Unsere Freundin litt unter Durchfall, starken Schmerzen in der Bauchspeicheldrüse, die kein tierisches Eiweiß mehr verarbeiten konnte, und sie vermutete eine Entzündung im Dickdarm. Sie hatte sich vorgenommen, nach unserem Besuch das tropenmedizinische Institut aufzusuchen.

Wir zögerten, ihr vorzuschlagen, die Angelegenheit mit Hilfe des I Ging zu untersuchen, weil wir uns nicht vorstellen konnten, dass ein so schwerwiegendes Problem durch Deprogrammieren von krankmachenden Gedanken geheilt werden könnte. Noch während unseres Aufenthaltes hatte unsere Gastgeberin jedoch einen Traum, den sie uns am nächsten Morgen erzählte. Darin sah sie einen ovalen, wulstigen Bilderrahmen ohne Bild. Es kamen zwei Helfer, die den Rahmen betrachteten und zueinander sagten: »Das ist gar nicht so schlimm mit ihrer Krankheit, es ist ganz leicht, man muss nur oben rechts ein kleines Stück ausbessern.« Als wir diesen Traum hörten, fragten wir sie, ob sie möchte, dass wir den Traum mit Hilfe des I Ging näher deuten. Sie willigte ein.

Der Weise bestätigte uns durch die Münzen, dass wir die Antwort auf das Problem finden könnten. Zunächst einmal sollten wir dem ovalen Rahmen Beachtung schenken. Der Rahmen erinnerte uns an jene altmodischen Bilderrahmen, die für Ahnenfotos verwendet werden. Dies veranlasste uns zu fragen, ob es etwas mit einem Ahnen zu tun hat. Wir erhielten (+++). Unsere weiteren Fragen förderten zutage, dass die inzwischen verstorbene Großmutter unserer Freundin die Quelle der Krankheit war. Unsere Freundin erklärte uns, dass sie diese Großmutter nie sonderlich gemocht hatte, und sie erinnerte sich, dass die Großmutter sie in ihrer Kindheit in ihrer Wut einmal verflucht hatte mit den Worten: »Du kleiner Deiwel! Das Leben soll dir zur Hölle werden!« Der Weise bestätigte mit einem dreifachen Ja, dass der Defekt im Rahmen für diesen Fluch stand – der Fluch war ein Giftpfeil. Wir fragten, ob dies die einzige Ursache für die Krankheit war und erhielten (- -).

Durch weitere Rückfragen wurden wir zu einem anderen Erlebnis unserer Gastgeberin geführt, das sie als 14-Jährige hatte. Sie hatte zugesagt, eine Freundin zu einer Geburtstagsparty zu begleiten, wurde aber in letzter Minute verhindert. Das Unglück geschah, dass die Freundin auf ihrem Weg zu der Party bei einem Unfall ums Leben kam. Unsere Gastgeberin hatte sich daraufhin schlimme Vorwürfe gemacht und sich seither die Schuld am Tod der Freundin gegeben. Diese Schuldgefühle trugen zu der Krankheit bei, indem sie ihre Selbstheilungskräfte schwächten. Sie waren als falsche Zuschreibung zu deprogrammieren. Danach fragten wir, ob es noch mehr zu untersuchen gäbe, und erhielten (++).

Ein drittes Element, das zu der Krankheit beitrug, war eine Angewohnheit ihrer Mutter, über Erkrankungen ihrer Tochter zu reden und dadurch Beachtung zu bekommen. Das führte dazu, dass die Tochter unbewusst krank wurde, um der Mutter zu dieser Art von Beachtung zu verhelfen. Ohne es zu wissen, hatte sie sich selbst mit der falschen Zuschreibung belegt: »Mutter liebt mich nur, wenn ich krank bin.«

Zwei Wochen, nachdem unsere Gastgeberin die drei Ursachen deprogrammiert hatte, war sie in der Lage, wieder normal zu essen, und alle Symptome verschwanden. Sie ist nun bereits seit sieben Jahren beschwerdenfrei.

Dämonische Elemente in der Psyche als Ursache von geringfügigen Erkrankungen

Gewisse geringfügige Erkrankungen können durch dämonische Elemente verursacht werden. Die Rede ist hier von Elementen in der Psyche, die im Zuge der Konditionierung im Kindesalter erzeugt werden. Sie rühren von Ängsten her und nehmen die Form von inneren Stimmen an, die uns sagen, was wir zu tun haben und was für schreckliche Dinge geschehen würden, wenn wir uns weigern. Diese dämonischen Elemente sind die Quelle zahlreicher subtiler und kaum vernehmbarer halbbewusster Gedanken, die uns impulsiv, triebhaft oder zwanghaft handeln lassen. Zuweilen können sie auch als laute, uns herumkommandierende Stimmen zu hören sein, die uns drängen, etwas zu tun oder nicht zu tun. In Träumen können sie als bedrohliche, kommandierende oder uns verdammende Figuren auftreten. Wir unterscheiden hierbei *Kobolde, Dämonen und Drachen.* All diese dämonischen Elemente sind in der einen oder anderen Form »zum Leben erweckte« fehlgeleitete Glaubensvorstellungen.

Kobolde ersetzen und unterdrücken das gesunde Funktionieren unserer Psyche durch halbbewusste Gedanken, die uns vorschreiben, was wir denken, fühlen oder tun »sollten«. Sie diktieren uns die moralischen Vorschriften des Kollektivs und fungieren als dessen Repräsentanten in unserer Psyche.

Dämonen haben die Funktion, die übrigen dämonischen Elemente in der Psyche mit *Chi* zu versorgen. Diese Energie stehlen sie entweder von uns selbst, von den Menschen in unserer Umgebung oder von der Natur, indem sie uns Ängste einjagen oder Schuldgefühle machen oder andere Ego-Emotionen wie beispielsweise Hass, Rachsucht, Trotz oder Selbstmitleid in uns erzeugen.

Drachen sind die selbsternannten »Könige« in der Psyche. Sie üben eine tyrannische Herrschaft aus, die sich auf Selbstzweifel, Ängste und Schuldgefühle stützt. Das folgende Beispiel zeigt, wie dämonische Elemente eine akute Beschwerde erzeugen können.

Dämonische Elemente verursachten heftiges Kopfweh

Ein starker Druck im Stirnbereich brachte Hanna Moog dazu, mittels der DMR-Methode folgenden Dialog mit dem Weisen zu führen:

Kommt die Ursache meines Kopfwehs von außen? (++) Von jemandem aus meiner Familie? (++) Rasch hatte sie die Person, die die Quelle war, identifiziert. Ihre nächste Frage zielte darauf ab herauszufinden, nach welcher Art von Gedanken zu suchen sei: Ist es etwas, das mich herabsetzt? (- -) Etwas, das mich erhöht? (++) Ist es Bewunderung? (++) Ein Dämon der Bewunderung? (++) Ist das die einzige Ursache für meine Beschwerde? (- -) Gibt es noch mehr von derselben Person? (- -) Von jemand anderes außerhalb von mir? (- -) Habe ich mich selbst mit etwas belegt, das diesen Dämon angezogen hat? (++) Ist es ebenfalls ein Dämon? (++) Sonst noch etwas? (++) Ein Kobold? (++) Hat es etwas mit dem Gefühl zu tun, selbst besonders wichtig zu sein? (++) Ein Kobold und Dämon der Selbstüberschätzung? (++) Gibt es sonst noch eine Ursache für das Kopfweh? (- -)

Kaum hatte Hanna die Ursachen deprogrammiert, ließ der Druck nach und das Kopfweh kehrte nicht wieder. (Siehe die komplette Beschreibung der Deprogrammierungsmethoden in Kapitel 21.)

Dieser Fall zeigt, dass die Bewunderung für einen Menschen genauso viel Schaden anrichtet wie eine Herabsetzung. Bewunderung ebenso wie Herabsetzung verstößt gegen das kosmische Harmonieprinzip der Gleichwertigkeit. Bewunderung erzeugt zwei Dinge: Sie setzt die Person, die eine andere bewundert, herab, während sie die andere überhöht. Wenn wir einen Menschen bewundern, wird unbewusst das Bedürfnis erzeugt, als Nächstes einen Fehler bei ihm zu entdecken, um den Unterschied auszugleichen.

Der Fall zeigt auch, wie dämonische Elemente in uns selbst wiederum dämonische Elemente von anderen Menschen in unserer Umgebung anziehen können.

Ein anderes Beispiel für dieses Prinzip ist der im Folgenden beschriebene Fall, bei dem es um den Genuss von Wein geht, der durch negative Bemerkungen verteufelt worden war.

Verteufelter Wein verursacht Kopfschmerzen

Am Morgen nach dem Genuss eines bestimmten Weines wachte Hanna mit Kopfschmerzen auf. Sie ging der Sache mit folgenden Fragen auf den Grund: Habe ich den Wein mit etwas belegt? (+++) Hat es etwas mit der Angst zu tun, ich könnte zu viel Wein trinken? (++) Der Angst, zu viel Weingenuss könnte meinem Gehirn schaden? (- -) Gilt es noch nach einer weiteren Ursache zu suchen? (+++) Der Gedanke, ich könnte süchtig werden? (- -) Irgendein Gedanke, dass der Genuss von Wein sich negativ auf meine Gesundheit auswirken könnte? (+++) Folgende Sätze waren als Giftpfeile zu deprogrammieren: »Vielleicht habe ich zu viel Wein getrunken« und »Der Genuss von zu viel Wein ist schlecht für die Gesundheit.«

In einem ähnlichen Fall lag die Ursache für Kopfschmerzen nach dem Genuss von Wein in Giftpfeilen, mit denen jemand anderes den Wein belegt hatte. Die Quelle war unser örtlicher Weinhändler. Wir stellten folgende Fragen: Hatte er den Gedanken, dass der Preis für diesen Wein den vergleichbarer Weine unterbot? (++) »Es ist ein billiger Wein.« (+++) Sonst noch etwas? (++) »Es fehlt ihm jede Qualität.« (++) Sonst noch etwas? (- -)

In beiden Fällen verschwand das Kopfweh innerhalb einer halben Stunde nach dem Deprogrammieren der Ursachen.

Begehren als Ursache von plötzlichem Unwohlsein

Eine Freundin von uns ging durch eine schwierige Zeit. In uns kam der starke Wunsch auf, sie möge das I Ging benutzen, um den Grund für ihre Probleme zu verstehen. Als uns beide ein plötzliches Unwohlsein befiel, gingen wir der Sache nach und fanden heraus, dass uns die Freundin einen Giftpfeil gesendet hatte, der ihr Gefühl des Grolls auf das I Ging enthielt. Das I Ging belehrte uns daraufhin, dass jegliches Begehren, jemand möge etwas Bestimmtes tun – selbst wenn wir es nur in Gedanken begehren – eine Grenzüberschreitung in den persönlichen Raum des anderen darstellt, die sofort eine Gegenreaktion auslöst. Unser Begehren implizierte eine falsche Zuschreibung und einen Giftpfeil, sie sei nicht offen genug, auf ihre Weise zu lernen. Wir deprogrammierten unser Begehren sowie die implizierte Unterstellung, sie sei dem I Ging gegenüber verschlossen, und den Groll-Giftpfeil, mit dem sie reagiert hatte. In kürzester Zeit war unser Unwohlsein verschwunden.

Ein Giftpfeil als Ursache für Bauchschmerzen

Nach einem Restaurantbesuch stellten sich bei Carol Anthony Bauchschmerzen ein. Sie entschloss sich zu einer Kurzmeditation, um die Ursache herauszufinden. Dabei kam ihr der Satz in den Sinn: »Das ist etwas, das ich zu Hause nie essen würde.« War dieser Gedanke die Ursache? (++) Habe ich dadurch das Essen mit einer falschen Zuschreibung belegt? (++) Will der Weise mich darauf aufmerksam machen, dass solche scheinbar harmlosen Gedanken Probleme verursachen können? (+++)

Die Bauchschmerzen verschwanden, nachdem Carol den Satz als falsche Zuschreibung deprogrammiert hatte. Aus dieser und weiteren Erfahrungen lernten wir, dass das Anstellen von Vergleichen fast immer falsche Zuschreibungen oder Giftpfeile erzeugt, weil sie das kosmische Harmonieprinzip der Einzigartigkeit verletzen.

Eine automatische Projektion als Ursache von Verstopfung

Eine für sie ungewöhnliche Verstopfung veranlasste Martha S., der Ursache mit Hilfe des I Ging nachzugehen. Am Vortag hatte sie zu Mittag ein Käsebrot und abends eine Pizza gegessen. Beim Überprüfen der Angelegenheit mit Hilfe des Weisen fiel ihr ein Satz ein, der ihr beim Essen der Pizza durch den Kopf gegangen war: »Käse kann zu Verstopfung führen.«

Aufgrund dieser Begebenheit lernten wir, dass verallgemeinernde Behauptungen dieser Art automatische Projektionen erzeugen, da sie eine festgelegte negative Beziehung implizieren – in diesem Fall zwischen Käse und Verstopfung. Eine solche Bemerkung erscheint harmlos, doch in Wirklichkeit ist sie eine Projektion mit negativer Wirkung auf den Körper.

Falsche Zuschreibungen zum Wetter als Ursache von körperlichen Beschwerden

Es ist eine weit verbreitete Meinung, dass das Wetter die Ursache bestimmter körperlicher Beschwerden sei. Gedanken, die diese Meinung widerspiegeln, sind Projektionen, die zu sich selbst erfüllenden Prophezeiungen werden können.

Carol sollte diese Erfahrung machen, nachdem sie eine Reihe von Sätzen deprogrammiert hatte, die eine Steifheit in ihrem Rücken verursacht hatten. Der Zustand verbesserte sich zwar, kam aber nicht vollständig in Ordnung. Erst einige Zeit später kam es ihr in den Sinn nachzufragen, ob die Hartnäckigkeit, mit der sich eine gewisse Reststeife hielt, auf die allgemein verbreitete Vorstellung das Wetter betreffend zurückzuführen sei. Und tatsächlich stellte sich heraus, dass dies der Hauptgrund war, der das Symptom aufrechterhalten hatte.

Erst als wir diesen Fall für dieses Buch beschrieben, kam es Carol in den Sinn nachzufragen, ob eine ähnliche, stark verallgemeinernde Behauptung über das Wetter auch für die Ursache der hartnäckigen Schleimbildung in ihrem Hals verantwortlich sei. Wiederum lautete die Antwort Ja. Der entsprechende Satz war: »Wetter verursacht Erkältungen und Nasennebenhöhlenprobleme.« Einige Zeit später fand sie einen ähnlichen Satz, der weitere körperliche Beschwerden in der Vergangenheit erklärte: »Wetter kann gesundheitliche Probleme verursachen.«

Hanna Moog fand für sich den Satz: »Das Wetter macht uns krank.« Sie entdeckte in diesem Zusammenhang, dass dieser Satz die Ursache für ihre leichten Nasennebenhöhlenbeschwerden, für gelegentliche leichte, an Arthritis erinnernde Schmerzen und für gelegentliches leichtes Kopfweh war.

Es ist relativ einfach nachzuvollziehen, dass das Herstellen eines kausalen Bezugs zwischen bestimmten Wetterverhältnissen und bestimmten Arten von körperlichen Beschwerden oder

Schmerzen einen Giftpfeil erzeugt, der die Beziehung zwischen dem Wetter und dem betreffenden Körperteil vergiftet. Wenn jedoch eine Beschwerde unter allen Wetterbedingungen andauert – wie im Fall des steifen Rückens –, dann können wir leicht übersehen, dass dies möglicherweise auf eine verallgemeinernde falsche Behauptung zurückzuführen ist. Erst wenn wir uns die weitreichende Wirkung einer unspezifischen Behauptung vor Augen halten, wie zum Beispiel »Wetter kann gesundheitliche Probleme verursachen«, kann uns die Frage in den Sinn kommen, ob eine falsche Zuschreibung dieser Art die Ursache für ein anhaltendes gesundheitliches Problem ist. Solche falschen Zuschreibungen und Giftpfeile geben Zeugnis von der Feindschaft, die die Menschheit jahrhundertelang zwischen sich und der Natur geschaffen hat.

Behauptungen, wonach bestimmte Wetterverhältnisse gesundheitliche Probleme verursachen, sind zahlreich und beziehen sich auf Wind, Regen, Kälte, Hitze, Schwüle, trockenes und feuchtes Wetter. Auch die Erde wurde mit ähnlichen Arten von falschen Zuschreibungen und Giftpfeilen belegt, beispielsweise wenn wir annehmen, bei Erdbeben sende die Erde negative Schwingungen aus. Wenn die Erde mit solchen falschen Interpretationen belegt wird, erzeugen diese in der Tat eine giftige Reaktion. Nur dürfen wir die Reaktion nicht mit der Ursache verwechseln.

Projektionen und Giftpfeile als Ursache von akutem Schmerz

Ein akuter Schmerz im Bein veranlasste Carol, nach der Ursache zu suchen. Sie fand sie in einer Projektion und einem Giftpfeil, die von einem Bekannten kamen. Der Mann hatte in Gedanken einen Vergleich zwischen Carol und seiner eigenen Mutter gezogen. Carol fragte mit Hilfe der Münzen: »Geht es um einen Vergleich, der mit den Worten beginnt ›Meine Mutter ist auch…?‹« (+++) »…schwierig im Umgang« (- -) »…vergesslich?« (++) Sonst noch etwas? (- -)

Da Carol gelernt hatte, dass solche falschen Gedankenformen nur dann in den Körper eindringen können, wenn wir ein Loch in unserem natürlichen Schutzmantel haben, fragte sie den Weisen, ob es ein solches Loch in ihr gäbe. Die Antwort lautete Ja. Sie fand heraus, dass das Loch durch ein Selbstbild verursacht war, das Carol sich zu eigen gemacht hatte: »Ich bin anders als andere alte

Leute, weil ich nicht krank bin.« Durch dieses Sich-Rühmen hatte sie sich selbst mit einer Projektion und einem Giftpfeil belegt.

Der Schmerz war rasch vergangen, nachdem sie die Projektionen und Giftpfeile deprogrammiert hatte.

Ein Fall von Schlaflosigkeit

Während der Arbeit an diesem Buch ging Carol durch eine Phase, in der sie mitten in der Nacht aufwachte und Schwierigkeiten hatte, wieder einzuschlafen. Eine Zeitlang half sie sich damit, dass sie aufstand und das I Ging mit einer Liste von Fragen konsultierte, die ihr beim Aufwachen in den Sinn gekommen waren. Meist war es eine lange Liste, deren Abarbeitung ein bis zwei Stunden Zeit erforderte. Eines Nachts war sie zu müde, um aufzustehen, doch bemerkte sie, dass die nächtlichen Störungen ein Muster aufwiesen: Gewöhnlich kam ihr ein Gedanke oder eine Sorge in den Sinn, meist zu einem Thema, das außerhalb ihrer persönlichen Eingriffsmöglichkeiten lag. Sobald sie erkannte, dass sie nichts an der Sache ändern konnte, präsentierte sich eine andere Sorge, die ihren Geist beschäftigte, bis Carol erkannte, dass sie auch an dieser Sache nichts ändern konnte. Sobald sie dies erkannt hatte, stellte sich das nächste Problem vor, und so weiter und so fort.

Carol beschloss zu meditieren, um ein genaueres Bild von dem Muster zu gewinnen. In der Meditation sah sie einen fetten Blutegel, der sich an ihre Hand angeheftet hatte und ihr das Blut aussaugte. Mit Hilfe der Münzen fand sie heraus, dass dieser »Blutegel« ein dämonisches Element war, das für das beschriebene Phänomen verantwortlich war. Der Name »Greifer« kam ihr spontan als Bezeichnung für dieses Element. Der Weise bestätigte, dass dieser Greifer eine häufige Ursache für Schlaflosigkeit sei. Er wird besonders nachts aktiv und kann uns entweder vom Einschlafen abhalten oder uns mitten in der Nacht belästigen, wenn wir aus irgendeinem Grund kurz aufgewacht sind. Die unterschwelligen Sorgen, Ängste und Gefühle von Hilflosigkeit und Hoffnungslosigkeit, die der Greifer in uns verursacht, können auch der Grund für Hitzewallungen und nächtliche Schweißausbrüche sein.

Folgende Dinge sind typisch für die Art von Gedanken, mit denen uns ein Greifer foltern kann: die unhaltbare Situation, was die Schädigung der Umwelt angeht, Kriege irgendwo auf der Welt, Katastrophen, Kriminalität, soziale Missstände und ähnliche negative Nachrichten aus den Medien. Außerdem Befürchtungen der verschiedensten Art, beispielsweise dass wir nicht die Hilfe erhalten werden, die wir brauchen, oder Angst vor einer ungewissen Zukunft nach dem Motto »Man weiß nie, was passieren wird.« Der Greifer mästet sich an Redewendungen wie »Es gibt keine Garantie« (in Bezug auf Hilfe vom Kosmos) oder »Es kann etwas Unerwartetes geschehen.«

Der Greifer macht uns auch Schuldgefühle und hält uns dermaßen darin gefangen, dass wir gar nicht bemerken, dass sie auf einem Schuldbegriff beruhen, der eine Erfindung von Menschen und samt und sonders zu deprogrammieren ist (siehe Glossar: Schuld). Mit der Energie, die der Greifer aus unseren Gefühlen von Hoffnungslosigkeit, Hilflosigkeit und Schuld gewinnt, nährt er einen oder mehrere Drachen in unserer Psyche und beraubt uns auf diese Weise unserer Lebenskraft. Ein Beispiel für einen solchen Drachen ist der Satz: »Ein guter Mensch macht sich Sorgen über die Weltprobleme und tut etwas dafür (oder dagegen).«

Der Greifer verdankt seinen Erfolg der Tatsache, dass er uns die Dinge aus der menschenzentrierten Sicht zeigt. Diese Sichtweise gibt uns das Gefühl, wir müssten irgendetwas in der Sache *tun*, obwohl wir objektiv gesehen *äußerlich* gar nichts tun können. Der Blick auf das, was wir tun müssten, verstellt uns die Sicht auf die Helfer der unsichtbaren Welt, die tatsächlich auf die Situation Einfluss nehmen können, wenn wir sie darum bitten. (Anweisungen zum Deprogrammieren eines Greifers siehe Kapitel 21.)

Fälle von Unwohlsein

John D. hatte sich erfolgreich von den Ursachen eines Restless-Leg-Syndroms[24] befreit, das ihn über viele Jahre geplagt hatte. Dennoch klagte er über gelegentliche Rückfälle, wenn er zu Bett ging und sich entspannen wollte. Der Grund dafür war ein Fluch, mit dem er sein Bett belegt hatte, indem er ihm die Schuld an dem

---

24 Ein medizinischer Fachbegriff, der keine entsprechende Übersetzung hat. Gelegentlich wird der Begriff »kribbelnde Beine« dafür verwendet.

Leiden zugeschoben hatte. Nachdem er den Fluch deprogrammiert und sich beim Bewusstsein des Bettes entschuldigt hatte, hörten die Beschwerden auf.

Ähnlich erging es einer Frau, die äußerst sensibel auf die geringsten Unebenheiten in ihrem Bett reagierte. Sie fand heraus, dass sie sich als Kind mit der Prinzessin auf der Erbse in dem gleichnamigen Märchen identifiziert hatte. Diese Identifikation war eine falsche Zuschreibung und ein Giftpfeil, mit denen sie sich und alle Betten, in denen sie schlief, belegt hatte.

Unharmonische Gedankenformen beeinträchtigen nicht nur unseren Körper, sondern auch das Bewusstsein der Dinge, mit denen wir uns umgeben. Wie die genannten Beispiele zeigen, kann dies körperliche Beschwerden verursachen.

Körperliche und psychische Erinnerungs-Chips

Unter einem *körperlichen* Erinnerungs-Chip verstehen wir eine traumatische Erfahrung, die im Körper gespeichert ist, wie zum Beispiel im Muskelgewebe, Bauch, Herzen oder in den Schweißdrüsen. Ein solcher Erinnerungs-Chip kann sich als Knoten, Basalzellkarzinom oder Arterienverkalkung oder auch als unwillkürliche Zuckungen oder Beinausschläge, Schweißausbrüche und Ähnliches manifestieren. Die betreffenden Erinnerungs-Chips enthalten normalerweise die bildhaften Eindrücke des traumatischen Ereignisses, außerdem können sie negative Schlussfolgerungen enthalten, die wir aus der Erfahrung gezogen haben, sowie Schuldgefühle und die Angst, etwas Ähnliches könne in der Zukunft erneut geschehen.

Unter einem *psychischen* Erinnerungs-Chip verstehen wir eine traumatische Erfahrung, die in der Psyche gespeichert ist. Solche Chips gehen häufig mit einem körperlichen Erinnerungs-Chip einher. Sie verursachen in der Regel keine Krankheiten, sondern manifestieren sich zum Beispiel in Stottern oder in Verhaltensstörungen der verschiedensten Art.

(Hinweise zum Deprogrammieren von körperlichen oder psychischen Erinnerungs-Chips finden sich in Kapitel 21, *Deprogrammierungsmethoden.*)

Ein körperlicher Erinnerungs-Chip als Ursache eines Basalzellkarzinoms

Margret G. bat uns, einem Basalzellkarzinom im Bereich ihres Halsausschnitts auf den Grund zu gehen. Dabei stellte sich heraus, dass es sich um einen körperlichen Erinnerungs-Chip handelte. Er bestand aus (1) der erstarrten Erinnerung an einen schlimmen Sonnenbrand als Teenager, (2) Margrets Schlussfolgerung »Ich habe meine Haut auf Dauer beschädigt« sowie (3) der Erinnerung an eine operative Entfernung eines früheren Basalzell-Krebses in unmittelbarer Nähe zu diesem. Zusätzlich zu dem Erinnerungs-Chip identifizierten wir eine Angst vor weiteren Karzinomen. Diese war eine Projektion und ein Giftpfeil, die die betroffenen Hautzellen daran hinderten, sich zu erneuern.

Ferner war ein Erinnerungs-Chip in Margrets Psyche mit dem Basalzellkarzinom verbunden. Er hatte etwas mit ihrer Eitelkeit als Teenager zu tun, die sie veranlasst hatte, besondere Aufmerksamkeit auf ihr Aussehen zu legen, wozu auch eine gewisse Bräune gehörte. Das Bestreben, gebräunt auszusehen, hatte sie dazu gebracht, ihren gesunden Menschenverstand auszuschalten und zuzulassen, dass ihre Haut verbrannte.

Nachdem Margret alle Komponenten, die zur Entstehung der Basalzellschäden geführt hatten, und eine Reihe weiterer Dinge (siehe unten) identifiziert und deprogrammiert hatte, begann das Karzinom ganz allmählich zu schrumpfen. Als Margret uns erzählte, sie habe die Stelle immer wieder mit den Fingern befühlt und im Spiegel betrachtet, um zu sehen, ob sich etwas tat, mussten wir sie darauf hinweisen, dass dieses »Überwachen« eine Aktivität des Ego ist, die den Heilungsprozess behindert. Daraufhin sagte Margret ein entschiedenes Nein zu dieser Aktivität und übergab die ganze Angelegenheit dem Kosmos. Sechs Monate später stellte sie plötzlich fest, dass die Störung vollständig verschwunden war.

Unsere weitere Forschung in dieser Sache lehrte uns, dass es sich bei einem körperlichen Erinnerungs-Chip um ein Bemühen des Körpers handelt, die schädlichen Gedankenformen und Emotionen, die sich um ein traumatisches Erlebnis herum bilden, in Schach zu halten, um zu vermeiden, dass sie auch die benachbarten Zellen schädigen.

Bei den angedeuteten weiteren Komponenten, die Margret zu deprogrammieren hatte, handelte es sich um einen Dämon der Selbstbeschuldigung, ferner um eine Schuldzuweisung an die Sonne für das »Verursachen« des Basalzellkarzinoms sowie einen Kobold, der Ursache und Wirkung vertauscht. Außerdem musste sie das Wort »Krebs« und seine Assoziation mit den Wörtern »tödlich« und »dauerhaft« (Dauerschaden) deprogrammieren, weil solche Wörter dem Lebensprinzip der Transformation und Erneuerung zuwiderlaufen.

Ein körperlicher und psychischer Erinnerungs-Chip als Ursache für eine Allergie

Die 13-jährige Katja T. klagte über eine Allergie, die mehrmals täglich ihre Augen tränen ließ und ihre Nase zum Laufen brachte. Die Symptome machten ihr besonders in der Schule und bei sportlichen Aktivitäten zu schaffen.

Wir starteten eine systematische Untersuchung hinsichtlich des Zeitpunktes, des Ortes und der Umstände, die zu der Allergie geführt hatten. Dabei fanden wir heraus, dass die Allergie ihre Ursache in einem Erlebnis hatte, als Katja elf Jahre alt war. Sie war im Ferienhaus einer Freundin zu Besuch gewesen. Wir fragten sie, ob sie sich an irgendetwas Ungewöhnliches während dieses Besuches erinnerte. Katja nannte zwei Dinge: Sie hatte etwas »Glitschiges« im Badeteich gesehen, das ihr ein Ekelgefühl verursacht hatte; außerdem war eine Schranktür plötzlich aufgesprungen und hatte sie mit ihrer scharfen Kante im Rücken getroffen. Die Kombination dieser Erlebnisse hatte sie in einen ziemlichen Schock versetzt. Beim Heimkommen hatte Katja ihrer Mutter davon erzählt, und sie erinnerte sich nun, dass ihre Mutter kommentiert hatte: »Immer passiert dir was Schlimmes, wenn du dorthin gehst.« Dieser Satz war eine Projektion und eine falsche Zuschreibung, mit der die Mutter Katja belegt hatte. Die falsche Zuschreibung bewirkte, dass jeder folgende Besuch im Ferienhaus der Freundin eine Angst in Katja auslöste. Das Tränen ihrer Augen und das Laufen der Nase waren der Versuch ihres Körpers, die angsterregende falsche Zuschreibung aufzulösen. Obwohl uns der Weise bestätigte, dass ihr Körper auf längere Sicht gesehen mit dieser Aktivität Erfolg gehabt hätte, war es möglich, ihrem Leiden umgehend ein Ende zu setzen, indem Katja seine Ursache deprogrammierte.

Die falsche Zuschreibung, mit der die Mutter Katja unbeabsichtigt belegt hatte, ist ein Beispiel für eine verallgemeinernde Schlussfolgerung, die aus einem Schockerlebnis gezogen wird. Die Erinnerung an die Schocks – der Anblick des ekelerregenden Etwas im Teich und der Schlag in den Rücken – waren als Erinnerungs-Chips in Katjas Körper und Psyche gespeichert. Beide mussten deprogrammiert werden. Um dies zu tun, baten wir Katja, sich die Ereignisse in Erinnerung zu bringen und den Weisen zu bitten, die Erinnerung an sie zu löschen.

Das Löschen einer Erinnerung an ein traumatisches Erlebnis bedeutet, dass ihr negativer Gehalt und der damit verbundene Schock in der Erinnerung gelöscht werden. Katja wird sich auch in Zukunft an die äußeren Umstände erinnern können, aber ihr Körper ist künftig von der Angst befreit. Die Symptome, unter denen sie gelitten hatte, verschwanden innerhalb eines Tages.

Kapitel 13: Beispiele von Heilungen langwieriger oder chronischer Krankheiten

Obwohl sich dieses Buch in erster Linie an Leser wendet, die eine geringfügige Erkrankung heilen möchten, geben wir in diesem Kapitel Beispiele von langwierigen oder chronischen Krankheiten, deren Ursachen mit Hilfe unseres Buches *I Ging – Das Kosmische Orakel* herausgefunden und geheilt wurden. Wer mit Hilfe des I Ging eine komplexere Krankheit heilen möchte, kommt nicht umhin, sich mit der Befragung des Orakelbuches vertraut zu machen. Dasselbe gilt für das Enthüllen des Ego-Programms einer langwierigen Krankheit, das in Teil IV vorgestellt wird.

Unsere Erfahrungen haben gezeigt, dass die genaue Ursache einer Krankheit für jedes Individuum unverwechselbar ist, selbst wenn sich die äußeren Krankheitsbilder zweier Menschen gleichen. Der Grund liegt darin, dass die krankmachenden Ideen von Mensch zu Mensch verschieden sind. Lediglich die fehlgeleiteten

Ideen, die zwei Menschen für die gleiche Krankheit *anfällig* gemacht haben, können die gleichen sein.

Vergleichbar ist auch der Schaden, den die grundlegendsten der von fast allen Kulturen geteilten fehlgeleiteten Ideen und Glaubensvorstellungen in der Psyche und/oder im Körper anrichten. Die wichtigsten dieser Ideen sind in Teil IV erwähnt. Um die für einen bestimmten Krankheitsfall relevanten Ideen oder Glaubensvorstellungen zu identifizieren, können Sie die DMR-Methode verwenden und sich mit ihrer Hilfe zu den entsprechenden Stellen im Buch führen lassen.

Als wir begannen, chronische Krankheiten zu erforschen, dachten wir zunächst, wir könnten uns bestenfalls eine Besserung des Krankheitszustands erhoffen. Doch stellte sich mit Hilfe des Weisen in vielen Fällen heraus, dass durch das Deprogrammieren der krankmachenden Ideen den Krankheiten völlig der Boden entzogen wurde. Wir halten es daher inzwischen für möglich, dass es keine Krankheit gibt, die nicht mit kosmischer Hilfe und aktiver Mithilfe seitens des Kranken geheilt werden kann. Wenn der Kranke allerdings nicht gewillt ist, sein unharmonisches Denken aufzugeben, oder nicht genügend Ausdauer an den Tag legt, die verschiedenen Schichten von fehlgeleiteten Ideen hinter der Krankheit aufzudecken, dann kann die Heilung entweder sehr hinausgezögert werden oder insgesamt blockiert sein.

Unsere bisherigen Erfahrungen mit langwierigen Krankheiten haben uns gelehrt, dass wir es in diesen Fällen mit einem »Krankheitsprogramm« zu tun haben, das aus einem Kern und weiteren Elementen besteht (eine ausführliche Beschreibung dieser Elemente finden Sie in Teil IV, *Das Enthüllen des Ego-Programms einer langwierigen Krankheit*). Beim Erforschen einer hartnäckigen Erkrankung ist es daher notwendig, in unseren Bemühungen beharrlich zu bleiben, bis wir alle verborgenen Faktoren aufgedeckt haben. Wir müssen unseren Geist offen halten für die Möglichkeit, dass wir mit genügend Ausdauer und Hingabe und mit Unterstützung durch die unsichtbaren Helfer auch die verborgensten Einflüsse aufdecken und uns von ihnen befreien können. Der unten beschriebene Fall einer Arthritiserkrankung ist ein gutes Beispiel für den Erfolg solcher ausdauernden Bemühungen.

Arthritis

Mary M. hatte bereits seit mehreren Jahren unter Osteoarthritis gelitten. Betroffen waren der Hals, der Rücken, das Brustbein und verschiedene Gelenke in den Fingern, der Hand, den Ellenbogen, Hüften, Knien und Zehen. Wir haben insgesamt zwei Jahre mit Mary gearbeitet; während dieses Zeitraums war sie mehrfach über längere Zeit beschwerdefrei. Jedes Mal, wenn die Beschwerden wieder auftraten, waren die Symptome schwächer und weniger schmerzhaft. Außerdem war es ermutigend zu sehen, dass nach der ersten Sitzung die Symptome nur noch in ein oder zwei Bereichen des Körpers erneut auftraten. Bei jedem Wiederauftreten fanden wir mindestens eine weitere Ursache. Dieser Umstand lehrte uns, dass sich hinter bestimmten Krankheiten mehrere Ursachen in »Schichten« verbergen können; die tiefer liegenden Schichten können erst aufgedeckt werden, wenn die jeweils darüber liegende Schicht erfolgreich deprogrammiert worden ist.

Diese Erfahrung führte später zu unserer Entdeckung, dass langwierige Krankheiten von einem ganzen »Programm« krankmachender Gedanken und Vorstellungen aufrechterhalten werden (siehe Teil IV).

In unserer ersten Sitzung mit Mary entdeckten wir folgende falsche Zuschreibungen, mit denen sie als Kind belegt worden war: »Unsere Familie ist anfällig für Arthritis«, »Wenn du alt wirst, bekommst du Arthritis«, »Selbst die nettesten Leute bekommen Arthritis« und »Ich möchte nicht wie Tante V. werden.« (Tante V. gehörte für Mary zu den »netten Leuten«; sie war eine Tante, zu der Mary als Kind mit Bewunderung aufgeschaut hatte, die aber leider zwei Jahre mit Arthritis im Bett verbringen musste.) Marys Identifikation mit Tante V. produzierte die Projektion, dass Mary es auch eines Tages bekommen könnte, weil die Leute oft sagten, was für ein netter Mensch Mary sei. Nachdem diese falschen Zuschreibungen deprogrammiert waren, verschwanden die Symptome.

Als sie ein Jahr später wiederkehrten, fanden wir heraus, dass der Rückfall durch einen inneren Zweifel (eine Projektion) verursacht worden war: »Wie kann es so leicht verschwunden sein? Vielleicht kommt es zurück.« Dieser Zweifel war mit Marys Befürchtung verbunden, sie »könnte etwas tun, das ihre innere Arbeit rückgängig macht.« Wir lernten, dass Mary einen kosmischen Helfer um Unterstützung bitten konnte, der uns unter dem Namen »Arthritis-Arzt« vorgestellt wurde.

Außerdem machte uns der Weise darauf aufmerksam, dass Mary ihre Beschwerden – weil sie so hartnäckig waren – in ihrer Vorstellung mit einer »Strafe für ihre Sünde« verbunden hatte, die darin bestand, dass sie ihrer Religion den Rücken gekehrt hatte. Sie stellte sich vor, die Entzündung in ihren Gelenken sei ein »Höllenfeuer«, das zu erleiden ihr auferlegt war, solange sie noch auf dieser Erde weilte. Dieser Giftpfeil bildete eine weitere Ursachenschicht für die Arthritis, die, in Verbindung mit dem Zweifel, die Symptome zurückgebracht hatte.

Als die Symptome einige Monate später nochmals auftraten, fanden wir den Grund dafür in Marys Stolz über ihre wiedergewonnene gute Gesundheit. Sie hatte einer Freundin stolz vom Deprogrammieren ihrer Krankheit erzählt.[25] Der damit verbundene Verlust ihrer Bescheidenheit hatte dazu geführt, dass sich die Heilungshelfer zurückgezogen hatten.

Einige Monate später, als erneut Beschwerden auftraten, war eine weitere fehlgeleitete Idee zu deprogrammieren. Es war die Bemerkung: »Ich bin die Arthritis los.« Dieser auf den ersten Blick harmlos erscheinende Satz impliziert jedoch, dass die Arthritis das Problem war und nicht die fehlgeleiteten Glaubensvorstellungen, die sie verursacht hatten. Durch diese Verschiebung des Fokus wird die Krankheit zum Feind erklärt und die Tatsache übersehen, dass die Krankheit in Wirklichkeit der Bote war, der ihr die Nachricht brachte, dass sie Glaubensvorstellungen anhing, die im Widerstreit mit ihrer Natur lagen. Außerdem verleugnete die Bemerkung die Rolle der Helfer im Heilungsprozess.

---

25 Wir erhielten Hexagramm 16, *Die Begeisterung (Den Helfer der Transformation motivieren)*, Platz 1, wo es heißt: »Der Spruch ›Begeisterung, die sich äußert‹, bezieht sich auf unharmonische Situationen, nachdem jemand die Unterstützung der Helfer oder des Weisen erfahren hat. So mag der Hilfeempfänger anderen begeistert von der empfangenen Hilfeleistung erzählt und sich damit gerühmt haben, ›in der besonderen Gunst Gottes zu stehen‹, womit er seine natürliche Bescheidenheit verloren hat.« (Anthony/Moog, S. 253.)

Die Arthritis nahm einen letzten Anlauf eineinhalb Jahre später. Mary hatte den Ausdruck gebraucht: »… damals, als ich Arthritis hatte.« Wir fanden heraus, dass diesmal der Name Arthritis selbst die Ursache war, da er mit Bildern verbunden ist, die die Körperzellen in Angst und Schrecken versetzen. Sowohl die medizinische Beschreibung »kontinuierliche Verschlechterung der Gelenke«, als auch die Beschreibung »Angriff auf die Gelenke«, die das Wörterbuch gab, waren als Giftpfeile zu deprogrammieren.

Nachdem Mary den Namen Arthritis mitsamt den begleitenden Bildern deprogrammiert hatte, war sie endgültig von allen diesbezüglichen Symptomen befreit und ist es auch heute noch – fünf Jahre später.

Aus anderen Fällen von Arthritis lernten wir, dass die Beschwerden auch durch sekundäre falsche Zuschreibungen aufrechterhalten werden können, beispielsweise wenn wir auf unsere Gelenke schimpfen, weil sie uns Beschwerden bereiten, oder wenn wir unsere Gelenke als »schwach« verteufeln.

Da die Verwendung des Namens »Arthritis« die Krankheit am Leben erhält, baten wir den Weisen, uns den korrekten Namen für die Krankheit zu geben. Er lautet »Zersetzende Einflüsse«[26]. Dieser Name verweist auf Glaubensvorstellungen, die einen zersetzenden Einfluss auf die Gelenke haben. Unsere Gelenke haben die Funktion, verschiedene Körperteile durch Anziehung zusammenzuhalten. Diese natürliche Anziehung war durch bestimmte Glaubensvorstellungen, die Mary als wahr akzeptiert hatte, blockiert worden. Die Vorstellung »Wenn du alt wirst, bekommst du Arthritis«, implizierte den Zweifel an der Fähigkeit ihres Körpers, das ganze Leben über gesund zu bleiben. Dieser Zweifel, kombiniert mit der Furcht, an Arthritis zu erkranken, hatte Mary für diese spezifische Krankheit anfällig gemacht. Ihre Furcht wurde noch durch andere Gedanken und falsche Rückschlüsse gesteigert, so dass die Zellen ihrer Gelenke ihre Befürchtungen in die Tat umsetzten.

---

26 Ebenda. Hexagramm 58, *Freude*, Platz 5, S. 663.

Heuschnupfen

Im Frühjahr, das auf unsere erste spontane Heilungserfahrung folgte, erhielten wir Besuch von einer Freundin. Schon bald nach ihrer Ankunft stellte sich der Heuschnupfen ein, an dem sie seit 30 Jahren regelmäßig im Frühjahr litt, wenn die Luft von Pollen geschwängert war. Da wir wussten, dass sie für eine Befragung des I Ging offen war, schlugen wir ihr diesen Weg vor.

Mit Hilfe der DMR-Methode fragten wir den Weisen, ob das I Ging in diesem Fall helfen könne. Die Antwort lautete ++. Als Nächstes fragten wir, ob eine fehlgeleitete Glaubensvorstellung die Hauptursache sei, und erhielten wiederum ++.

Die gesuchte Glaubensvorstellung ließ sich auf ein Ereignis zurückführen, als unsere Freundin sechs Jahre alt war. Dies war das Jahr, als der Heuschnupfen begonnen hatte. Auf unsere Frage, woran sie sich in dem betreffenden Jahr erinnern könne, kam ihr folgende Episode in den Sinn: Bei der Heimkehr von der Schule hörte sie, wie ihre Großeltern miteinander sprachen: »Wie sollen wir es dem Kind beibringen?« Es stellte sich heraus, dass ihr Hund gestorben war, während sie in der Schule war. Kurze Zeit später begann der Heuschnupfen. Er verschlimmerte sich, als unsere Freundin, inzwischen erwachsen, den Tod eines Mannes zu beklagen hatte, in den sie sich verliebt hatte. Erst während unserer Sitzung mit dem I Ging fiel ihr der Zusammenhang zwischen den Todesfällen und dem Auftreten des Heuschnupfens auf.

Um den negativen Einfluss dieses Zusammenhangs besser zu verstehen, schauten wir uns noch einmal genauer die Bemerkung an, die die Großeltern gemacht hatten: »Wie sollen wir es dem Kind beibringen?« Wir fanden heraus, dass diese Frage im Kind die Idee verankert hatte, der Tod sei ein rätselhaftes, unnatürliches Ereignis, welches das Leben bedroht.

Fortan wurde das Erlebnis in jedem Frühjahr, wenn alles in der Natur zu neuem Leben erwachte, mit dem Bild des Todes als Bedrohung des Lebens verknüpft. Unsere Freundin musste die Worte der Großeltern sowie das Bild vom Tod als Bedrohung des Lebens deprogrammieren. Der Heuschnupfen verschwand binnen weniger Stunden, und unsere Freundin ist inzwischen seit sieben Jahren beschwerdefrei.

Immer häufiger entdecken wir, dass eine im Kindesalter erzeugte Angst, die auf ein erschütterndes Erlebnis zurückgeht, die Ursache für eine Krankheit sein kann. Das Beispiel zeigt, wie ein Mangel an Verständnis seitens der erwachsenen Betreuer und das mangelnde Vermögen, dem Kind zu helfen, einen Todesfall oder ein ähnlich erschütterndes Ereignis zu verarbeiten, lang anhaltende Folgen haben können.

Altern

Krankmachende Gedanken sind auch die Ursache zahlreicher Gesundheitsprobleme, die mit dem Altern zu tun haben. Älter zu werden ist etwas Natürliches, aber das Konzept des »Alterns« mit seinem negativen Beigeschmack ist mit zahlreichen Klischees und Glaubenssätzen verbunden, die als falsche Zuschreibungen, Projektionen und Giftpfeile das Älterwerden in einen Morast von gesundheitlichen Problemen verwandeln.

Als Carol im Jahr 2000 ihren 70. Geburtstag feierte, stellten sich eine Reihe von Symptomen ein: Steifheit im Rücken, im Nacken und in den Gelenken, verstärkte Arthritis, ein gewisser Gehörverlust, Schmerzen in bestimmten Organen, Unempfindlichkeit für Kälte, Schlafstörungen und verstärkte Hitzewallungen; Hautverletzungen und Prellungen brauchten länger zum Heilen. Dieser Umstand brachte sie dazu, das I Ging zu befragen, um die Ursachen für die massive Verschlechterung ihrer Gesundheit herauszufinden.

Als Erstes wurde sie angeleitet, eine kurze Meditation zu der Frage zu machen, was Altern für sie bedeutete. Das erste Bild, das sich einstellte, war eine Zeichnung der »sieben Alter eines Menschen«, die sie als Kind gesehen hatte. Die Zeichnung zeigte einen Bogen, der den Lebenslauf eines Menschen wiedergab: in aufsteigender Linie beginnend beim Säugling durch die Phasen der Kindheit und Jugend bis zum vollen Erwachsensein am höchsten Punkt des Bogens, und von dort »bergab« durch Phasen des körperlichen Abstiegs zum gebeugten alten Menschen, den Shakespeare als »ohne Zähne, ohne Augen, ohne Zunge, ohne alles« beschrieben hatte.

Außerdem kam ihr die Erinnerung an ein Spiel, das sie als Kind mit einer älteren Cousine gespielt hatte. Es bestand darin, sich vorzustellen, wie es wäre, 70 (= »alt«) zu sein. Auch erinnerte sie sich an die Beschreibungen von Leuten, die von Altersschrumpfung sprachen, von Gedächtnisverlust, Siechtum und Verkrüppelung, Blindheit und all den Bildern, die in der Zeichnung der »sieben Alter eines Menschen« vorkamen. Der Weise bestätigte Carol, dass die Symptome, die gewöhnlich mit dem Altern verbunden werden, das Ergebnis von Projektionen der geschilderten Art sind.

Carol befragte das Orakel und erhielt Hexagramm 16, *Die Begeisterung*, Platz 3, wo es heißt: »Nach oben blickende Begeisterung schafft Reue.«[27] Dies bezog sich auf fehlgeleitete Glaubensvorstellungen über den »Himmel«, die sie sich als Kind zu eigen gemacht hatte: ein »himmlischer Ort«, »viel angenehmer als die Erde«; »ein Ort der Belohnung, wohin Gott, wie der Weihnachtsmann, nur gute Jungen und Mädchen schickt«; »Wenn man alt ist, wird es Zeit, sich darauf zu freuen, dort hinzugehen«; »Altern ist ein Zeichen dafür, dass sich der Körper darauf vorbereitet, die irdische Existenz hinter sich zu lassen.«

Dann kam ihr die Erinnerung an ihre extrem fromme Großmutter, die von ihrem Körper als »diesem alten Lumpen irdischen Fleisches« gesprochen hatte. In ihrem Alter hatte die Großmutter sich danach gesehnt, »jenseits dieses Erdenlebens« zu sein, »in den Händen des Herrn«, beseelt von dem brennenden Glauben, im »Kampf des Guten gegen das Böse« auf der Seite Gottes zu stehen. In ihren Augen war das Diesseits ein »böser weltlicher Ort des Leidens«, während der Himmel ein »Ort der Befreiung und des göttlichen Schiedsgerichts« war. Alle diese Glaubensvorstellungen hatten sich mächtig in Carols kindlichen Geist eingeprägt und ihre volle Kraft behalten, obwohl sie dachte, sie hätte sie längst hinter sich gelassen.

Während sie weitere Fragen zum Thema Aufblicken zu falschen Bildern an das I Ging richtete, lernte Carol zu ihrer Überraschung, dass Katarakte ihre Ursache in dieser Art von falschen Ansichten und dem Aufschauen zum Himmel als Ort der Erfüllung hatten. Ferner fand sie heraus, dass es menschliche Projektio-

---

27 Ebenda, S. 255.

nen und falsche Zuschreibungen waren, die auch bei Hunden Katarakte verursachten.

Auf Platz 6 von Hexagramm 16 heißt es: »Verblendete Begeisterung. Aber wenn man am Ende zur Änderung kommt, so bleibt keine Schuld.« Da sich der Text dieser Linie häufig auf verblendete Ideen und Bilder bezieht, die sich der Fragesteller zu eigen gemacht hat, erinnerte sich Carol noch an folgende Ideen über das Altern, die zu deprogrammieren waren: Der Satz einer älteren Freundin: »Alt werden bedeutet schrumpfende Möglichkeiten«; das Bild ihres Großonkels, der an der Alzheimer'schen Krankheit litt; das Bild der 80-jährigen Tochter, die Großonkel Joe pflegte, der 104 Jahre alt war; und die Erinnerung an eine Frau in einem Altersheim, die, obwohl sie vollkommen gesund war, von älteren Menschen in verschiedenen Stadien geistiger Schwäche umgeben war. Diese negativen Bilder und Vorurteile hatten Carol zu der Schlussfolgerung gebracht: »Altern ist unvermeidlich mit Gesundheitsproblemen verbunden.«

Sie verstand, dass durch Deprogrammieren dieser negativen Bilder und Erwartungen dem Schaden, den diese in ihrer Psyche und in ihrem Körper anrichteten, Einhalt geboten würde. Ihre Vermutung sollte sich bewahrheiten.

Einige Jahre später, als ein anderer krankmachender Gedanke einen Schmerz verursachte, der sich über ihren ganzen unteren Rücken ausbreitete, stellte sich heraus, dass es sich um Schuldgefühle dafür handelte, dass sie nicht zu ihrer alljährlichen ärztlichen Vorsorgeuntersuchung gegangen war. Weitere fehlgeleitete Glaubenssätze kamen ans Licht, die sich obendrein noch widersprachen: »Der Körper verschleißt« und die gegenteilige Behauptung: »Wenn man den Körper nicht regelmäßig trainiert, wird er steif.« Außerdem: »Ab einem bestimmten Alter wird es für den Körper schwieriger zu heilen«, »Mit zunehmendem Alter werden die Knochen brüchiger«, »Es ist natürlich, dass der Körper verfällt«, »Man muss sich in die Widrigkeiten des Lebens fügen.« Alle diese Behauptungen waren falsche Gedankenformen, die sich in die Wirklichkeit projizierten.

Als Carol der Befürchtung »Wenn man den Körper nicht trainiert, wird er steif« nachging, erhielt sie die Plätze 1, 4 und 6 von

Hexagramm 58, *Freude*.[28] Sie enthielten Hinweise auf fehlgeleitete Glaubensvorstellungen, die verhinderten, dass wir Freude am Leben haben. Was Carol durch die DMR-Methode lernte, war Folgendes:

Auf Platz 1 heißt es: »Zufriedene Freude. Heil!«

Fragen und Antworten: Ist der Helfer der Sehnen durch die oben genannte Angst gelähmt? (+++) Ist diese Angst mit der Idee kombiniert, dass die Knochen mit zunehmendem Alter brüchiger werden? (++) Sind diese beiden Ideen die Hauptideen, auf die mich der Text auf Platz 1 hinweisen möchte? (++) Sind beide mit der Vorstellung von Verfall verbunden? (++)

Auf Platz 4 heißt es: »Überlegte Freude ist nicht beruhigt. Nach Abtun der Fehler hat man Freude.«

Fragen und Antworten: Wird hier auf die Angst hingewiesen, einer wissenschaftlichen Ansicht den Rücken zu kehren? (++) Ist es eine falsche Zuschreibung? (++) Sind zwei sich widersprechende Ansichten am Werk? (++) Findet dieser innere Konflikt in den Sehnen statt? (++) Ist die eine dieser Ideen, dass unser Körper »mit zunehmendem Alter unter Verschleiß leidet«? (++) Steht diese Idee im Widerspruch zu der Behauptung, dass »regelmäßige Übung das Knochengewebe aktiv erhält«? (++) Ist der Schmerz, den ich spüre, Ausdruck der Angst der Zellen vor Bewegung, als Ergebnis dieser beiden widersprüchlichen Ideen? (+++)

Auf Platz 6 heißt es: »Verführende Freude.«

Fragen und Antworten: Deutet dies auf eine Glaubensvorstellung hin, die mich verführt? (++) Dass man sich heilen kann, indem man seine Haltung verändert? (++) Besteht das Problem darin, dass »Veränderungen« die Beschwerden nur oberflächlich angehen? (++) Stimmt es, dass das Deprogrammieren ihrer Ursachen Transformation zur Folge hat? (++) Ist der Helfer der Transformation durch die verführerische Idee blockiert, eine Änderung meiner Haltung sei ausreichend? (++)

Nachdem Carol diese Ideen deprogrammiert hatte, verschwanden ihre Symptome. Im Verlaufe ähnlicher innerer Arbeit mit anderen Menschen wurde uns immer deutlicher, dass solche Glau-

---

28 Ebenda, S. 660ff.

bensvorstellungen und die schädlichen Bilder, die mit ihnen einhergehen, im Körpergewebe gespeichert werden. Der Weise lehrte uns, sie als körperliche Erinnerungs-Chips zu bezeichnen.

Wir lernten auch, dass es einen entscheidenden Unterschied gibt zwischen dem Begriff des »Alterns« und dem des »Älterwerdens«. Während Älterwerden natürlich ist, ist der Begriff des Alterns mit zahllosen falschen Assoziationen und Ängsten verbunden.

Eine verbreitete Angst, die hier noch nicht erwähnt wurde, ist die vor dem Tod. Ohne Zweifel trägt diese Angst in starkem Maße zu den gesundheitlichen Problemen bei, die mit dem Begriff des Alterns und mit dem Bild vom Tod als dem »Sensenmann« einhergehen. Wer solche Ängste hat, tut gut daran, sie zu deprogrammieren (siehe auch Glossar: Tod).

Eine gewöhnliche Erkältung

Am Beispiel mehrerer Erkältungen wurde uns klar, dass eine solche Erkrankung ein Zeichen dafür sein kann, dass wir »die Nase voll davon haben«, nach der Erfüllung eines bestimmten Selbstbildes zu streben.

Während wir am vorliegenden Buch schrieben, hatte Hanna zum Beispiel eines Abends das Gefühl, dass eine Erkältung im Anzug war. Sie bat vor dem Einschlafen um einen Traum, der ihr einen Hinweis auf die Ursache geben würde. In jener Nacht hatte sie einen Traum, der sie an etwas erinnerte, das jemand zu ihr als Fünfjähriger gesagt hatte: »Nächstes Jahr, wenn du mit der Schule beginnst, kannst du mit deiner Freundin nicht mehr im Matsch spielen. Lernen bedeutet, das Leben ernst zu nehmen.« In Hanna stieg die Erinnerung daran auf, wie tief traurig diese Bemerkung sie damals gestimmt hatte; aber sie hatte sie akzeptiert nach dem Motto »So ist das nun mal im Leben«. Außerdem hatte sie den Satz gleichgesetzt mit »Erwachsen sein bedeutet, das Leben ernst zu nehmen«.

Der Traum machte Hanna bewusst, dass sie das Selbstbild von »einer, die lernt und daher das Leben ernst nimmt«, entwickelt hatte. Dies machte alles Lernen zu einer ernsten und schwergewichtigen Sache und ließ keinen Raum für Humor und Leichtigkeit. Außerhalb des Themas Lernen war Hanna sehr humorvoll, sie hatte sich immer darüber gewundert, warum es ihr nicht gelang, diesen Humor auch dann auszudrücken, wenn sie über Lernerfahrungen schrieb. Ihr Traum war so klar und befreiend, dass die Symptome rasch verschwanden, nachdem sie die Botschaft verarbeitet hatte. Noch am selben Tag spürte sie, dass Gefühle, die mehr als 50 Jahre unterdrückt worden waren, wieder frei zu fließen begannen!

Dies war nicht das erste Mal, dass Hanna die Erfahrung machte, dass eine Erkältung den Zweck haben kann, dabei zu helfen, ein Selbstbild abzulegen. Die Erfahrung lehrte uns auch, dass der Körper Mittel hat, sich von Selbstbildern zu befreien, die unsere wahre Natur unterdrücken.

Hätten wir diesen Zweck der Erkältung nicht erkannt und uns nur auf das Symptom als »unerwünscht« konzentriert, dann hätte Hanna möglicherweise eine weitere, schlimmere Erkältung bekommen – so wäre ihre Aufmerksamkeit erneut auf die Botschaft gelenkt worden. Eine andere Möglichkeit wäre ein beliebter Trick des Ego gewesen: Es hätte das Selbstbild, von dem sie die Nase voll hatte, in ein gegenteiliges Selbstbild gewandelt, in das eines Menschen, »der die Dinge nicht ernst nimmt.«

Ein weiterer Fall von gewöhnlicher Erkältung

Bis zum Jahr 2000 litt Ann B. in regelmäßigen Abständen an Erkältungen. Während sie sich wieder einmal davon erholte, kam es ihr in den Sinn, der Ursache mit Hilfe des I Ging nachzugehen.

Das I Ging riet Ann, zu meditieren, um Klarheit über die Quelle der wiederholten Erkältungen zu erlangen. In ihrer Meditation tauchten Bilder aus ihrer Gymnasialzeit auf, als der Klasse in einem wissenschaftlich fundierten Film gezeigt wurde, wie sich Mikroben in einem Raum verbreiten: durch Nießen, Taschentücher, Händeschütteln oder Mund-zu-Mund-Kontakt. Ein anderes Bild tauchte auf von einer Lehrerin, die mit Nachdruck zu jedem Schüler, der eine Erkältung hatte, sagte: »Komm mir nicht zu nahe!« Ann wurde klar, dass diese Bilder mit der Angst ihres Körpers, eine Erkältung zu bekommen, verbunden waren.

Der Weise erklärte Ann, dass Mikroben, die in der Luft schweben, nicht die Ursache von Erkältungen sind. Seit sie den entsprechenden Glaubenssatz und die mit ihm verbundenen Bilder deprogrammiert hat, ist Ann von Erkältungen frei geblieben.

Beispiele für Sätze, die wir bei anderen Menschen als Ursachen für Erkältungen gefunden haben:

- »Im Winter ist es wichtig, auf eine ausgewogene Diät zu achten, sonst bekommt man eine Erkältung.«
- »Immer wenn in einer Partnerschaftsbeziehung etwas schief geht, bekommt man eine Erkältung.«
- »Erkältungen erwischen einen unversehens.«
- »Kaffee (oder Tee) schwächen die Abwehrkräfte gegen Erkältungen.«
- »Mit zunehmendem Alter schwinden die Abwehrkräfte gegen Erkältungen.« Oder: »Mit zunehmendem Alter spürt man die Kälte weniger und verkühlt sich leicht, bevor man es bemerkt.«
- »Die geringste Kühle bringt meine Nase zum Laufen.«
- »Ich bekomme jeden Winter eine Erkältung.«
- »Erkältungen sind unvermeidbar.«

In einem anderen Fall entdeckten wir, dass das Wort »Erkältung« deprogrammiert werden musste, weil schon seine bloße Erwähnung den Körper zittern lässt. Das Laufen der Nase ist ebenfalls Ausdruck davon, dass der Körper zittert.

»Die Nase voll von etwas haben« ist, wie schon an einem Beispiel erwähnt wurde, eine weitere Ursache für Erkältungen. Wenn dies geschieht, dann haben wir den Punkt des Ausgebranntseins in Bezug auf eine Situation erreicht, die uns eine Menge Kraft kostet.

Allgemein gesagt, ist es gut, unserer Nase die Botschaft zu geben: »Du bist sehr gut in der Lage, gesund zu funktionieren.«

Hämorrhoiden[29]

Barbara G. litt unter inneren und äußeren Hämorrhoiden. Als Erstes wollte der Weise eine Zyste ansprechen, die sich im Bereich

---

29 Knotenförmige Erweiterung der unteren Mastdarmvenen.

außerhalb des Rektums gebildet hatte. Wir erhielten Hexagramm 13, *Zwischenmenschliche Beziehungen*, mit Wandlung auf den Plätzen 3 und 6. Der Orakelspruch zu Platz 3 lautet: »Versteckt Waffen im Dickicht…«[30] Das »Dickicht« war eine Metapher für das Gewebe um die Zyste herum, und die »Waffen« standen für die Hormone, die das Ego benutzte, um die Zyste zu verteidigen. Beim Lesen dieser Beschreibung erinnerte sich Barbara an die Worte »Hämorrhoiden sind schwer loszuwerden.« Der Weise bestätigte, dass dieser Satz später mit zu deprogrammieren wäre, doch galt es vorher noch mehr über die innere Wahrheit der Zyste zu verstehen.

Zu diesem Zweck wurden wir zu Hexagramm 33, *Der Rückzug*[31], geführt, das auch die Bedeutung von »sich verstecken« haben kann. Wir fragten uns, was es sein könnte, das das Ego zu verstecken versucht? Barbara schloss die Augen und stellte ihrem Körper diese Frage. Es kamen die Worte: »Jetzt sitze ich in der Scheiße.« Blitzartig kamen ihr wiederholte Träume in Erinnerung, in denen sie den Drang verspürte, eine Toilette zu benutzen, die aber bereits übervoll mit Exkrementen war. Durch weiteres Nachfragen fanden wir heraus, dass die Feststellung »Jetzt sitze ich in der Scheiße« etwas mit Schuldgefühlen zu tun hatte. Der Hinweis darauf fand sich im Orakelspruch zu Platz 6 von Hexagramm 13: »Zwischenmenschliche Beziehungen auf dem Anger bringen Reue.« Der Text erklärt, dass der »Anger« für ein kultiviertes Stück Land außerhalb der Stadt steht. Dies bezog sich auf die harte Zyste, die sich außerhalb des Rektums mit seinen inneren Hämorrhoiden gebildet hatte. Das Wort »Reue« wurde zum Schlüssel, als wir es durch das Wort »Schuldgefühle« ersetzten. Barbara erkannte es als »Schuldgefühle, weil ich Hämorrhoiden habe«.

Nun blieb noch die Frage: Was war die primäre Ursache für die Hämorrhoiden? In einer kurzen Meditation baten wir die Helfer, uns die Antwort zu zeigen. Eine von uns sah, wie eine Mauer aus Ziegelsteinen zerstört wurde. Es folgten die Worte: »Wenn du eine Veranlagung für Hämorrhoiden hast, dann hast du sie dein Leben

---

30 Ebenda, S. 228.

31 Ebenda, S. 399.

lang.« Die Mauer aus Ziegelsteinen, die diese Unwahrheit verteidigt hatte, war der verbreitete Glaube »Hämorrhoiden sind schwer loszuwerden«. Barbara fiel ein, dass ihr Vater ebenfalls an Hämorrhoiden gelitten hatte und sie operativ hatte entfernen lassen. Sie hatte diese Möglichkeit bereits in Betracht gezogen, bevor sie davon erfuhr, dass es auch die Möglichkeit der Heilung mit Hilfe des I Ging gab.

Uns wurde klar, dass die Annahme »Wenn du eine Veranlagung für Hämorrhoiden hast, dann hast du sie dein Leben lang«, die primäre Ursache für Barbaras Leiden war. Es war durch zwei Verteidigungslinien aufrechterhalten worden: Erstens den Satz »Hämorrhoiden sind schwer loszuwerden« und zweitens die Schuldgefühle, weil sie Hämorrhoiden hatte (versteckt in der äußeren Zyste). Drei Tage nachdem Barbara alle Sätze und die Schuldgefühle deprogrammiert hatte, verschwanden die Hämorrhoiden und die Zyste.

Als wir unser soeben gewonnenes Verständnis mit dem konventionellen medizinischen Verständnis von Hämorrhoiden vergleichen wollten, fanden wir folgende Definition in *The American Illustrated Medical Dictionary* von Dorland: »eine Zellanhäufung oder ein Gefäßtumor an der Rektumsschleimhaut«. Außerdem schauten wir in der *Wikipedia* (eine freie Enzyklopädie im Internet) nach. Dort wird eine lange Liste möglicher Ursachen aufgeführt, darunter: »genetische Veranlagung, übermäßiger Druck während der Darmentleerung, zu starker Druck auf die Mastdarmvenen verursacht durch schlechte Körperhaltung oder schwachen Muskeltonus, Verstopfung, chronischen Durchfall, Schwangerschaft oder das Hinauszögern der Darmentleerung. Andere Faktoren, die Hämorrhoiden verursachen können (überwiegend durch Erhöhung des Drucks auf die Mastdarmvenen), insbesondere für Menschen mit einer genetischen Veranlagung, sind Übergewicht und eine sitzende Lebensweise.« Als Präventivmaßnahmen werden hier empfohlen: »mehr Flüssigkeiten trinken, Körperübungen, Vermeidung von Abführmitteln und Vermeidung von zu viel Druckausübung während der Darmentleerung.«

Beim Lesen dieser Beschreibungen wurde uns klar, dass die konventionelle Herangehensweise ein recht hoffnungsloses Bild zeichnet, das heißt sie unterstellt, dass Hämorrhoiden unter bestimmten Umständen unvermeidbar (erbbedingt) oder zu erleiden (unheilbar) sind. Die logische Schlussfolgerung lautet daher, dass operatives Entfernen vermutlich die beste Lösung ist, obwohl keine Garantie besteht, dass die Hämorrhoiden nicht wiederkehren. Die Präventivmaßnahmen erfordern, dass wir unseren Ausscheidungsvorgängen ständige Aufmerksamkeit schenken und uns disziplinieren. Bei dieser Herangehensweise wird dem Geist die Rolle übertragen, bestimmte Körperfunktionen zu managen. Im Unterschied dazu befreit die Herangehensweise des I Ging den Körper von den Verleumdungen, mit denen er belegt wurde, und stellt damit seine gesunde Funktionsweise wieder her.

***Ischias*[32]**

Suzanne D. hatte viele Jahre lang unter einer milden Form von Ischias gelitten. Sie war es gewohnt, ein schwaches Schmerzmittel einzunehmen, was die Symptome in der Regel innerhalb weniger Tage zum Verschwinden brachte. Diesmal jedoch erlebte sie einen schweren Anfall, wie sie ihn seit über 20 Jahren nicht mehr hatte. Nachdem sie über mehrere Tage ein verschreibungspflichtiges Schmerzmittel eingenommen hatte, fühlte sie sich in der Lage, mit dem I Ging zu arbeiten.

Während der Untersuchung, die sie allein durchführte, stieß sie auf folgende Elemente:

- einen »Drachen der Überlegenheit des Geistes« (ein Selbstbild)
- das Selbstbild des Menschen, »der immer gut auf sich aufpasst«
- einen Giftpfeil von verletztem Stolz, weil sie krank geworden war
- eine falsche Zuschreibung und Projektion: »Krank zu werden bedeutet, dass ich nicht genug auf meinen Körper aufgepasst habe.«
- Und: »Ich muss in Zukunft besser auf meinen Körper aufpassen.«

Kurz nachdem Suzanne diese Elemente deprogrammiert hatte, wurde sie wieder gesund. Die Symptome sind nicht wiedergekehrt.

---

32 Anhaltende oder vorübergehende Schmerzhaftigkeit des Hüftnervs.

Es sei hier angemerkt, dass Schmerzmittel normalerweise nicht ausreichend sind, um schwerwiegende Symptome wie im vorliegenden Fall zu einem raschen Ende zu bringen.

Unsere weitere Forschung mit Suzanne erbrachte, dass die Ursache des Ischias in einer Zeit zu suchen war, als sie schwer erkrankt war. Die Angst, nicht genügend auf ihren Körper aufzupassen, stammte aus jener Zeit. Damals hatte sie einen Pakt mit sich geschlossen, besser auf ihren Körper aufzupassen. Dieser Pakt war die ursprüngliche Ursache für den Ischias. Die alle Jahre wiederkehrenden milden Ischiasschmerzen stellten sich immer dann ein, wenn sie zu sehr anderweitig beschäftigt war, um »gut auf sich aufzupassen«. Das gab ihrem Körper das Gefühl, vernachlässigt zu werden. Der Gedanke, ihr Geist sei ihrem Körper überlegen und müsse daher den Körper managen, hatte dazu geführt, dass die Körperzellen das Vertrauen in ihre Fähigkeit, sich selbst zu schützen, verloren, was Suzanne anfällig für Ischiasattacken machte.

Der letzte heftige Anfall enthüllte dieses Muster, weil er zu einem Zeitpunkt auftrat, als Suzanne ihren Arbeitsplatz verlassen hatte, um ein eigenes Geschäft zu gründen. Ihre neuen Verpflichtungen verlangten ihre konzentrierte Aufmerksamkeit, so dass der Vorsatz, »gut auf sich aufzupassen«, ins Hintertreffen geriet. Durch das Selbstbild des Menschen, »der gut auf sich aufpasst«, wuchs in ihrem Unbewussten die Sorge, sie vernachlässige sich. Dies drückte sich aus in dem Satz »Krank werden bedeutet, dass ich nicht genug auf meinen Körper aufgepasst habe.« Als Suzanne zu beschäftigt war, ihrem Körper die gewohnte Aufmerksamkeit zu schenken, taten ihre Körperzellen ihre Angst durch Schmerzensschreie kund.

Dieses Beispiel zeigt die Gefahr, die darin liegt, dem Geist die Aufgabe zu übertragen, den Schutz des Körpers zu übernehmen. Für den Geist heißt dies, aus Angst eine ständige innere Wachsamkeit zu üben. Wenn dem Körper nicht misstraut wird und der Geist sich nicht einmischt, dann ist der Körper von sich aus vorsichtig, aber er lebt nicht in der ständigen Erwartung, es könne etwas schief gehen. Der Körper antwortet auf das, was im Jetzt ist, und tut dies in stets angemessener Weise. Vorsichtsmaßnahmen zu treffen bedeutet, in ständiger Angst zu leben.

Das I Ging machte Suzanne darauf aufmerksam, dass es noch ein letztes Element zu deprogrammieren gab: die fehlgeleitete Idee, der Geist müsse den Körper managen. Unter dem Einfluss dieser Idee beginnt der Geist, den Körper durch *große Programme* bestehend aus Übungen, Essensvorschriften und disziplinierter Meditation zu managen. Darüber versäumt es der Geist, seine natürliche Funktion zu erfüllen, die darin besteht, sich auf die *kleinen Bedürfnisse* des Körpers einzustimmen, wie zum Beispiel nachzugeben, wenn sich der Körper nach dem Aufstehen strecken möchte, oder Wasser zu trinken, wenn er durstig ist, oder gelegentlich eine Runde ums Haus zu drehen oder im Denken innezuhalten und den Geist zu klären. Wenn der Geist in dieser Weise auf den Körper eingeht, dann tut der Körper alles Übrige, um gesund zu bleiben. Das Letzte, was Suzanne noch zu deprogrammieren hatte, war die mentale Liste all jener Dinge, die sie angeblich zu tun hatte, um gut auf ihren Körper aufzupassen.

Diese Erfahrung machte uns auch auf die Notwendigkeit aufmerksam, Sätze wie die folgenden zu deprogrammieren: »Es ist hart für den Rücken/die Hüften/die Venen und so weiter, über viele Stunden zu sitzen.« Dies ist besonders in der heutigen Zeit wichtig, da wir oft viele Stunden am Computer, im Auto, Zug oder Flugzeug sitzen müssen.

Wir fühlten uns auch an andere gut gemeinte Ermahnungen von Ärzten erinnert, wie »… und vergessen Sie nicht, Ihre Körperübungen zu machen.«

Bei näherer Betrachtung ähnlicher mentaler Programme wurde uns auch bewusst, wie sehr sie uns daran hindern, das wunderbare Chi aus der Natur zu empfangen, wenn wir durch die Natur streifen und im Einklang mit ihren Rhythmen sind. Stattdessen auferlegen wir uns ein mental programmiertes Lauftempo und eine willkürlich gewählte Kilometermarke als Ziel, die wir »erreichen müssen«. Solche und andere mechanistischen Auflagen berauben uns der Möglichkeit, uns von der Natur mit all ihren Wundern berühren zu lassen.

Wie die Helfer verletzte Körperfunktionen ersetzen

Als Melanie B. einem Schmerz im Rücken auf die Spur kommen wollte, leitete das I Ging sie dazu an, mit einer Meditation zu beginnen. Darin sah sie verletzte Helfer; es stellte sich heraus, dass sie für Körperfunktionen standen. Zu ihrer Überraschung sah Melanie, wie diese verletzten Helfer durch eine Verwandlung im Feuer gegen neue ausgetauscht wurden. Außerdem sah Melanie, wie ein ganzer Abschnitt ihrer Wirbelsäule gegen neue Teile ausgewechselt wurde; dasselbe geschah mit ihrem Hals, wo es ebenfalls dysfunktionale Helfer gab.

Als wir um eine Erklärung baten, was Melanie in ihrer Meditation gezeigt worden war, erhielten wir Hexagramm 36, *Die Verfinsterung des Lichts*, mit Wandlung auf Platz 5, wo die Rede von einem Prinzen ist, der am Hof eines Tyrannen festgehalten wurde.[33] Wir fragten: Ist der Tyrann in diesem Fall eine Metapher für das Ego? (++) Und der Prinz eine Metapher für das Bewusstsein bestimmter Körperzellen? (++) Sind es die verletzten Körperzellen? (++) Sind sie so verletzt, dass sie nicht mehr repariert werden können? (- -) Ist der Grund für die Verletzung Angst? (- -) Verleumdungen? (++) Vernachlässigung? (++) Heißt das, dass sich der Geist mehr Mühe geben muss, sensibel auf die Körperzellen einzugehen? (++) Lautet der verleumderische Satz: »Der Körper ist nicht so wichtig?« (++) Ist das Ego der Ansicht, der Körper könne alles und jedes tun, ohne Folgen für seine Gesundheit? (++) Wäre es gut, wenn Melanie, bevor sie schwere körperliche Arbeit unternimmt, ihren Körper fragt, ob das in Ordnung ist? (++) Sollte sie sich bei ihrem Körper für die gleichgültige Haltung in der Vergangenheit entschuldigen? (++) Geht es im Wesentlichen darum, die Einwilligung ihres Körpers zu bekommen? (- -) Kann sie ihren Körper durch das Werfen der drei Münzen befragen? (+++) Gibt es sonst noch etwas, das Melanie zum Zustand ihres Rückens verstehen muss? (++)

Unsere Untersuchung wurde mit Hexagramm 46 fortgesetzt, das den Namen *Das Empordringen/Emporgehobenwerden* trägt.[34]

---

33 Ebenda, S. 437.

34 Ebenda, S. 534.

Wir fragten: Willst du damit sagen, dass Melanie ihren Körper nur dann zu befragen braucht, wenn sie etwas erreichen möchte, das Anstrengung erfordert? (++) Hat dies etwas mit übermäßigem Ehrgeiz zu tun? (++) Mit Melanies Versuch, bestimmte Dinge bis zu einem bestimmten Datum zu erreichen? (++) Ihre Bereitschaft, notfalls ihren Körper ihrem Ehrgeiz zu opfern? (++) Haben wir die Angelegenheit gut genug verstanden? (++)

Nachdem Melanie den Satz »Der Körper ist nicht so wichtig« deprogrammiert hatte, verschwanden ihre Rückenschmerzen noch am selben Tag.

Die Lektion, die wir aus dieser Erfahrung lernten, betraf die Wichtigkeit einer bewussten sensiblen Beziehung zwischen Geist und Körper. Das heißt, der Geist darf den Körper nicht überwachen und managen wollen. Wenn wir die Einstellung haben, der Körper sei nicht wichtig, dann versucht der Körper durch Schmerzen die Aufmerksamkeit des Geistes zu wecken. Unser Körper ist unser gleichwertiger Partner das ganze Leben über; er ist es wert, respektiert und geliebt zu werden. Wenn der Geist nicht gewillt ist, in positiver Symbiose mit dem Körper zu leben, dann reagiert der Körper wie ein störrisches Pferd.

Ein chronisch krankes Herz

Der folgende Fall illustriert, wie ein körperlicher Erinnerungs-Chip, in dem Ängste gespeichert waren, die Heilung eines kranken Herzens verhinderte, was zu einem chronischen Verlauf führte. Als wir den Zustand von Marilyns Herz untersuchten, leitete sie der Weise dazu an, eine Aufstellung der Ängste zu machen, die sie in Bezug auf ihr Herz hatte. Dabei fand sie folgende Ängste:

- »Ich bin nicht gut genug, um gesund zu werden.«
- »Ich könnte eine Last für meine Familie werden.«
- »Niemand in meiner Familie hätte Freude daran, sich um mich zu kümmern.«
- »Wenn ich von ihnen abhängig werde, werden sie mich möglicherweise verlassen.«

All diese Ängste waren nicht die eigentliche Ursache von Marilyns Zustand, aber sie hatten einen Erinnerungs-Chip in ihrem Körper erzeugt, der dafür verantwortlich war, dass ihr Zustand chronisch geworden war.

Bevor es ans Deprogrammieren der obigen Sätze ging, riet der Weise Marilyn, eine Herzmeditation zu machen. In dieser Meditation ging es unter anderem darum, den Weisen zu bitten, ihr den Zustand ihres Herzens zu zeigen. Nach Abschluss dieser Meditation berichtete Marilyn, was sie gesehen hatte: »Der Weise hielt mein Herz und sagte: ›Es ist nur ein kleines Wehwehchen.‹« Die riesige Last war auf ein kleines Wehwehchen reduziert worden!

Nachdem sie diese Versicherung erhalten hatte, war Marilyn hoch motiviert, die primäre Ursache herauszufinden. Sie entdeckte, dass sie vor vielen Jahren mit folgendem Giftpfeil belegt worden war: »Du hast keine guten Erbanlagen; mehrere Mitglieder deiner Familie sind an Herzproblemen gestorben.«

Zum Zeitpunkt, da dieses Buch fertiggestellt wurde, war ein Jahr seit Marilyns Deprogrammieren vergangen. Wir baten sie um eine kurze Mitteilung, wie es ihr ging, und erhielten folgende Zeilen: »Ich fühle mich viel besser. Nur noch selten bin ich außer Atem, meine physische Energie ist um Vieles stärker. Ich lebe bewusst gesund, was mein Essen betrifft, Körperübungen, innere Haltung (keine Giftpfeile!!) und so weiter. Es kommt noch von Zeit zu Zeit vor, dass ich müde werde…, aber darin erkenne ich den Weisen, der mir einfach sagt, es ist in Ordnung, eine Pause einzulegen.«

Diese Erfahrung beschreibt sehr schön die fürsorgliche Art des Weisen. Wo das Ego einen Berg von Ängsten kreiert und unsere Natur beschuldigt, »defekt« zu sein, zeigt uns der Weise aus der kosmischen Perspektive, wie leicht eine Situation korrigiert und unsere Gesundheit wiederhergestellt werden kann.

Nahrungsmittelallergien

Der erste Fall dieser Art, an dem wir arbeiteten, betraf eine Allergie, die Carol gegen Koffein in Schokolade, Tee und Kaffee entwickelt hatte. Es gab eine Zeit, da sie keines dieser Nahrungsmittel vertragen konnte. Als sie der Sache mit Hilfe des I Ging nachging, wurde ihr bedeutet, sich die zahlreichen Vorurteile ins Gedächtnis zu rufen, die sie in ihrer Jugend über Tee und Kaffee gehört hatte; außerdem alle negativen Bemerkungen, die sie später dazu in medizinischen Büchern gelesen hatte. Im Zuge dieser Lektion fanden wir heraus, dass nicht nur ihr Körperbewusstsein negativ auf den Genuss von koffeinhaltigen Nahrungsmitteln reagierte, sondern dass auch die erwähnten Nahrungsmittel selbst mit Giftpfeilen belegt worden waren, die in Betracht gezogen werden mussten. Nachdem Carol alle diese Dinge deprogrammiert hatte, konnte sie wieder ohne Schwierigkeiten Kaffee, Tee und Schokolade genießen.

Nach der Definition, die uns das I Ging von Nahrungsmittelallergien gab, zählen dazu eine ganze Reihe verschiedener Krankheiten, darunter Übergewicht, Gastritis, Anorexie (Appetitlosigkeit) und bestimmte Essstörungen. Nach Auskunft des I Ging sind die Ursachen für jeden Menschen andere. Es ist daher notwendig, in jedem Einzelfall nach falschen Zuschreibungen und Giftpfeilen zu forschen, mit denen bestimmte Nahrungsmittel und die Fähigkeit der erkrankten Person, diese zu sich zu nehmen, belegt sind.

Für falsche Zuschreibungen, mit denen Nahrungsmittel belegt sind, gibt es mehrere mögliche Quellen. So belegen zum Beispiel manche Erzeuger ihre Produkte mit falschen Zuschreibungen, wenn sie sie lediglich als »Produkte« betrachten und spekulieren, wie viel Geld sie damit verdienen können. Die Missachtung eines Aspekts der Natur belegt diesen Aspekt mit einer falschen Zuschreibung, die dann zum Bestandteil einer Nahrungsmittelallergie in einer Person werden kann, die dafür anfällig ist. Auch die Ursachen für die persönliche Anfälligkeit, die in einer spezifischen Konditionierung liegen kann, müssen untersucht werden.

Zu den am weitesten verbreiteten Konditionierungsfaktoren gehören Verleumdungen des Körpers, wie zum Beispiel wenn der Körper als »minderwertig«, als »Sitz des Bösen« oder als »mit Erbsünde/Erbschuld befleckt« angesehen wird. Durch diese Verleumdungen werden die inneren Wahrnehmungssinne verteufelt, was dazu führt, dass die betreffenden Menschen Vorlieben für Nahrungsmittel entwickeln, die für sie ungeeignet sind. Als Folge der Konditionierung kommt es auch vor, dass wir bestimmte Nahrungsmittel verteufeln, während wir anderen den Status des Besonderen geben. Wenn der Genuss eines bestimmten Nahrungsmittels aufgrund religiöser Tabus verboten ist, obwohl es für die meisten Menschen durchaus geeignet wäre, dann beeinflusst das Verbot die Fähigkeit des Körpers, dieses Nahrungsmittel zu verdauen. Außerdem fühlen sich solche Menschen schuldig, wenn sie es dennoch zu sich nehmen. Die Schuld ist ein Giftpfeil, der mit dem Genuss des betreffenden Nahrungsmittels in den Körper eintritt. Alle diese Störungen können bei einer *allergischen Reaktion* eine Rolle spielen oder deren primäre Ursache sein.

Wenn Nahrungsmittelallergien mit Diäten angegangen werden, dann wird ein zweites mentales Programm eingesetzt, um den negativen Wirkungen des (nicht erkannten) ersten mentalen Programms zu begegnen. Dies stört die natürliche Fähigkeit des Körpers, sich zu dem hingezogen zu fühlen, was er wirklich braucht.

Die folgende Übersicht gibt eine Orientierung, welche Verleumdungen im Falle einer Nahrungsmittelallergie zu deprogrammieren sein können:

- alle Giftpfeile, mit denen der Körper belegt wurde (zum Beispiel die Sichtweise, dass er »minderwertig«, »der Sitz des Bösen« oder »mit Erbsünde/Erbschuld befleckt« ist)
- das Bild von Schuld als unauslöschlichem Fleck (eine falsche Zuschreibung)
- die falsche Zuschreibung, die entsteht, wenn ein Nahrungsmittel als »schlecht für dich« gebrandmarkt wird
- ein Giftpfeil, mit dem der Körper beschuldigt wird, »zu fett/dick«, »zu dünn« oder »hässlich« zu sein oder »versagt« zu haben
- das Wort »Körpergewicht« (es ist eine falsche Zuschreibung, wenn es eine bestimmte Gewichtsnorm impliziert)
- der Name der Krankheit, wie zum Beispiel »Übergewicht«, »Anorexie«, »Gastritis«, »Essstörung«, »Fettleibigkeit« und so weiter
- der Satz »Ich muss meinen Körper/meine Natur bekämpfen« (eine falsche Zuschreibung und ein Giftpfeil)
- die vollständige Liste aller »verbotenen« Nahrungsmittel

Eine andere Ursache für eine Nahrungsmittelallergie kann ein Mangel an elterlicher Liebe in der Kindheit sein. Liebe ist eine wichtige Nahrung für den Körper. Wenn Menschen ausgehungert sind nach Liebe, dann versucht der Körper sein Bedürfnis auf anderem Wege zu befriedigen, wie zum Beispiel durch übermäßiges Essen oder durch Essen von zucker- oder kohlenhydrathaltigen Nahrungsmitteln. Die Folge ist eine Ansammlung von Fett. Angeekelt vom Anblick seines Körpers beschließt das Kind dann entweder zu hungern oder mit dem ständigen Schuldgefühl, »zu dick« zu sein, zu leben.

Kinder, die zu hungern beschließen, senden ihren Eltern die Botschaft, dass sie deren Aufmerksamkeit brauchen. Es kann sein, dass sie sich selbst mit dem Giftpfeil belegt haben: »Ich bin nicht liebenswert« und dass sie sich für ihre bloße Existenz schuldig fühlen. Tief in ihrem Inneren haben sie ihrem Körper die Botschaft gegeben, dass der einzige Ausweg aus diesem Dilemma darin besteht zu sterben. Krankheit kann der erste Schritt auf diesem Weg sein.

Kinder, die beschließen, mit dem Schuldgefühl für ihr Dicksein zu leben, mögen ihren Entschluss vor sich selbst unbewusst damit begründen, dass ihre schiere Körpermasse beweist, dass sie nicht »ein Nichts« sind, dass sie (ge)wichtig sind und man sie nicht einfach übergehen kann.

Um gesund zu werden, müssen außer den unter (1) bis (7) genannten Dingen auch alle falschen Zuschreibungen und Giftpfeile deprogrammiert werden, die mit dem Gefühl, nicht geliebt zu werden, zu tun haben. Ferner der Satz: »Wenn ich nur nicht essen müsste«, begleitet von dem Bild des Körpers als des Schuldigen. Dieser Satz und das Bild sind eine falsche Zuschreibung und ein Giftpfeil. (Siehe auch Kapitel 21, *Deprogrammierungsmethoden.*)

Was die unter (8) erwähnten verbotenen Nahrungsmittel angeht, die zur Ansammlung von Fett geführt haben, so müssen diese von den Giftpfeilen befreit werden, mit denen sie durch das Verbot belegt wurden. Das Problem ist, dass sie Schuldgefühle erzeugen, wenn sie gegessen oder getrunken werden. Um diese Giftpfeile zu deprogrammieren, stellen wir uns vor, dass die Namen dieser Nahrungsmittel auf einer Tafel aufgelistet sind. Neben jedem Nahrungsmittel steht ein Gleichheitszeichen und dahinter die Worte »Du darfst dies nicht essen.« Dann stellen wir uns vor, wie die Gleichungen von der Tafel gelöscht werden. Wenn alle gelöscht sind, bitten wir den Helfer der Transformation, die genannten

Nahrungsmittel zu transformieren. Außerdem fragen wir mit Hilfe der DMR-Methode, ob wir auch den Helfer der Auflösung bitten müssen, die starren Ansichten, die wir in Bezug auf »gute« oder »schlechte« Nahrungsmittel entwickelt haben, aufzulösen.

Um die Bemühungen abzurunden, gilt es dann noch den Giftpfeil zu deprogrammieren, mit dem wir unseren Körper beschuldigt haben, weil er nicht das gewünschte Aussehen hinsichtlich Gewicht oder Größe hat – sofern letztere im Zusammenhang mit den Nahrungsmitteln stehen.

Bulimie

Ann L., ein Teenager, litt an Bulimie. Als Kind hatte sie den Schluss gezogen: »Ich bin nicht liebenswert und daher bin ich schuldig, weil ich existiere.« Diese Situation war so unerträglich, dass sie ihrem Körper bewusst den Auftrag gegeben hatte zu sterben. Doch dann hatte sie Schuldgefühle für diesen Wunsch, weil ihre Eltern »alles richtig zu machen« schienen. Die Schuldgefühle befahlen ihrem Körper zu leben, weshalb sie sich mit Essen vollstopfte. Der Todeswunsch befahl ihrem Körper zu sterben, weshalb sie anschließend das Essen bewusst wieder aus sich herauswürgte. Die Folge war, dass ihr Körper ausgehungert war. Dieses Muster hätte letztlich zu ihrem Tode geführt, wäre sie nicht der Einladung gefolgt, nach den Ursachen dieses Verhaltens in ihrer Psyche zu forschen und sich von ihnen zu befreien.

Um wieder gesund zu werden, deprogrammierte Ann zusätzlich zu den Dingen, die oben unter (1) bis (8) aufgeführt sind:

- »Ich bin nicht liebenswert und daher bin ich schuldig, weil ich existiere.« (Falsche Zuschreibung und Giftpfeil)
- »Wenn ich nur nicht zu essen brauchte, …« begleitet vom Bild ihres Körpers als eines Schuldigen. (Falsche Zuschreibung und Giftpfeil)
- »Ich bin bulimisch.« (Falsche Zuschreibung und Giftpfeil)
- »Für Bulimie gibt es keine Behandlung.« (Giftpfeil)
- »Meine Eltern sind die Schuldigen.« (Giftpfeil)

Eine weitere Ursache für Anns Krankheit war, dass sie sich mit ihrer Mutter verglich, die übergewichtig war. Sie hatte oft gehört, wie ihr Vater die Mutter wegen ihres Übergewichts verdammte. Sie hatte daraus den Schluss gezogen, dass ihr Vater ihr seine Liebe, die sie als Nahrung brauchte, entziehen würde, wenn sie ebenfalls zu dick würde. Ann musste daher zusätzlich die Schuldzuschreibung deprogrammieren:

»Wenn ich dick würde, würde ich meinen Vater enttäuschen.«

»Ich würde seine Liebe verlieren.« (Falsche Zuschreibung und Giftpfeil)

Seit Ann die genannten Sätze und Bilder deprogrammiert hat, sind zwei Jahre vergangen. In dieser Zeit kam es zu keiner Wiederholung des bulimischen Verhaltens oder eines der damit verbundenen Symptome. Ann hat ein gesundes, normales Gewicht behalten. Außerdem ist sie dem I Ging als ihrem täglichen Begleiter treu geblieben. Es hat ihr in vielen anderen Bereichen ihres Lebens geholfen, Denkgewohnheiten und Haltungen abzulegen, die dazu angetan waren, ihr ein negatives Gefühl zu sich selbst und zum Leben zu geben.

Die Angst vor dem Tod als Ursache verschiedener Symptome

Noch bevor Carol das 70. Lebensjahr erreichte, litt sie wiederholt an der Entzündung des rechten Gesichtsnervs in Kombination mit einer Halsentzündung. Das I Ging riet ihr, nach einer Idee zu suchen, die ihre innere Wahrheit blockierte. Um herauszufinden, worum es ging, erhielt sie Hexagramm 6, *Das Streiten/Der Widerstreit*, mit Wandlung auf Platz 4.[35]

Carol stellte folgende Fragen: Will mich der Text auf ein widriges Schicksal hinweisen, das durch einen Widerstreit mit meiner wahren Natur erzeugt wurde? (++) Dann kam ihr die Frage in den Sinn: Ist es die Angst vor dem Tod? (+++) Und die Angst vor Leiden? (++) Ist es der Glaube: »Tod bedeutet Leiden?« (++) Da sie seit langer Zeit keinen Gedanken an den Tod gehabt hatte, fragte sie, ob es sich um eine alte Glaubensvorstellung aus Kindheitstagen handelte? (++) Das angsterzeugende Bild war, dass der Körper von Würmern und Bakterien gefressen würde; es ging mit der Angst

35 Ebenda, S. 165.

ihres Körpers einher, zurückgelassen zu werden. Eine weitere Angst ging auf die Vorstellung zurück, der Tod sei verbunden mit der Strafe Gottes oder mit ewiger Verdammnis, weil es nach Überzeugung ihrer Großmutter eine »unverzeihliche Sünde« war, die eigene Religion aufzugeben.

Nachdem Carol diese Glaubensvorstellungen deprogrammiert hatte, versicherte sie ihrem Körper, dass sein Bewusstsein beim Tod transformiert würde – wie sie inzwischen vom I Ging gelernt hatte. Binnen zweier Tage waren die Symptome verschwunden. (Siehe auch Glossar: Tod.)

Carol hatte über einen Zeitraum von mehreren Jahren an diesen Symptomen gelitten, bevor sie ihnen mit Hilfe des I Ging nachging. Obwohl sie nicht in das Schema von Krankheiten mit mehreren Ursachenschichten passen, haben wir sie als Beispiel aufgenommen, um zu zeigen, dass etwas, was sich erst relativ spät im Leben manifestiert, seine Ursache in einer einzigen fehlgeleiteten Glaubensvorstellung haben kann, die seit der Kindheit in der Psyche gespeichert war. Das Beispiel zeigt, wie alte Ängste aus der Kindheit, die selten an die Oberfläche des Bewusstseins kommen, die Ursache für rätselhafte und hartnäckig wiederkehrende gesundheitliche Probleme sein können.

Östrogenüberschuss

Es gibt Zeiten, in denen es notwendig ist, die Hilfe von medizinischen Fachleuten in Anspruch zu nehmen. Auch in solchen Zeiten können der Weise und die Helfer von großer Hilfe sein, wie das folgende Beispiel zeigt. Indem wir den Weisen bei jedem Schritt um Hilfe bitten, können wir Unterstützung für unsere Körperzellen gewinnen und unseren Geist davon abhalten, die Dinge in die Hand zu nehmen. Auch können wir vor eventuellen medizinischen Hilfeleistungen den Weisen an der Seite der Ärzte darum bitten, ihnen dabei zu helfen, ihre einzigartigen Fähigkeiten und Talente bestmöglich auszuüben. Diese innerlich ausgesprochene Bitte verhindert, dass wir den betreffenden Menschen die letzte Autorität über unseren Körper geben, während sie ihre Arbeit tun.

Im Jahr 1995 hatte sich Emily S. nach dem endgültigen Ausbleiben der Menstruation zu einer Hormonersatztherapie entschlossen. Nach einigen Jahren stellte sie fest, dass das Progesteron ihr Schwindel verursachte; daraufhin stellte sie dessen Einnahme ein. Sie teilte ihren Ärzten bei den alljährlichen Untersuchungen mit, dass sie kein Progesteron mehr, sondern nur noch das Östrogen einnehme. Sie nahmen dies ohne weiteren Kommentar zur Kenntnis.

Als Emily im Jahr 2005 umzog und wie gewohnt zur Untersuchung ging, reagierte die behandelnde Ärztin höchst alarmiert, als sie hörte, dass Emily ausschließlich Östrogen einnahm. Es erzeugt einen Zustand, den einige Ärzte »Östrogenüberschuss« nennen, weil Progesteron natürlicherweise mit Östrogen zusammenarbeitet. Bei zu wenig Progesteron im Vergleich zum Östrogen baut dieses über das natürliche Maß hinaus Gebärmutterschleimhaut auf.

Die Ärztin sagte zu Emily: »Wenn Östrogen ohne das Gegengewicht von Progesteron eingenommen wird, dann erzeugt das Gebärmutterkrebs. Wahrscheinlich haben Sie jetzt Krebs. Ich möchte sofort Untersuchungen anstellen.« Inzwischen war Emily gewohnt, mit dem I Ging zu arbeiten. Sie sagte auf der Stelle ein inneres »Nein! Nein! Nein!« zu der Projektion der Ärztin, willigte jedoch ein, die Untersuchungen zu machen.

Diese ergaben, dass die Gebärmutterschleimhaut sich tatsächlich in einem ungesunden Maß aufgebaut hatte, und eine Biopsie deutete auf die Anwesenheit von Zellen in einem Vorstadium von Krebs hin. Was diese Zellen charakterisiert, ist eine überdurchschnittliche Chance, Krebs zu entwickeln, doch es handelt sich nicht um Krebszellen. Die Ärztin wiederholte ihre Projektion: »Wahrscheinlich haben Sie Krebs. Wir müssen die Gebärmutter entfernen.« Wieder wies Emily diese Projektion zurück; auch ihr Körper wehrte sich spontan gegen eine Entfernung der Gebärmutter. Die Ärztin beharrte unerbittlich auf ihrem Standpunkt. Erst als Emily im Begriff war, die Praxis zu verlassen, räumte sie ein, dass es in bestimmten Fällen im Krebsvorstadium möglich sei, eine Hysteroskopie anzuwenden (eine Gebärmutterspiegelung unter Zuhilfenahme von optischen Instrumenten), während gleichzeitig alle angegriffenen Zellen ausgeschabt werden.

Nach Hause zurückgekehrt, bat Emily den Weisen, ihr die innere Wahrheit der abnormalen Zellen in ihrer Gebärmutter zu zeigen. Als Erstes erhielt sie die Versicherung, dass durch Deprogrammieren der ursächlichen Ideen sich innerhalb von sieben Tagen eine positive Wirkung einstellen würde.

Zu ihrer Überraschung wurde ihr anschließend bedeutet, sich beim Kosmos dafür zu entschuldigen, dass sie zugelassen hatte, dass ihr Herz hart geworden war. Zu diesem Zweck machte sie eine Meditation, um ihr physisches Herz zu sehen. Dazu bat sie den Herzhelfer um Hilfe. Sie sah ihr Herz ganz allein und getrennt von sich. Es war mit einem großen Schloss versiegelt und mit Schildern bepflastert, auf denen stand: »Kein Eintritt« und »Geh weg!« Unerwartet nahm der Herzhelfer ihr Herz in seine Hände und wiegte es wie ein Neugeborenes; er wiegte es sanft hin und her, unendlich liebevoll und beschützend. Überwältigt von ihren Gefühlen begann Emily zu schluchzen. Dann bat sie den Helfer, ihr das Herz anzuvertrauen, um es selbst zu wiegen und sich ihm liebevoll zuzuwenden. Sie entfernte die letzten Reste der Schilder, mit denen es beklebt gewesen war, und bat um den Schlüssel zu dem Schloss. Sie öffnete es und warf es fort. Sie bat darum, dass ihr Herz geöffnet und alles angestaute *Chi* freigelassen werde. Zum Schluss bat sie den Herzhelfer und den Helfer der Transformation, sie dabei zu unterstützen, ihr Herz offen zu halten. Der Weise bedeutete ihr, dass der Zweck dieser Meditation darin bestanden hatte, ihr Herz-*Chi* zu befreien, damit es die Gebärmutter vor der Operation nähren und heilen könne.

Anschließend ging es darum, Ideen zu deprogrammieren, die ihren Körper und sein Aussehen mit Verleumdungen belegt hatten. Ferner hatte sie einen Ego-Komplex zu deprogrammieren, den wir den »Mangel-an-Vertrauen-ins-Leben-Komplex«[36] genannt haben. Während der folgenden Tage machte Emily mehrere Meditationen, in denen es darum ging, bestimmte Bereiche in ihrem Körper zu reinigen. Nach der ersten Meditation hatte sie das Gefühl, dass ihre Gebärmutter sich entspannte.

Der Weise stimmte zu, dass Emily einen Termin für eine Gebärmutterausschabung machte, um die überflüssige Gebärmutterschleimhaut zu entfernen. Er versicherte ihr, dass es keinen Grund

---

36 Siehe die Beschreibung dieses Komplexes in Kapitel 33, *Ego-Komplexe*.

für eine Entfernung der Gebärmutter gab. Ferner riet ihr der Weise dazu, sich die Unterstützung von einer Freundin zu holen, die sich als »intuitiv begabt in medizinischen Dingen« bezeichnete. Gemeinsam bereiteten sie die Gebärmutter darauf vor, was geschehen würde: Es würde eine Methode angewendet, die dazu diente, sie gründlich zu reinigen, und sie möge sich dieser Prozedur nicht entgegenstellen, denn sie diene ihrer Gesundheit.

Nach sieben Tagen fühlte sich Emily sehr gesund und bereit für die Ausschabung. Sie nannte den Tag der Operation »Reinigungstag«. Während sie in den OP gefahren wurde, bat sie innerlich den kosmischen Chirurgen, durch den behandelnden Chirurgen, und den kosmischen Anästhesisten, durch den behandelnden Anästhesisten hindurch zu arbeiten. Die Operation, die mit 45 Minuten veranschlagt gewesen war, war nach 20 Minuten beendet, und Emily verließ das Krankenhaus mit einem sehr guten Gefühl. Sie hatte überhaupt keine Schmerzen und nur sehr geringe Nachblutungen, weil ihre Gebärmutter gut vorbereitet gewesen war.

Zwei Wochen später gab ihr die Ärztin die Ergebnisse der Biopsie der entfernten Gebärmutterschleimhautzellen bekannt. Man hatte keine Zellen mehr gefunden, die sich in einem Vorstadium von Krebs befanden. Emily befolgte die Anweisungen der Ärztin, Progesteron vor der Operation und noch vier Monate danach einzunehmen. Der Weise bestätigte ihr, dies sei gut für die Gebärmutter und würde sicherstellen, dass die Gebärmutterschleimhaut gesund bliebe. Nach Ablauf der vier Monate versicherte ihr der Weise, ihrer Gebärmutter gehe es gut, und Emily hat seitdem keine Hormone mehr eingenommen. Sie fühlt sich weiterhin sehr gesund und hat weder emotionale noch körperliche Nebenwirkungen erfahren, vor denen die Ärzte warnen, wenn eine Hormonersatztherapie eingestellt wird.

Als Emily später den Weisen befragte, warum keine Zellen mehr im Vorstadium von Krebs gefunden wurden, gab ihr der Weise ein tieferes Verständnis der Herzmeditation: Das Schloss an ihrem Herzen stand für das Misstrauen in ihre Körperzellen. Das zeigte sich im Einnehmen von Östrogen, ohne sich vorher zu vergewissern, dass ihre Gebärmutter es wirklich brauchte. Der Schlüssel (zur Gesundung) war die Wiederherstellung des Einklangs mit dem Kosmos durch Rückkehr zu Bescheidenheit, Wahrhaftigkeit und Wiederherstellung des Respekts für ihre Körperzellen. Dadurch wurde der Fluss des Herz-*Chi*, das direkt vom Kosmos kommt, befreit. Dieses Herz-*Chi* ging auch direkt zu den befallenen Zellen.

Der Weise gab Emily zu verstehen, dass es sich bei den Zellen, die sich im Vorstadium von Krebs befanden, um Zellen handelte, die ihren Lebenswillen verloren hatten. Als Emily in die so genannten Wechseljahre kam, hatte sie sich selbst mit falschen Zuschreibungen belegt, indem sie die Veränderung als einen negativen Vorgang in ihrem Körper betrachtete. Als sie einwilligte, die Hormonersatztherapie zu machen, ohne ihren Körper zu befragen, belegte sie ihn mit der falschen Zuschreibung, er sei nicht mehr in der Lage, selbständig zu funktionieren. Dadurch wurde ihr Körper von seinen natürlichen Helfern abgeschnitten, die ihn unterstützen und gesund erhalten. Die Herzmeditation stellte die Verbindung zwischen ihrem Geist und ihrem Körper wieder her und befreite den Fluss von heilendem *Chi*, das ihren Körper wieder gesund machte.

Emilys Geschichte ist ein Beispiel dafür, wie wir unter bestimmten Umständen mit dem Angebot der medizinischen Fachwelt zusammenarbeiten können, das heißt dass es harmonisch sein kann, deren fachliches Können in Sachen Heilung in Anspruch zu nehmen. Die Konditionierung, der wir im Laufe unseres Lebens unterworfen werden, erzeugt ein falsches Programm, in dem Ärzten und Krankenhäusern die Position von Autoritäten über unseren Körper gegeben wird. Dadurch machen wir uns von Ärzten und von der Medizin abhängig, anstatt unserer inneren Wahrheit zu vertrauen. Emily bediente sich der Ärzte und der Operation in dem Wissen, dass sie die Unterstützung des Kosmos hatte und sie sich im Einklang mit ihrer inneren Wahrheit befand.

Schlussbemerkung

In einigen der beschriebenen Fälle war die positive Symbiose zwischen Geist und Körper oder zwischen dem Geist und einem bestimmten Körperteil blockiert. In anderen Fällen ging es um Ideen und Bilder, die die Selbstheilungskräfte des Körpers blockierten.

Das Beispiel des Heuschnupfens illustrierte eine Störung in der positiven Symbiose zwischen dem Körper und dem Kosmos.

All diese Fälle zeigen, dass die Ursachen im Allgemeinen mit mentalen Prozessen und nicht mit körperlichen Defekten zu tun haben. Auf die eine oder andere Weise hatten diese mentalen Prozesse die Psyche dergestalt fixiert, dass die Krankheit unvermeidbar war. Außerdem beraubten sie die betreffenden Menschen ihres natürlichen Schutzes, wodurch sie für Krankheiten anfällig wurden.

Obwohl die genannten Fälle es nicht erforderlich machten, sich durch ein ganzes Programm krankmachender Faktoren hindurchzuarbeiten, kann uns die Kenntnis dieses Programms doch dabei helfen, alle Ursachen einer Krankheit herauszufinden, einschließlich der Glaubensvorstellungen, die den kranken Zustand aufrechterhalten. Eine ausführliche Beschreibung des Programms einer langwierigen Krankheit finden Sie in Teil IV.

Das Deprogrammieren der Ursachen einiger der oben erläuterten Krankheiten war einfach und führte rasch zum vollständigen Verschwinden der Symptome. In bestimmten Fällen jedoch, wie bei der Arthritis, verschwanden die Symptome nach den ersten Deprogrammierungsbemühungen, kehrten aber später in leichterer Form wieder. Bei jedem erneuten Auftreten half uns der Weise, weitere Ursachen aufzudecken. Das Ende wurde erst erreicht, als auch der Name der Krankheit, Arthritis, deprogrammiert wurde.

In anderen Fällen konnte die Krankheit erst beendet werden, als die Angst, »sie nie mehr loszuwerden« und »von nun an immer an ihr leiden zu müssen«, deprogrammiert wurde. Wir fanden heraus, dass die Vorstellung, ein Zustand sei hoffnungslos, ein Hauptgrund für das Fortbestehen der Krankheit sein kann. Insbesondere in allen Fällen, in denen eine Krankheit als »unheilbar« diagnostiziert wurde, muss die daraus resultierende Hoffnungslosigkeit deprogrammiert werden.

Zusätzlich haben wir inzwischen gelernt, dass eine Krankheit zurückkehren kann, wenn sich Schuldgefühle dafür einstellen, dass wir die krankmachenden Glaubensvorstellungen deprogrammiert haben. Wenn solche Schuldgefühle ebenfalls deprogrammiert werden, kann der begonnene Heilungsprozess noch immer zum Erfolg führen.

Nach unserem heutigen Verständnis gibt es für manche langwierigen Krankheiten mehrere Schichten von Ursachen, die nur mit zeitlicher Unterbrechung aufgedeckt und deprogrammiert werden können, und zwar in einer Reihenfolge, die verhindert, dass sie wieder installiert werden. Aus diesem Grunde ist es unumgänglich, sich bei der Aufdeckung dieser Schichten der Führung durch den Weisen anzuvertrauen.

Kapitel 14: Krankheiten, die durch äußere Einflüsse verursacht sind

In den Kapiteln 12 und 13 haben wir leichte Beschwerden und Krankheiten vorgestellt, die durch Gedanken seitens der erkrankten Person selbst verursacht wurden. Das vorliegende Kapitel handelt von Gesundheitsproblemen, die durch Einflüsse von außen, das heißt von anderen Personen oder Personengruppen verursacht werden. Unter »Einflüssen« verstehen wir dabei Projektionen, falsche Zuschreibungen oder Giftpfeile. Dabei kann es sich um Zuschreibungen handeln, mit denen ein Individuum ein anderes durch eine persönlich gemeinte Bemerkung belegt, oder es kann sich um Vorurteile handeln, die sich auf die Staatsangehörigkeit, Klassen- oder Rassenzugehörigkeit beziehen. Solche Gedanken sind unter Familienmitgliedern, Freunden oder verbrüderten Gruppen verbreitet, es kann sich aber auch um öffentliche Warnungen vor Krankheiten oder Epidemien handeln, die ein ganzes Volk oder die Gesundheit bestimmter Personengruppen betreffen.

Da die Menschen, auf die sich diese Gedanken richten, ohne eigenes Verschulden krank werden, spricht das I Ging von »unverschuldetem Unglück«. Weil der Schaden, den sie erleiden, unverdient ist, erhalten sie automatisch kosmische Hilfe.[37]

Das I Ging lehrt uns, dass alle krankmachenden Gedanken, die anderen Menschen Schaden zufügen, ein widriges Schicksal für

---

37 In Hexagramm 25, *Die Unschuld*, heißt es auf Platz 5: »Bei unverschuldeter Krankheit gebrauche keine Arznei. Bitte um Hilfe, dann wird alles gut werden.« (Ebenda, S. 338.)

den Menschen, der sie hegt, erzeugen. Dieses widrige Schicksal kann dadurch beendet werden, dass der Betreffende die fehlgeleiteten Glaubensvorstellungen, die hinter seinen Vorhersagen stehen, erkennt und deprogrammiert. Sobald er dies tut, wird auch der Betroffene automatisch von seinen Beschwerden befreit.

Chronische Krankheiten

Viele chronische Krankheiten haben ihre Ursache in einem Giftpfeil, mit dem die erkrankte Person zu einem früheren Zeitpunkt – nicht selten bereits im Mutterleib – belegt wurde. Normalerweise gibt es keinen Grund, dass der dadurch verursachte Schaden zu einer chronischen Krankheit führen muss. Was ihn chronisch macht, sind weitere falsche Zuschreibungen und Giftpfeile, die später hinzugefügt werden. Ein Beispiel für eine später hinzu gekommene falsche Zuschreibung ist die Idee der so genannten Erbsünde oder Erbschuld, die die Selbstheilungskräfte des betreffenden Menschen außer Kraft setzt (siehe Glossar: Schuld).

Wenn wir nach der primären Ursache einer chronischen Krankheit suchen, fragen wir in der Regel als Erstes, ob diese in einem Giftpfeil liegt, mit dem der erkrankte Mensch von außen belegt wurde. Lautet die Antwort Ja, dann fragen wir, ob beim ersten Auftreten der Krankheit weitere falsche Zuschreibungen und/oder Giftpfeile hinzugefügt wurden – sei es durch den Betreffenden selbst, durch Menschen in seiner unmittelbaren Umgebung oder durch Angehörige des medizinischen Berufstandes. Zu den am weitesten verbreiteten falschen Behauptungen gehören Sätze wie »Es ist erblich« oder »Es liegt in der Familie.« Es stimmt zwar, dass ein Schaden an den Erbanlagen einer Familie dadurch verursacht werden kann, dass jemand in einer früheren Generation die ganze Familie mit einer falschen Zuschreibung oder einem Giftpfeil belegt hat. Was jedoch den Schaden zum Dauerschaden macht, ist die Implikation »weil es ererbt ist, kann man nichts daran ändern«. Diese Implikation ist eine falsche Zuschreibung; dasselbe gilt für jeden anderen Satz, mit dem behauptet wird, dass man »nichts daran machen kann«. Eine solche falsche Zuschreibung erzeugt eine Angst, die das Heilen verhindert. Das I Ging lehrt uns, dass die Erbanlagen wieder in ihren gesunden Zustand zurückversetzt werden können, wenn wir die falsche Zuschreibung und die daraus resultierende Angst sowie den ursprünglichen Giftpfeil deprogrammieren.

Wie wir uns von einer chronischen Krankheit befreien können

Wenn wir uns von einer chronischen Krankheit befreien möchten, müssen wir zuerst mit Hilfe der DMR-Methode nachfragen, ob es genügt, dass wir der weiter unten beschriebenen Vorgehensweise folgen. Lautet die Antwort Nein, fragen wir, ob die Krankheit einer gründlicheren Untersuchung bedarf, wie zum Beispiel in Teil IV, *Das Enthüllen des Ego-Programms einer langwierigen Krankheit*, beschrieben.

Lautet die Antwort wiederum Nein, so könnte der Grund dafür sein, dass wir Zweifel an der Wirksamkeit des hier beschriebenen Heilungsansatzes haben. Verbreitete Zweifel sind: »Wie kann mir Deprogrammieren helfen, wenn mir bisher nichts geholfen hat?« Oder: »Der hier vorgestellte Heilungsansatz ist nicht wissenschaftlich bewiesen.« Wenn wir bereit sind, uns von solchen Zweifeln zu befreien, können wir sie in einer »Staubsaugermeditation« deprogrammieren (siehe Kapitel 21, *Deprogrammierungsmethoden*).

Lautet die Antwort des Weisen auf die erste Frage Ja, dann können wir folgende Abkürzungsmethode benutzen, um die Ursache der Krankheit herauszufinden. Zunächst klären wir die drei Grundfragen: *Von wem? Was? Wann?* Es kann hilfreich sein, mit der Wann-Frage zu beginnen, weil bestimmte Giftpfeile ihren Ursprung vor mehreren Generationen haben können.

Am Beispiel einer Krankheit, die als Erbkrankheit bezeichnet wurde, zeichnen wir den möglichen Fragenverlauf auf: Kommt der Giftpfeil von jemandem in der Generation der Großeltern? Liegt es noch weiter zurück? Zwei Generationen weiter zurück? Und so weiter. Oft ist der Umstand, unter dem der Giftpfeil zustande kam, in der Familie bekannt, weil er mit einer krassen Unrechtstat verbunden war oder mit einem großen vermeintlichen Unrecht, das einem Mitglied der Familie widerfuhr. Die Worte, aus denen der Giftpfeil besteht, können entweder vom Täter selbst stammen oder von einem Beobachter. Sie haben die Qualität eines Fluches, der alle künftigen Mitglieder dieser Familie trifft, bis er von einem

Familienmitglied deprogrammiert wird. Ein solcher Fluch ist immer mit der Idee von Schuld verbunden, mit der jede Folgegeneration belegt wird. Menschen, die dieser Familie angehören, mögen sich schon über Schuldgefühle gewundert haben, die sie sich nie erklären konnten.

Um die Ursache einer chronischen Krankheit zu deprogrammieren, die aus Umständen wie den eben beschriebenen entstanden ist, befolgen wir die folgenden Schritte:

- Wir fragen mit Hilfe der DMR-Methode, ob die Idee der Erbsünde oder Erbschuld zu deprogrammieren ist. Wenn ja, folgen wir den Anweisungen in Kapitel 21, *Deprogrammierungsmethoden*. Ist diese Übung erfolgreich abgeschlossen, gehen wir weiter zu Punkt (2).
- Als Nächstes deprogrammieren wir die falsche Zuschreibung »Es ist erblich/vererbt, und daher kann man nichts daran ändern.« Dazu verwenden wir die Wassermeditation aus Kapitel 21.
- Zum Schluss sagen wir dreimal Nein zu der Grenzüberschreitung des Urhebers (des Giftpfeils) in unsere Psyche und die aller anderen Familienmitglieder. Außerdem deprogrammieren wir den gefundenen Giftpfeil. Anschließend bitten wir den Weisen und die kosmischen Helfer, uns von allem Schaden zu befreien, den er verursacht hat. Als Letztes bitten wir den Helfer, der Menschen von Schuldgefühlen befreit, alle Betroffenen von den Schuldgefühlen, die Bestandteil des Giftpfeils waren, zu befreien.

Wir wiederholen diese Übung einmal täglich, bis der Weise uns bestätigt, dass es genug ist. Dann bedanken wir uns beim Weisen und den anderen Helfern.

Nahrungsmittelallergien, die durch äußere Einflüsse verursacht sind

In Kapitel 12 haben wir beschrieben, wie negative Gedanken, mit denen Nahrungsmittel oder Getränke belegt worden sind, allergische Reaktionen verursacht haben. Im Folgenden geben wir Ihnen eine Liste von Beispielen solcher krankmachenden Gedanken, die ihren Ursprung nicht im Konsumenten selbst, sondern in anderen Kreisen hatten, beispielsweise beim Hersteller, Vertriebsagenten, Einzelhändler, jemandem aus der Familie des Konsumenten oder schlicht in allgemeinen, überkommenen Ansichten oder religiösen Tabus. Die meisten entstammen unserer persönlichen Erfahrung. Die befreiende Wirkung auf unsere Gesundheit stellte sich in der Regel unmittelbar nach dem Deprogrammieren der krankmachenden Sätze ein, spätestens jedoch nach einer Stunde.

Beispiele für falsche Zuschreibungen und/oder Giftpfeile in Form von Gedanken oder Erklärungen:

- Erklärungen, durch die ein Produkt zum Mittel erklärt wird, um das große Geld zu machen: »Dieser Wein wird uns großen Gewinn bringen.«
- Erklärungen, die ein Produkt zur Ursache von Gesundheitsbeschwerden abstempeln: »Die Leute werden süchtig sein nach diesem Produkt.« Oder: »Der Genuss dieses Fleisches wird dich krank machen.«
- Überhebliche Bemerkungen, die ein wertvolles Produkt herabsetzen, indem sie es als »billig« abstempeln.
- Erklärungen von Produzenten oder Einzelhändlern, die implizieren, ein bestimmtes Produkt sei nur wegen seines Markennamens erfolgreich.
- Behauptungen, die ein Nahrungsmittel oder Getränk verteufeln: »Kaffeetrinken ist schlecht für dich.«
- Verallgemeinernde Behauptungen: »Alles muss gründlich gekocht sein.«
- Religiöse Tabus: »Du darfst kein … essen« oder »Wenn du … isst, kommst du in die Hölle.« (Der Genuss des Produkts wird mit einer schrecklichen Drohung für das eigene Wohlbefinden verbunden.)
- Erklärungen, die den Konsum eines Nahrungsmittels oder Getränks verbieten und es dadurch unwiderstehlich und suchterzeugend machen.

Anweisungen für das Deprogrammieren von krankmachenden Ursachen der hier geschilderten Art befinden sich in Kapitel 21. Sie können die DMR-Methode verwenden, um herauszufinden, welche Deprogrammierungsmethode für jeden Gedanken, der identifiziert wurde, anzuwenden ist.

Eine Zeheninfektion

Den folgenden Bericht einer Heilungserfahrung schickte uns Deidre, nachdem sie an einem unserer Online-Heilungskurse teilgenommen hatte:

»Im Herbst 2005 bemerkte ich eine seltsame Verfärbung des Nagels meiner großen Zehe am rechten Fuß. Zuerst dachte ich, es handele sich um eine Prellung, aber die Stelle wurde immer dunkler und verfärbte sich immer mehr, statt zum Normalzustand zurückzukehren. Im Dezember fiel mir auf, dass der Nagel aufgehört hatte zu wachsen. Meine Nachforschungen im Internet führten mich zu dem Schluss, es handele sich um eine ›Pilzerkrankung‹. Alles, was ich über diese Art der Erkrankung wusste, war, dass es schwierig sein könnte, sie zu behandeln.

Meine Mutter litt bereits seit einigen Jahren unter derselben Erkrankung, und sie hat alle verfügbaren Pharmazeutika ohne Erfolg ausprobiert.

Es vergingen mehrere Monate; mein Zehennagel wurde immer dunkler und hatte sich im Nagelbett entzündet. In der örtlichen ganzheitlich ausgerichteten Apotheke kaufte ich eine Essenzmischung aus Teebaumöl und Lavendel sowie Apfelessig; beide Mittel werden traditionell als ganzheitliche Heilmittel für diese Beschwerde empfohlen. Bevor ich sie jedoch anwendete, vergewisserte ich mich mit Hilfe der DMR-Methode beim Weisen: Ist diese Behandlung für meinen Zehennagel angebracht? Der Weise antwortete mit einem klaren Nein. Sollte ich irgendetwas auftragen oder etwas einnehmen? Wiederum war die Antwort ein klares Nein.

Da entschloss ich mich, um ein Hexagramm zu bitten, um die Sache aus kosmischer Sicht erklärt zu bekommen. Ich erfuhr, dass die Anwendung eines bestimmten Pilzmittels im November ein Pilzungleichgewicht von meiner Brust zu meiner Zehe verlagert hatte, wodurch es eine tiefere Ebene erreichte. Außerdem fand ich heraus, dass ich meine Selbstheilungskräfte außer Kraft gesetzt hatte, weil ich mir ihrer nicht bewusst gewesen war. Dieses Ausblenden meiner inneren Helfer war Teil eines größeren Verhaltensmusters, das darin bestand, die Schuld für alles, was in meinem Leben schief ging (einschließlich einer Krise in meiner Ehe), bei der Natur zu suchen. Der Weise gab mir zu verstehen, dass diese Schwierigkeiten ihren Grund in Wirklichkeit darin hatten, dass ich mich von meinen Gefühlen abgeschnitten hatte und im rationalen Denken feststeckte.

Außerdem gab mir der Weise Hexagramm 25, *Die Unschuld*, Platz 5: ›Bei unverschuldeter Krankheit gebrauche keine Arznei.‹ Der Kommentar zu diesem Spruch fährt fort: ›Der Spruch dieser Linie besagt, dass die Krankheit, an der jemand leidet, durch eine falsche Gedankenform verursacht wurde, mit der der Betroffene von dritter Seite belegt wurde. Dies kann in der Gegenwart oder in der Vergangenheit geschehen sein. Wenn jemand diese Linie erhält, ist es nicht notwendig, die Gedanken zu identifizieren, sondern nur herauszufinden, wer der Absender war. Es genügt, wenn er dann ein inneres Nein zu dieser Person sagt und den Weisen und die Helfer der unsichtbaren Welt bittet, die falsche Gedankenform auszumerzen.‹

Das war eine einfache und direkte Botschaft. Die Wurzel meiner Beschwerden war ein Giftpfeil, dessen Verursacherin ich mit Hilfe der DMR-Methode ermittelte. Ich sagte das Innere Nein zu dieser Person und bat die Helfer, den Heilungsprozess meines Zehennagels und aller anderen Bereiche meines Körpers oder meiner Psyche, die von dem Giftpfeil betroffen sein könnten, einzuleiten.

Gelegentlich fragte ich den Weisen, ob ich irgendwelche Mittel anwenden solle, und immer wieder erhielt ich ein klares Nein. Schließlich wurde mir klar, dass die Helfer am Werk waren und dass ich diesem Umstand vertrauen und mit meiner Fragerei aufhören sollte!

Im Juni stellte ich erstmals fest, dass der Zehennagel sich verändert hatte. Der mittlere Bereich des Nagels war immer noch verfärbt, aber der obere Teil und das untere Drittel hatten inzwischen eine hellere, normalere Farbe angenommen. Allmählich ging die Verfärbung in der Mitte ebenfalls zurück, und als es Juli wurde, bemerkte ich, dass der Nagel langsam wieder zu wachsen begann. Ich hatte ihn seit einem Jahr nicht mehr beschnitten.

Gleichzeitig arbeitete ich an der Wiederherstellung meiner Selbstheilungskräfte. Ich deprogrammierte Gedankenformen, die, wie ich erst später herausgefunden hatte, bestimmte Helfer blockierten, die für meinen allgemeinen Heilungsprozess wichtig waren.

Zu diesen Gedankenformen gehörte unter anderem eine Strafandrohung, die in die Zeit meiner Kindheit zurückdatierte, als ich epileptische Anfälle hatte. Der Grund für diese Anfälle war die Tatsache, dass die Familie mir keinen Raum bot, meine Gefühle gefahrlos ausdzurücken. Ich hatte den Schluss gezogen, meine Gefühle seien eine Gefahr für die häusliche Ordnung. Ich fürchtete, etwas Schreckliches (Verlassenwerden oder Tod) würde eintreten, wenn ich meine wahren Gefühle zuließ. Ich lernte dicht zu machen, anstatt zu fühlen, und wurde sogar zu den unmöglichsten Zeiten ohnmächtig. Außerdem hatte ich für mich beschlossen, dass das Leben grundsätzlich unsicher war und es meine Gefühle waren, die die entsprechenden Gefahren heraufbeschworen. So kam es, dass ich eine ganz eigene Art von Beziehung zu meiner Welt und meinem Leben entwickelte, die mir ein Gefühl der Sicherheit gab. Sie bestand darin, mich ausschließlich auf mein rationales Denken zu verlassen.

Noch immer wollte ich den Fortschritt im Heilungsprozess ab und zu überprüfen und musste mir in Erinnerung bringen, dass ich die Angelegenheit den Helfern übertragen hatte und es nicht nötig war, den Vorgang zu überwachen. Dieses Bedürfnis ließ nach, nachdem ich meine Zweifel deprogrammiert hatte.

Durch meine Schlussfolgerungen hatte ich den Kosmos und die Natur, einschließlich meiner eigenen Natur verleumdet. Es waren falsche Zuschreibungen und Giftpfeile, die meine Selbstheilungskräfte außer Kraft gesetzt hatten.«

Zum Zeitpunkt der Übersetzung dieses Buches ins Deutsche war der Zehennagel vollständig verheilt. Deidres Erfahrung zeigt etwas klar auf: Ein einfaches gesundheitliches Problem, das durch einen Giftpfeil von dritter Seite verursacht war, kann rasch von den Helfern geheilt werden. Es kann sich allerdings zu einer langwierigen Sache auswachsen, wenn wir der Natur die Schuld an der Erkrankung zuschieben. Der beschriebene Fall zeigt auch eine verbreitete missverstandene Haltung gegenüber Pilzen – mehr darüber in Kapitel 16. Im vorliegenden Fall brauchte Deidre den

Inhalt des Giftpfeils nicht herauszufinden. Doch ist es wichtig, im Zuge der Untersuchung nachzufragen, ob sein Inhalt identifiziert werden muss oder nicht.

Kapitel 15: Die Ursachen anderer ausgewählter Krankheiten

In diesem Kapitel stellen wir weitere Krankheiten und gesundheitliche Beschwerden vor und all das, was wir über ihre Ursachen in Erfahrung bringen konnten. Leider waren wir nicht in allen Fällen lange genug in den Prozess einbezogen, um auch den Ausgang zu erfahren. Die untersuchten Symptome sind in alphabetischer Reihenfolge aufgelistet.

Die spezifischen krankmachenden Gedanken, die im Einzelfall zu deprogrammieren waren, können lediglich Anhaltspunkte für die eigenen Untersuchungen sein. Es muss immer wieder betont werden, dass die Ideen oder Glaubensvorstellungen, die im Einzelfall zur Erkrankung geführt haben, voneinander abweichen, selbst wenn das Krankheitsbild das gleiche ist. (Die Anweisungen zum Deprogrammieren finden Sie in Kapitel 21.)

Bipolare Störung: Obwohl geistige Störungen nicht zum Gegenstand dieses Buches gehören, empfahl uns der Weise, diese Störung hier zu erwähnen. Sie kommt grundsätzlich dadurch zustande, dass eine Person, die unter einer falschen Zuschreibung steht, sich mit einer weiteren falschen Zuschreibung belegt, die die erste auszugleichen versucht. Ein Beispiel: Die primäre falsche Zuschreibung könnte lauten: »Ich bin mit einem Schaden geboren.« Die zweite falsche Zuschreibung: »Ich muss beweisen, dass ich dennoch einen Wert habe.« Das Vorhandensein dieser beiden falschen Zuschreibungen in der Psyche wirft die betreffende Person von einem Extremzustand in den anderen – vom Zustand der Verzweiflung in den Zustand ehrgeizigen Strebens. Dieser Zustand kann nur dadurch behoben werden, dass beide falschen Zuschreibungen deprogrammiert werden; weitere falsche Zuschreibungen, die nach dem Auftreten der Störung hinzugefügt wurden, müssen ebenfalls identifiziert und deprogrammiert werden.

Gebärmutterblutung: Die gesunde Funktion der Gebärmutter besteht nicht nur darin, die Umgebung für eine Schwangerschaft zur Verfügung zu stellen, sondern auch, die Lebenskraft einer Frau ihr ganzes Leben lang zu erneuern. Starke Blutungen können auf eine falsche Zuschreibung hinweisen, mit denen eine Frau die Erneuerung ihrer Lebenskraft belegt hat. Beispiele sind: »Die einzige Funktion der Gebärmutter besteht darin, Schwangerschaften zu ermöglichen« oder »Wenn eine Frau nicht mehr menstruiert, ist ihre Gebärmutter nutzlos.« Starke Blutungen können auch dadurch verursacht sein, dass eine Frau es aufgegeben hat, einen Sinn in ihrem Leben zu sehen. Dies kann sich in Gedanken äußern wie: »Mein Leben hat keinen Sinn«, »Ich sollte nie geboren worden sein« oder: »Ich bin schuldig, weil ich existiere.«

Eine andere Ursache für starke Blutungen fanden wir in einem Fall in dem Fluch, mit dem der biblische Gott Eva belegt hat: »Viel Mühsal bereite ich dir, sooft du schwanger wirst. Unter Schmerzen gebierst du Kinder. Du hast Verlangen nach deinem Mann; er aber wird über dich herrschen.«[38] Ein solcher Fluch sollte als psychischer und körperlicher Erinnerungs-Chip deprogrammiert werden.

Herzflimmern: Ein Mann war bei uns zu Besuch, als er Herzflimmern bekam. Als Ursache dafür fanden wir einen psychischen Erinnerungs-Chip mit der Erinnerung an den Geruch in einem Schreibwarenladen, in dem seine ersten Schulbücher gekauft wurden. Dieser Geruch war eine Verbindung mit der Angst vor Autoritäten eingegangen, die mit Schulbeginn in ihm verankert wurde. Später im Leben bekam der Mann regelmäßig Herzflimmern, wenn er diesem Geruch begegnete, und auch, wenn er mit Erziehungsanstalten oder anderen Einrichtungen konfrontiert war, die für ihn Autorität bedeuteten. Die Tatsache, dass er selbst Professor geworden war, schützte ihn nicht vor dieser Angst, solange sie in dem Erinnerungs-Chip gespeichert war. Zu unserer Überraschung enthielt dieser Chip noch eine Projektion und einen Giftpfeil, mit denen der Mann sich selbst belegt hatte: »Ich kann mich nur da-

38 Genesis 3, 16, zitiert aus: *Neue Jerusalemer Bibel*, Einheitsübersetzung, Freiburg i.Br. 1985.

durch schützen, dass ich selbst Professor werde.« Das I Ging zeigt uns, dass uns nur der Kosmos wahren Schutz bieten kann. Wir verlieren ihn, wenn wir meinen, uns selbst schützen zu können.

Hoher Blutdruck: Dieses Symptom kann darauf hinweisen, dass die Körperzellen der betroffenen Person ihrer Fähigkeit beraubt worden sind, Sonnenlicht zu verarbeiten – ein Vorgang, der notwendig ist, um die nährende *Chi*-Energie für alle Körper- und Gehirnzellen aufzunehmen. Die Verarbeitung des Sonnenlichts geschieht auch bei uns durch Photosynthese in den Zellen, wie wir sie aus der Pflanzenkunde kennen.

Diese Beschädigung der Zellen wird durch falsche Zuschreibungen oder Giftpfeile verursacht, mit denen die Körpernatur eines Menschen belegt wird, wie zum Beispiel:

- »Die Natur des Menschen ist in Gut und Böse geteilt.«
- »Die Natur des Menschen ist schadhaft.«
- »Der Mensch hat eine niedere und eine höhere Natur, wobei seine höhere Natur entwickelt und seine niedere Natur unterdrückt oder überwunden werden muss.«

Der Geschädigte muss herausfinden, welche der genannten falschen Gedankenformen er in seiner Psyche gespeichert hat. Damit soll nicht gesagt werden, dass alle Menschen, die mit diesen Gedankenformen belegt sind, an hohem Blutdruck leiden. Die Wirkung von falschen Zuschreibungen kann sich in vielerlei Formen zeigen.

Hitzewallungen. Hitzewallungen werden durch unterschwellige Sorgen, Ängstlichkeit, Ängste, Gefühle der Scham und Gefühle von Hoffnungslosigkeit verursacht. Hitzewallungen und nächtliche Schweißausbrüche können bei Frauen und Männern auftreten. In erster Linie sind sie die Antwort der Psyche auf die Aktivität eines dämonischen Elements, das wir »Greifer« nennen.[39]

Die Hitzewallungen, die mit den Wechseljahren einhergehen, können durch Verleumdungen verursacht werden, mit denen der

39 Siehe die ausführlichere Beschreibung eines Greifers in Anhang 2.

Körper belegt wurde, wie zum Beispiel: »Dauernd ist etwas los mit meinem Körper«, »Der Körper ist nichts als lästig.« Die Hitzewallungen sind »Ströme von Tränen«, die der Körper wegen all der Verleumdungen vergießt und weil er nicht mehr ertragen kann, was wir ihm zumuten. Jede Verleumdung ist in einem körperlichen Erinnerungs-Chip gespeichert, der außerdem Selbstbeschuldigungen enthält. Ein anderes Beispiel ist die verleumderische Behauptung: »Der Körper funktioniert wie eine Maschine.« (Andere Beschwerden, die während der Wechseljahre auftreten können, sind weiter unten unter »Wechseljahre« aufgeführt.)

Hitzewallungen bei einem Mann können ihre Ursache darin haben, dass der Betreffende den Sinn seines Lebens bezweifelt. Dieser Zweifel erzeugt die Sorge zu sterben, ohne den Sinn des Lebens gefunden zu haben. Wer seine diesbezüglichen Gedanken prüfen möchte, muss als Erstes nach Schuldgefühlen forschen für Dinge, die er in seinem Leben getan haben könnte (siehe Glossar: Schuld). Außerdem gilt es zu verstehen, dass der Begriff »Sinn des Lebens« impliziert, ein Selbstbild zu erfüllen, das dem Katalog von Selbstbildern des kollektiven Ego entnommen ist. Das I Ging lehrt uns, dass der wahre Sinn unseres Lebens darin besteht, unsere Einzigartigkeit als Individuum zu erfüllen. Dazu bedarf es keiner gezielten Absicht.

In einem aktuellen Fall kamen die Hitzewallungen, die ein Mann regelmäßig erlebte, von einem psychischen Erinnerungs-Chip. Dieser stammte aus seiner Jugend, als Spielkameraden, die der Oberschicht entstammten, ihm das Gefühl von Minderwertigkeit gaben und ihn einschüchterten. Seit jener Zeit wurde der Erinnerungs-Chip immer dann aktiviert, wenn er sich in Gesellschaft von Personen befand, die er als ihm überlegen ansah. Der Erinnerungs-Chip sorgte dafür, dass er sich ständig durch die Brille der anderen sah und beurteilte und sich für seine vermeintliche Minderwertigkeit schämte. Um sich zu befreien, deprogrammierte er die Erinnerung an das ursprüngliche Ereignis, das Bild von sich selbst als minderwertig und die Angst vor Erniedrigung.

Lähmung eines Nervs: Die Nerven gehören zum Schutzsystem unseres Körpers und sind direkt mit bestimmten inneren Sinnen verbunden, die das I Ging als unsere »metaphorischen Sinne« bezeichnet. Damit sind zum Beispiel unser Sinn für Einfachheit, unser Sinn für Vorsicht, unser Sinn für Angemessenheit und weitere metaphorische Sinne gemeint, die an anderen Stellen in diesem Buch erwähnt werden. All diese Sinne gehören zu unserer Tiernatur. Wenn diese durch falsche Zuschreibungen oder Giftpfeile verteufelt ist (durch Sätze wie »Unsere Tiernatur ist böse« oder »Sie ist die Wurzel allen Übels« oder »Unsere Tiernatur ist unsere niedere Natur« und »Wir sind schuldig, weil wir eine Tiernatur haben«), dann werden unsere metaphorischen Sinne dysfunktional. Das I Ging beschreibt diese Situation als »Ein Einäugiger kann sehen, ein Lahmer kann auftreten.«[40] Das Wort »Lahmer« weist darauf hin, dass einer oder mehrere metaphorische Sinne gelähmt sind. Im gesunden Zustand führen uns unsere metaphorischen Sinne durch jede Situation, ohne die Notwendigkeit, jeden Schritt zu überdenken. Wenn sie jedoch gelähmt sind, dann sind wir gezwungen, uns ausschließlich auf unser Denken zu stützen, um unseren Weg durchs Leben zu gehen. Das bedeutet, dass wir uns an die Vorschriften klammern, die uns die Gesellschaft vorgibt. Da jedoch jede Situation im Leben einmalig ist, sind Vorschriften kaum dazu geeignet, uns dabei zu helfen, uns wirklich angemessen zu verhalten. Außerdem erzeugen wir ein widriges Schicksal, wenn wir uns in krasser Weise unangemessen verhalten. Ein solches widriges Schicksal kann sich in Gestalt einer Nervenlähmung manifestieren. Es kann dadurch beendet werden, dass wir die Giftpfeile deprogrammieren, die die entsprechenden metaphorischen Sinne gelähmt haben.

Lähmung eines Muskels: Eine Muskellähmung kann durch die Lähmung der metaphorischen Sinne für Gefahr oder Angemessenheit bedingt sein. Im gesunden Zustand sind diese metaphorischen Sinne direkt mit allen Muskeln im Körper verbunden. Wir können dies an dem Phänomen der »Körpersprache« erkennen. Wenn diese Sinne vollständig funktionieren, ist unsere Körpersprache der jeweiligen Situation völlig angemessen; wenn nicht, verhalten wir

40 Anthony/Moog, S. 203.

uns ungelenk oder unangemessen. Der natürliche Impuls, vor einer gefährlichen Situation zu fliehen oder uns aus ihr zurückzuziehen, ist ebenfalls ein direkter Ausdruck der Führung, die wir von diesen metaphorischen Sinnen erhalten. Wenn wir jedoch die fehlgeleitete Idee akzeptieren, unsere Körpernatur sei fehlerhaft (ein Giftpfeil), dann wird unser Sinn für Gefahr gelähmt. Wenn wir uns den Glaubenssatz zu eigen machen: »Wir brauchen moralische Vorschriften, die definieren, was angemessenes Verhalten ist« (ebenfalls ein Giftpfeil), dann wird unser Sinn für Angemessenheit gelähmt, weil dieser Satz leugnet, dass wir aufgrund unserer natürlichen Beschaffenheit wissen, was angemessenes Verhalten ist. Wenn wir uns an moralischen Vorschriften orientieren, dann ist die Wahrscheinlichkeit groß, dass wir widrige Schicksale erzeugen. Die Lähmung eines Muskels kann ein solches sein. Wenn wir den Giftpfeil deprogrammieren, der den betreffenden metaphorischen Sinn gelähmt hat, kann die Muskellähmung heilen.

Menstruationsschmerzen: Die meisten prämenstruellen oder Menstruationsschmerzen sind Alarmrufe des Körpers, um uns auf die Anwesenheit von Projektionen, falschen Zuschreibungen oder Giftpfeilen in unserer Psyche aufmerksam zu machen. Wir finden die krankmachenden Gedanken in fehlgeleiteten Glaubensvorstellungen darüber, was es heißt, eine Frau zu sein. Auch Flüche gehören dazu, wie zum Beispiel: »Die Menstruation ist ein Fluch, mit dem alle Frauen geschlagen sind.« Ferner die Verknüpfung der Menstruation mit der Erbsünde oder verleumderische Behauptungen wie: »Frauen sind weniger wert als Männer«, »Während der Menstruation haben Frauen eine besondere Macht, mit der sie den Männern dauerhaft schaden können«, »Menstruation ist etwas Schmutziges, Verabscheuungswürdiges«, »Frauen sollten während der Menstruation abgetrennt leben.« Solche und ähnliche Verleumdungen können prämenstruelle oder Menstruationsschmerzen, Krämpfe oder einen zu starken Blutfluss verursachen.

Migräne: Bei Migräne handelt es sich um chronische Zustände, denen ein komplexeres mentales Programm zugrunde liegt als akuten Kopfschmerzen, diese sind meist von einer einzigen falschen

Gedankenform (Projektion, falscher Zuschreibung oder Giftpfeil) verursacht. Zusätzlich zu einer primären Ursache enthält das der Migräne zugrunde liegende Programm auch bestimmte Ängste als sekundäre Ursache.

Eine mögliche primäre Ursache ist falsche Sympathie für eine andere Person, die krank ist. Falsche Sympathie bedeutet, dass wir den anderen als »seinem Zustand hilflos ausgeliefert« sehen. Wir »zerbrechen uns den Kopf« darüber, was wohl die Ursache der Krankheit dieses Menschen ist und was dagegen getan werden könnte. Dieses Sich-Sorgen-Machen ist die Aktivität eines »Dämons des Rationalisierens«, der ständig denselben Gedankengang abspult und dadurch den Schmerz in einer Synapse im Gehirn verursacht. In diesem Fall ist nicht nur der erwähnte Dämon zu töten, sondern es müssen auch die negativen Gedanken deprogrammiert werden, die wir auf den kranken Menschen projiziert haben, indem wir ihn als »hilflos ausgeliefert« angesehen haben.

Eine andere primäre Ursache kann in Schuldgefühlen liegen, an denen wir leiden, wann immer unsere wahren Gefühle nicht dem entsprechen, wie wir konditioniert sind zu denken, zu fühlen oder zu handeln. Diese Schuldgefühle verhindern, dass wir ein inneres Nein zu den unangemessenen Erwartungen sagen. Wenn wir Migräne bekommen, liefert uns dies eine Entschuldigung, nicht tun zu müssen, was von uns erwartet wird. Wenn wir die Migräne in dieser Weise benutzen, nimmt sie chronische Züge an. Was uns häufig daran hindert, ein inneres Nein zu sagen, ist das Selbstbild »des guten Sohnes« oder »der guten Tochter«, die dafür belohnt werden, dass sie nicht Nein sagen. Wenn wir das entsprechende Selbstbild deprogrammieren, können wir unsere Fähigkeit wiedererlangen, Nein zu allen Situationen zu sagen, in denen unser Gefühl uns sagt, dass es nicht stimmig für uns ist, den Erwartungen anderer zu entsprechen. Ein solches innerlich gesagtes Nein stellt uns unter kosmischen Schutz.

Ein anderer Fall ist der eines Menschen, der sich von Schuld befreien möchte. Man hat ihn gelehrt, dass die Schuld von seiner Tiernatur (fälschlicherweise als »Triebnatur« bezeichnet) kommt. Darum glaubt er, das Problem könne dadurch gelöst werden, dass er sich von seiner Tiernatur befreit, indem er ein spiritueller

Mensch wird. Die Migräneanfälle sind in diesem Fall ausgelöst von der Angst zu sterben, bevor er sich vollständig von seiner Schuld befreit hat, und ewig in der Hölle zu schmoren. Ein dämonisches Element namens »Wechselbalg« ist an diesem Vorgang beteiligt; dieser treibt den Geist des Betreffenden immer weiter aus seinem Körper heraus.[41] Sein Streben nach Überwindung seiner Körpernatur flößt seinen Körperzellen die Angst ein, geopfert zu werden. Im geschilderten Fall ist Folgendes zu deprogrammieren: das falsche Konzept von Schuld; die falsche Zuschreibung »Ich bin schuldig, weil ich eine Tiernatur habe« mit dem Bild vom Höllenfeuer; der Giftpfeil »Um mich von Schuld zu befreien, muss ich meine Tiernatur überwinden/opfern«; das Selbstbild des spirituellen Menschen; der Wechselbalg.

Eine Migräne kann ihre Ursache auch in Schuldgefühlen für eine bestimmte Tat haben, denen sich der Betroffene für alle Zeit ausgeliefert glaubt. Es kann sein, dass er sich in der Schuld eines anderen sieht, dem er Unrecht getan hat; es kann sich aber auch um undefinierbare Schuldgefühle handeln. Die Folge ist die Angst, für immer festzustecken. Diese Angst erlaubt es einem Dämon, den Gedanken an das geschehene Unrecht wie ein Tonband immer wieder abzuspulen. Oft läuft dieses Tonband im Unterbewusstsein oder im Halbbewusstsein, so dass es kaum hörbar ist. Doch die Migräne ist das Ergebnis davon. Um sich davon zu befreien, gilt es Folgendes zu deprogrammieren: das falsche Konzept von Schuld, die Schuldgefühle für das Geschehene sowie jegliche Selbstbeschuldigungen, mit denen der Betroffene sich belegt hat, wie zum Beispiel: »Was ich getan habe, ist unverzeihlich« oder »Ich verdiene es, bestraft zu werden.« Außerdem gilt es, sich beim Kosmos für die Tat zu entschuldigen.

Eine andere Ursache für Migräne kann der falsche Glaube sein, wir seien unseren Eltern etwas für unser Leben schuldig. Das führt dazu, dass wir das Gefühl haben, nie genug zu tun, um unsere Schuld zurückzuzahlen, obwohl wir uns ständig darum bemühen. Es ist, als befänden wir uns in einer ständigen Tretmühle; diese Tretmühle verursacht die Migräne. Gleichzeitig dient uns die

41 Siehe die ausführliche Beschreibung eines Wechselbalgs in Anhang 2.

Migräne dazu, uns davor zu »schützen«, immer noch mehr tun zu müssen. Das I Ging spricht von einer solchen Situation in Hexagramm 21, *Das Durchbeißen*, Platz 6 in den Worten: »Steckt mit dem Hals im hölzernen Kragen, dass die Ohren verschwinden.«[42] Im Text dazu wird erklärt, dass der hölzerne Kragen ein Helfer ist, durch den der Kosmos uns zwingt, nach innen zu schauen: Wir sollen bemerken, dass ein unkorrektes Element in unserer Psyche aktiv ist, das uns dazu bringt, zwanghaft gegen unsere wahre Natur zu handeln. Solange der hölzerne Kragen existiert, verhindert er, dass wir uns selbst und dem Kosmos noch mehr Schaden durch unser zwanghaftes Handeln zufügen. Um uns aus dem Zustand zu befreien, müssen wir das falsche Konzept von Schuld deprogrammieren sowie die Giftpfeile »Wir schulden unseren Eltern unser Leben« und »Wir können nie genug tun, um unsere Schuld ihnen gegenüber zurückzuzahlen.« Das I Ging lehrt uns, dass die Idee, Kinder seien ihren Eltern etwas für ihr Leben schuldig, vom kollektiven Ego stammt. Selbst der Kosmos rechnet es uns nicht als Schuld an, dass er uns das Leben geschenkt hat.

In einem anderen Fall kann die Migräne folgende Ursache haben: Der Betroffene fühlt sich für etwas Unbestimmtes schuldig, was es anderen erlaubt, ihn auszunutzen. Diese Dynamik lässt sich wie folgt beschreiben: Die Schuldgefühle erzeugen ein Unzulänglichkeitsgefühl – ein Loch, das er füllen möchte. Andere spüren dies und laden ihm Dinge auf, für die sie seine Hilfe benötigen, für die er aber keinen Dank erntet. Unter dem Druck seines Schuldgefühls gerät der Betroffene in einen inneren Widerstreit, weil es ja auch noch andere gibt, die seine Hilfe benötigen würden, er aber nicht die Bedürfnisse aller befriedigen kann. Da er das, was er einem Menschen schenkt, nicht zugleich auch noch einem anderen geben kann, der es gleichermaßen verdienen würde, bringt ihn dies in eine verzweifelte Lage – die nur noch mehr Schuldgefühle erzeugt. Hier haben wir einen anderen Fall, in dem die Migräne den Betroffenen davor »schützt«, das Unmögliche zu tun. Ein solcher Mensch muss sich vom falschen Konzept der Schuld befreien, ein inneres Nein zu den Erwartungen sagen, die an ihn gestellt

42 Ebenda, S. 305.

werden. Er muss den Glaubenssatz »Ich bin unwert, es sei denn, ich diene anderen« deprogrammieren.

Eine ganz andere Ursache für Migräne kann der Glaubenssatz sein: »Nur ein Wunder kann mich retten« (eine falsche Zuschreibung und ein Giftpfeil). Dieser Glaube lässt uns auf ein Wunder warten, anstatt um Hilfe zu bitten.

Parkinson-Krankheit: Als ein naher Verwandter in seinen endsiebziger Jahren die Symptome des Zitterns entwickelte, fragten wir den Weisen, ob es uns erlaubt sei, den Ursachen nachzugehen und sie für ihn zu deprogrammieren. Die Antwort lautete Ja.

Die Ursache war ein Ereignis im 17. Lebensjahr des Mannes, als sein Vater ihm die Aufsicht über eine Gruppe von Arbeitern in seinem Werk übertrug. Ein älterer Arbeiter empfand es als Beleidigung, dass ein so junger Mann über ihn gestellt wurde, der dem Chef Bericht über seine Leistung erstatten konnte. Er drohte dem 17-Jährigen, ihn und seinen Vater umzubringen, wenn er etwas Schlechtes über ihn erzählen würde. Diese Drohung und der Kommentar seiner Mutter »Pass auf, eines Tages könnte er damit ernst machen« hatten sich als Erinnerungs-Chip in seinem Körper festgesetzt. Als er später selbst Inhaber des Werkes geworden war, gab es weitere gefährliche Begegnungen mit anderen Arbeitern im Zuge von gewerkschaftlichen Unruhen. Diese Erlebnisse sammelten sich zusätzlich in dem Erinnerungs-Chip an. Das Zittern hatte mit der Erinnerung an den Terror zu tun, dem er sich ausgesetzt fühlte, und dem Gedanken, er müsse ständig auf der Hut sein. Nachdem wir den Erinnerungs-Chip für ihn deprogrammiert hatten, hörte das Zittern fast vollständig auf.

Stottern: Obwohl Stottern nicht unter körperliche Beschwerden fällt, empfahl uns der Weise, es hier aufzunehmen, da es als ein neurologisches Problem betrachtet werden kann. Wir erfuhren, dass Stottern seine Wurzeln in zwei widersprüchlichen Befehlen haben kann, die einem Kind gegeben wurden, wie zum Beispiel: »Schweig, es sei denn, du hast etwas Wichtiges zu sagen« und »Es ist unhöflich, in der Anwesenheit von Leuten zu schweigen.« Der zweite Befehl verbietet dem Kind genau das zu tun, was der erste ihm gebietet. In dieser Kombination bilden sie ein Double-Bind – ein Schloss in der Psyche, das die Fähigkeit des Kindes lähmt, Situationen aus seiner inneren Wahrheit heraus zu meistern.

Wechseljahrbeschwerden: Der häufig verwendete Begriff »Menopause« ist ein Beispiel für ein Wort, das irre führt. Das Wort »Pause« suggeriert, dass die Menstruation eine Pause einlegt, später aber wieder aktiv werden wird. Das ist offensichtlich unzutreffend, denn es handelt sich um einen Zeitpunkt, da die Menstruation allmählich zum Ende gelangt. Der korrekte Name dafür wäre »die Vollendung der Menstruation«, womit zum Ausdruck gebracht wird, dass die Menstruation ihre Funktion im Leben einer Frau vollendet hat. Das Wort »Menopause« muss als falsche Zuschreibung deprogrammiert werden, weil es einen natürlichen Vorgang unkorrekt beschreibt.

Andere Störungen werden durch das Sich-Sorgen verursacht: die Sorge darüber, dass die Frau ihre Funktion, Kinder gebären zu können, verloren hat, die Sorge darüber, nicht mehr als eine »funktionierende Frau« gesehen zu werden, für Männer unattraktiv zu werden, die Sorge um das Herannahen des Todes und Ähnliches. Alle diese Sorgen projizieren mentale Bilder auf den Körper als »Problem«. In Wirklichkeit handelt es sich bei diesen Bildern um Verleumdungen, auf die der Körper mit Krankheit oder Unwohlsein reagiert – ein Zeichen für die Macht unharmonischer Gedanken.

Probleme entstehen auch, wenn eine Frau bedauert, kein Kind geboren zu haben. Oft stammt ein solches Bedauern von der fehlgeleiteten Idee: »Eine Frau ist nur dann eine richtige Frau, wenn sie ein Kind zur Welt gebracht hat« (ein Giftpfeil). Darin drückt sich eine konventionelle Norm aus, mit der Frauen belegt werden, die nicht im Einklang mit dem Kosmos ist. Die kosmische »Norm« verlangt, dass wir unsere Einzigartigkeit zum Ausdruck bringen, ohne Unterschied des Geschlechts; sie besteht nicht darin, eine Rolle zu erfüllen, die uns von der Gesellschaft auferlegt wird.

Alle Sorgen und fehlgeleiteten Ideen bezüglich der »Rolle einer Frau« müssen mit kosmischer Hilfe deprogrammiert werden, weil sie die Fähigkeit des Körpers, seine natürliche Reproduktionsfunktion zu transformieren, stören.

Weitere Probleme, die häufig in den Wechseljahren auftreten, kommen von der Sorge, den eigenen Lebenssinn noch nicht gefunden zu haben. Dies gilt insbesondere für Frauen, die ihren einzigen Lebenssinn im Erfüllen der Mutterrolle gesehen haben. Die Störungen treten auf, wenn die Kinder erwachsen geworden sind und das Haus verlassen haben. Gedanken wie »Jetzt ist es für mich zu spät, noch etwas Sinnvolles mit meinem Leben anzufangen«, erzeugen Hoffnungslosigkeit. Solche Gedanken müssen entschieden zurückgewiesen und deprogrammiert werden, da sie sonst zur Ursache schwerwiegender Krankheiten werden können.

Es sei an dieser Stelle noch auf eine fehlgeleitete Glaubensvorstellung hingewiesen, die einen wichtigen Platz in der chinesischen Medizin hat. Es ist die Vorstellung, Störungen bei Frauen in den Wechseljahren als »Yin-Yang-Ungleichgewicht« zu behandeln, indem ein Ausgleich zwischen Yin und Yang angestrebt wird. Das I Ging zeigt uns hingegen, dass es nicht um ein Ausgleichen, sondern um ein *Harmonisieren* geht. Yin und Yang sind die Namen für das Dunkle und das Lichte, aus denen sich die *Chi*-Energie zusammensetzt. Die Yin-Yang-Schule im Alten China hat fälschlicherweise eine Tradition begründet, nach der Yin und Yang als *Gegensätze* definiert und mit zahlreichen Konnotationen belegt wurden, die alle Dinge als Gegensatzpaare definieren. Der Versuch, Yin und Yang auszugleichen, kann das Problem nicht lösen, sondern nur ein weiteres Problem hinzufügen. Denn die Implikation, es handele sich um Gegensätze, verwickelt die beiden Kräfte in einen Kampf. Das Dunkle und das Lichte sind die zwei komplementären Aspekte des Chi, die durch ihre komplementäre Bezogenheit Transformationen hervorbringen. Das Dunkle und das Lichte werden wieder in Einklang miteinander gebracht, wenn die fehlgeleiteten Ideen, mit denen sie belegt wurden, deprogrammiert werden.

Kapitel 16: Infektionserkrankungen auf den Grund gehen

Die kosmische Definition von Infektionserkrankungen hat uns eine völlig überraschende, neue Sicht auf die Ursachen solcher Erkrankungen gegeben. Diese neue Sicht zu verstehen war uns erst möglich, nachdem wir den Schuldkomplex, mit dem wir die Natur belegt haben, verstanden hatten. (Wir haben ihn in Kapitel 9, *Die Ursprünge von Schuld*, als »Natur-Schuldkomplex« bezeichnet.)

Aus herkömmlicher Sicht werden Infektionen durch Bakterien oder Pilze verursacht. Beispielsweise die Tatsache, dass viele Bakterien eine Resistenz gegen Antibiotika entwickelt haben, sollte uns Anlass zum Nachdenken geben. Doch wir fahren darin fort, sie mit immer rigoroseren Mitteln zu bekämpfen. Bakterien und Pilze sind Teil der Natur, und unsere gesunde Beziehung zu ihr ist eine Beziehung zu wechselseitigem Nutzen und nicht eine, die von Feindschaft geprägt ist. Die Menschen haben sich angewöhnt, die Ursache für Infektionserkrankungen in der Natur zu suchen anstatt in den eigenen fehlgeleiteten Glaubensvorstellungen über die Natur. Alle unsere Erfahrungen im Heilen mit Hilfe des I Ging haben bestätigt, dass wirkliche Heilung nur *im Einklang und mit Hilfe der Natur* zustande kommen kann und nicht durch ein Bekämpfen der Natur. Wann immer wir einem Hemmnis begegnen, ist dies ein Zeichen, dass wir ein physikalisches Gesetz oder ein kosmisches Harmonieprinzip nicht beachten – weil wir es entweder nicht kennen oder es bewusst missachten. Die Resistenz der Bakterien muss als ein solches von Menschen erschaffenes Hemmnis gesehen werden.

Das I Ging lehrt uns, dass wir, wann immer wir auf ein Hemmnis stoßen, einen Schritt zurücktreten müssen, um darüber nachzudenken, welche fehlgeleitete Idee oder falsche Einstellung das Hemmnis erzeugt hat. Wenn wir mit beharrlichem Widerstand seitens der Natur konfrontiert werden, so ist dies ein klares Signal, dass wir reflektieren müssen, wie wir uns wieder in Einklang mit der Natur bringen können. Jeder Versuch, neue Wege zu finden, um Bakterien zu bekämpfen, ist zum Scheitern verurteilt. Die Natur ist stärker, weil sie Teil der harmonischen Ordnung des Kosmos ist. Jeder Kampf gegen Hemmnisse in der Natur verstärkt nur deren Widerstand.

Bakterien und Pilze

Die Wissenschaft hat in den letzten Jahren viele wunderbare Dinge über Bakterien und Pilze herausgefunden. Unser Körper wäre nicht in der Lage, ohne diese kleinsten Organismen zu funktionieren. Es wäre uns nicht möglich, Brot, Joghurt, Käse, Wein und alle Nahrungsmittel zu produzieren, für deren Fermentierung Pilze unabdingbar sind. Fermentierungsprozesse gelingen nicht, wenn wir die Pilze verteufeln oder ihre Bedeutung missachten. Ähnliches gilt für Bakterien: Sie haben eine ausschließlich segensreiche Funktion in der Natur, sogar dann noch, wenn sie verteufelt werden. Im Folgenden wollen wir uns auf das beschränken, was wir Neues über Bakterien gelernt haben. Doch treffen sehr ähnliche Überlegungen auch auf das Wirken von verteufelten Pilzen zu.

Wir verteufeln Bakterien, wenn wir Ängste auf sie projizieren, wie beispielsweise:[43]

- die allgemeine Angst vor Bakterien: »Bakterien verursachen Infektionen«, »Bakterien müssen abgetötet werden.«
- die Angst vor Bakterien im Wasser: »Ich könnte mich beim Schwimmen in dem Wasser infizieren«, »In dem Wasser könnten Bakterien sein!«
- die Angst vor Bakterien in der Luft: »Wenn jemand eine Erkältung hat, darf man ihm nicht zu nahe kommen wegen der Bakterien«, »Bakterien sind in der Luft, sie sind unsichtbar und können uns angreifen«, »Wenn wir sie einatmen, können sie uns krank machen.«
- die Angst vor Bakterien in der Erde: »Du musst deine Hände waschen, nachdem du in der Erde gearbeitet hast. Die Erde ist voller Bakterien.«
- die Angst vor Bakterien in unserem Körper: »Sie sind gefährlich und können Krankheiten verursachen.«

Die genannten Ängste erfüllen sich, wenn wir Bakterien mit Misstrauen begegnen, das heißt wenn unsere natürliche positive Symbiose mit ihnen durch Vorstellungen vergiftet wird, in denen wir sie als unsere Feinde betrachten. Es stimmt zwar, dass Bakterien durch die Luft fliegen, aber sie dringen nur dann über unsere Atemwege ein, wenn wir unsere Angst auf sie projizieren.

---

43 Anweisungen zum Deprogrammieren solcher Ängste finden sich in Kapitel 29, *Ängste in Verbindung mit der Krankheit.*

Alle genannten Ängste rühren von der grundlegenden Fehlvorstellung her, unser Körper habe kein natürliches Abwehrsystem. Tatsache ist, dass wir keine Abwehr gegenüber der Natur benötigen. Was wir brauchen, ist eine Abwehr gegenüber Giftpfeilen, die von Fehlvorstellungen über die Natur herrühren.

Die herkömmliche Ansicht, Bakterien seien die *Ursache* von Infektionserkrankungen, ist nie im Licht der Tatsache untersucht worden, dass Fehlvorstellungen verheerende Wirkungen auf das Bewusstsein aller Dinge in der Natur haben.

Der Weise erinnerte uns daran, dass Bakterien – ebenso wie alle anderen Dinge in der Natur – komprimiertes kosmisches Bewusstsein sind. Und, wie alles in der Natur, haben auch sie eine Funktion in der harmonischen Zusammenarbeit zwischen den verschiedenen Teilen des Gesamtorganismus Natur. Wenn wir irgendeinen Gedanken auf sie projizieren, der sie anprangert oder Angst vor ihnen zum Ausdruck bringt, dann wird ihr Bewusstsein verteufelt. Sobald dies geschieht, wird ein kosmisches Harmonieprinzip in Bewegung gesetzt, durch das die verteufelten Bakterien Teil des Immunsystems der Natur werden, das heißt sie werden zu einem Arm des widrigen Schicksals. In diesem Augenblick verwandeln sie sich in das, was wir als *Virus* bezeichnen.

Das kosmische Harmonieprinzip, von dem hier die Rede ist, stellt sicher, dass die verteufelnde Idee gegen die Mauer rennt, die den Namen »widriges Schicksal« trägt; diese Mauer manifestiert sich in Gestalt der befürchteten Erkrankung.

Was wir bei einer Infektionserkrankung beobachten, ist eine Dynamik, die sich grundsätzlich aus drei verschiedenen Faktoren zusammensetzt: (1) Die Nachricht von einem grassierenden »Erreger«, wie zum Beispiel einem so genannten Grippevirus; (2) die Anfälligkeit beziehungsweise Empfänglichkeit für eine Infektion, verursacht durch die Angst vor dem »Erreger«; und (3) die Tatsache, dass unser Körper seines natürlichen Abwehrsystems beraubt wurde – durch eine Reihe von Verleumdungen, mit denen wir in der Kindheit belegt wurden.

Bei einem Menschen, der völlig gesund ist, ist das körpereigene Abwehrsystem in der Lage, die meisten Giftpfeile, die von außen kommen, zu transformieren. Leider wird dieses System durch das Gift der unter Punkt (3) erwähnten Verleumdungen geschwächt. In diesem Zustand fürchten unsere Körperzellen, dass sie nicht mehr in der Lage sind, unseren Körper vor schädlichen Gedanken, wie dem unter Punkt (1) erwähnten, zu schützen. Die Zellen versuchen, unseren Verstand auf die Krankheitsgefahr aufmerksam zu machen, die droht, wenn dieser der Nachricht Gültigkeit zubilligt. Doch der Verstand, der sich etwas darauf einbildet, besser zu wissen, was Krankheiten verursacht, schenkt den körperlichen Signalen keine Beachtung, selbst wenn sie durch Alpträume übermittelt werden. Wenn es dann zu einer Erkrankung kommt, sucht der Verstand im Außen nach dem Schuldigen, meist in der Natur. Diese Schuldzuweisung an die Natur ist ein weiterer Giftpfeil, der auch den Körper trifft, da er ja ein Teil der Natur ist. An diesem Punkt ist bereits eine beachtliche Anzahl von Giftpfeilen im Spiel. In ihrer Zusammenballung bringen sie die Körperzellen dazu aufzugeben. Es ist diese Ansammlung von Giftpfeilen in der Zelle, die die Infektionserkrankung verursacht, und nicht der Virus.

Betroffen von der Infektion ist der Teil des Körpers, der als anfällig betrachtet wurde: die Nase, die Atemwege, Hände, die Blase und so weiter.

Die Viren, die die Medizin am »Tatort« feststellt, sind aus der Natur angezogen worden, um den Schaden zu korrigieren, der der Natur durch die Verleumdungen zugefügt wurde. Es handelt sich um die verteufelten Bakterien, die sich als Teil des Immunsystems der Natur in Viren verwandelt haben. Die Hauptfunktion von Bakterien besteht darin, Dinge zu zerlegen; selbst nachdem sie sich in Viren verwandelt haben, bleiben sie dieser Aufgabe treu: Sie kommen, um den Schaden, der durch die Giftpfeile angerichtet wurde, zu reparieren. Sie sind dem Geruchspfad des Giftpfeils gefolgt, mit dem sie – als Teil der natürlichen Umgebung – belegt wurden. Sie folgen diesem Pfad gewissermaßen zu seinem Ursprung in dem betreffenden Menschen, der ihn ausgesandt hat. Die Viren dringen auf direktestem Wege zu den infizierten Körperzellen vor, um sie von dem Gift zu befreien. Die infizierten Zellen heißen die Viren als Helfer willkommen, während sie rein von außen betrachtet für die Erreger der Infektion gehalten werden.

Hier kann man einwenden, dass man in vielen Fällen nicht so lange warten kann, bis die Viren alles Gift aufgelöst haben, das sich in den Körperzellen angesammelt hat. Dieser Einwand trifft zu – die Viren benötigen zusätzliche Unterstützung. Der Weise hat uns gelehrt, dass ein Antibiotikum hilfreich sein kann aus Gründen, die der Wissenschaft bisher nicht bekannt sind. Wir können im konkreten Fall den Weisen mittels der DMR-Methode befragen, welches Antibiotikum zu verwenden ist.

Grippeepidemien werden durch Projektionen und Voraussagen verursacht

Nachdem wir gesehen haben, wie verteufelte Bakterien als Arme widrigen Schicksals fungieren, überrascht es kaum noch, dass es sich bei den Viren, die mit Grippeepidemien in Zusammenhang gebracht werden, ebenfalls um verteufelte Bakterien handelt. Was sie verteufelt hat, ist die menschliche Angst vor Vergeltungsschlägen durch die Natur als Reaktion auf die Misshandlung der Natur seitens des Menschen. Individuelle und/oder kollektive Schuldgefühle gegenüber der Natur sind dafür verantwortlich, dass Menschen sich Grippeerkrankungen zuziehen.

In Kapitel 9 wurde aufgezeigt, dass die Natur nicht mit Vergeltung auf die Misshandlung durch die Menschen antwortet; vielmehr ist es die falsche Vorstellung von einer vergeltungssüchtigen Natur, die als Selbstbestrafung zu den Menschen zurückkehrt, die diese Vorstellung hegen. Die Angst vor Epidemien ist von dem Bild begleitet, dass ihnen Tausende, wenn nicht Millionen von Menschen zum Opfer fallen.

Das I Ging macht uns darauf aufmerksam, wie wichtig es ist, unsere Gedanken *unschuldig* zu halten, das heißt frei von Projektionen oder negativen Erwartungen.[44] Dazu gehören auch negative Zukunftsvoraussagen. Die Menschen machen solche Voraussagen, weil sie sich für brillant halten. Der Glaube an die Brillanz ihres Verstandes macht sie blind für die Tatsache, dass ihre Voraussagen die wahre Ursache für tödliche Epidemien sind.

---

44 Vgl. Hexagramm 25, *Die Unschuld/Keine Projektion von falschen Erwartungen* (Anthony/Moog, S. 334).

Die Hauptängste, die als Ursache für Infektionskrankheiten in Betracht kommen, sind in den drei Ego-Komplexen enthalten, die wir in Kapitel 9 beschrieben haben: der Gottes-Schuldkomplex, der Schuldkomplex gegenüber dem Selbst und der Natur-Schuldkomplex.

Kapitel 17: Suchterkrankungen

Was wir hier als Suchterkrankung bezeichnen, ist der ständige Drang, ein Loch in der Psyche zu füllen, das ein niederziehendes Gefühl verursacht. Auf der Körperebene kann dieses Loch entweder in der Mitte der Brust oder unterhalb des Nabels gespürt werden; es ist von dem Gefühl begleitet, dass etwas fehlt. Einige Menschen erleben es als ein ständiges »Tief«. Das Ego verführt uns dazu, dieses Loch mit Stoffen oder Ablenkungen zu füllen, die ein »Hoch« erzeugen. Die entsprechenden Aktivitäten sind nur solange erfolgreich, wie das Hoch andauert. Am Ende jedes Hochzyklus leert sich das Loch wieder, was der Betroffene als Absinken erlebt. Alkoholismus, Drogenabhängigkeit, Bipolare Störungen, Arbeitssucht und andere zielorientierte Suchterkrankungen weisen alle dasselbe Muster auf.

Im Kern des Problems stehen aus kosmischer Sicht die drei Hauptformen, in denen Schuldgefühle vorkommen: der *Gottes-Schuldkomplex*, der *mit der Tiernatur des Menschen verbundene Schuldkomplex* und der *Natur-Schuldkomplex* (siehe Kapitel 9, *Die Ursprünge von Schuld*). Die genannten Schuldgefühle geben uns das Gefühl, dass wir »nie gut genug« sein können, und dass es »sinnlos ist, es überhaupt zu versuchen«.

Schuldgefühle kombiniert mit dem Glauben, wir könnten nie gut genug sein, erzeugen das Zwillingspaar namens Selbstzweifel und Selbsthass. Diese Faktoren bringen den ständigen Drang nach Kompensation durch Anerkennung von außen hervor. Das kollektive Ego bietet verschiedene Wege an, auf denen wir diese Anerkennung erreichen können: beispielsweise durch außerordentlichen finanziellen Erfolg oder unermüdliches Arbeiten, um Titel, Ruhm oder hohe moralische Anerkennung zu erlangen. Wenn wir das Ziel erreicht haben, stellt es sich als leer heraus, weil wir lediglich daran gearbeitet haben, ein Selbstbild zu erfüllen. Viele Menschen, die die von der Gesellschaft oder der persönlichen Umgebung errichteten Hürden als unüberwindbar empfinden, suchen die Lösung in betäubenden Substanzen, die das Loch in ihrer Selbstachtung vorübergehend füllen.

Während Schuldgefühle die Eigenschaft haben, beständig an dem Loch zu nagen und es so zu vergrößern, infiziert Selbsthass das Loch mit Gift. Selbsthass erzeugt ein ständiges Verlangen nach Anerkennung. Doch da die Anerkennung von derselben Autorität (kollektives Ego) gesucht wird, die uns unserer *Selbst*achtung beraubt hat, stecken wir in der Falle. Wenn wir gesund und ganz sind, werden wir von innen heraus durch Selbstachtung genährt und haben daher kein Loch, das gefüllt werden müsste.

Da viele Suchterkrankungen sich um die Frage drehen, was wir dem Körper zuführen, ist es nicht schwer, eine Verbindung zu den verschiedenen Quellen von Nahrung zu erkennen: Der Gottes-Schuldkomplex stört unsere Beziehung zum Kosmos, der Quelle unserer Lebenskraft und Liebesenergie. Die Schuld- und Selbsthassgefühle, die dieser Komplex erzeugt, zwingen uns, im Außen nach Substanzen zu suchen, die uns den Eindruck vermitteln, sie würden uns mit der Lebenskraft und Liebe versorgen, an denen es in unserem Leben mangelt.

Der Natur-Schuldkomplex blockiert unsere Fähigkeit, Nahrung in Form von *Chi*-Energie von der Natur aufzunehmen. Wenn wir im Einklang mit der Natur sind, empfangen wir diese Energie durch unseren bloßen Aufenthalt in der Natur. Sie gibt uns physische und emotionale Stärke. Nahrungsmittel enthalten auch *Chi*-Energie, doch wird sie blockiert, wenn wir Schuldgefühle gegenüber der Natur haben. Dies führt bei manchen Menschen zu übermäßigem Essen allgemein oder zum übermäßigen Genuss bestimmter Nahrungsmittel.

Der Schuldkomplex gegenüber dem Selbst blockiert unsere Fähigkeit, die innere Nahrung zu entwickeln, die von unserer Selbstachtung kommt. Diese Nahrung ist süß und erfüllend. Ein Mangel daran verführt uns dazu, Nahrungsmittel oder Substanzen zu uns zu nehmen, die süß und füllend sind.

Ganz gleich, worin die Sucht besteht – dem Gebrauch von Drogen, übermäßigem Essen oder Magersucht, übermäßigem Rauchen, Lesen, Fernsehen, Arbeiten, religiösem oder politischem Übereifer – die Ursache an der Wurzel ist immer die gleiche: ein Loch in der angeborenen Selbstachtung, das durch Selbstzweifel, Schuldgefühle und Selbsthass erzeugt wurde. Das Verlangen nach der Substanz oder Aktivität wird wieder geweckt, sobald deren einlullende Wirkung nachlässt. Beim Arbeitssüchtigen oder einem übereifrigen Krankenpfleger zum Beispiel lässt sie nach, sobald der Körper sich ausruhen möchte. Irgendwann wird der kritische Punkt erreicht, an dem der Betreffende sich bewusst wird, dass sein eigentliches Bedürfnis das nach Selbstachtung ist. Diese Krise kann in Form eines widrigen Schicksals kommen, das sich als gefährlicher Unfall, Zusammenbruch einer Körperfunktion, Zusammenbruch einer Beziehung, als Verlust der Arbeitsstelle oder in Form eines anderen Verlustes manifestiert.

Die Illusion von Erwachsensein als Ursache einer Sucht

Eine Trink- oder Rauchsucht kann ihre Ursache auch in einem Minderwertigkeitsgefühl haben, dessen Wurzeln in der Kindheit gründen. Wenn das Kind ins Teenageralter kommt, ist es für alles anfällig, was dieses Gefühl betäuben könnte. Oft beginnt die Sucht damit, dass der junge Mensch einen Erwachsenen nachahmt, der ein suchterzeugendes Mittel benutzt; der Teenager hält dies für »erwachsenes Verhalten«, das ihn ebenfalls zum Erwachsenen machen wird. Es kommt vor, dass ein Elternteil unabsichtlich ein Vorbild abgibt, wie das folgende Beispiel einer Frau zeigt, die sich mit Hilfe des I Ging vom Kettenrauchen befreit hat.

Die in München lebende Gabi S. schrieb uns, wie sie sich mit Hilfe des I Ging von ihrer chronischen Rauchersucht befreit hat: »Ich habe seit meinem fünfzehnten Lebensjahr geraucht. In meinen ›besten Zeiten‹ bin ich locker auf fünfzig Zigaretten am Tag gekommen. Als ich beschloss, es mit Deprogrammieren zu versuchen, war da nur das vage Gefühl, aufhören zu wollen. Allerdings wusste ich nicht so recht wie. (Zwei frühere Versuche, einer davon durch Akupunktur, waren gescheitert.)

Jemand empfahl mir eine Psychologin in München, die mit Hypnose arbeitete. Sie erklärte mir, dass die Entwöhnung bei einer so starken Raucherin wie mir nur schrittweise funktionieren würde, und sie bräuchte mindestens 12 bis 14 Sitzungen. Das konnte es nicht sein. Als ich nach Hause fuhr, machte ich mir zum ersten Mal Gedanken darüber, warum ich eigentlich rauchte. Ich hatte so eine Ahnung, dass das I Ging mir auch in dieser Sache helfen konnte, so wie es mir bereits in meiner Beziehung geholfen hatte.

Ich stellte fest, dass meine erste heftige Rauchererfahrung mit dem Tod meines Vaters zusammenfiel. Als er vor seinem Tod im Krankenhaus lag, wollte meine Mutter in seiner Nähe sein und übernachtete daher in unserer Stadtwohnung. Ich weiß nicht, warum sie mich auswählte, sie zu begleiten, und nicht eine meiner beiden Schwestern. Für meine Mutter, die noch heute eine starke Raucherin ist, war es wohl nur normal, dass sie in dieser Stresssituation besonders viel rauchte. Jedes Mal, wenn sie sich eine Zigarette ansteckte, bot sie mir auch eine an (ich war damals 15). Dadurch lernte (und verinnerlichte) ich, dass Zigaretten bei Stress helfen, dass sie wichtig sind in meiner Beziehung zu meiner Mutter, weil sie mich dadurch als gleichberechtigte Erwachsene behandelte, und dass Rauchen kommunikativ ist, weil meine Mutter sich in diesen Nächten natürlich auch mit mir wie mit einer Erwachsenen unterhielt.

Nachdem ich mir diese ganze damalige Situation bewusst gemacht hatte, schrieb ich auf, mit welchen falschen Glaubenssätzen meine Mutter mich damals belegt hat: ›Rauchen hilft bei Stressbewältigung. Es schafft eine Verbindung zwischen uns. Du kannst genau wie ich nicht aufhören.‹ Und sie hatte hinzugefügt: ›Du bist wie ich.‹ Von mir kommt die falsche Annahme: ›Ich kann nicht genießen, nicht kommunizieren, nicht denken, nicht entspannen ohne Zigaretten.‹

Das habe ich alles deprogrammiert, wie es in dem Buch *I Ging – Das Kosmische Orakel* beschrieben ist. Das Deprogrammieren hat drei Tage gedauert, und am Abend des zweiten Tages habe ich meine letzte Zigarette geraucht. Danach hatte ich nie wieder das Verlangen, mir eine anzuzünden, und ich betrachte mich als Nichtraucherin, wobei es mir nichts ausmacht, wenn andere in meiner Gegenwart rauchen.

Beim Niederschreiben dieser Heilungserfahrung kann ich nicht umhin, das scheinbar Paradoxe an der Sache zu bemerken: die Einfachheit, mit der eine ziemlich komplexe Situation zu Ende gebracht wurde. Schließlich kann eine Mutter-Tochter-Beziehung ja ein kompliziertes Gebilde sein.«

Wie wir uns von einer Sucht befreien oder anderen dabei helfen können, sich zu befreien

Wenn wir verstehen, dass die Wurzel von Suchterkrankungen in Selbstzweifeln, Selbsthass und Schuldgefühlen liegt, dann haben wir bereits den Schlüssel in der Hand, uns selbst davon zu befreien. Wenn wir einem anderen Menschen bei dieser Befreiungsaktion helfen wollen, dann müssen wir zunächst den Weisen fragen, ob der oder die Betreffende offen genug für diese Hilfeleistung ist. Wenn die Antwort Ja lautet, dann fragen wir nach, ob es in Ordnung ist, dass wir das Deprogrammieren für den Betroffenen durchführen. Ist die Antwort wiederum Ja, dann können wir mit dem Deprogrammieren beginnen: den Gottes-Schuldkomplex, den Schuldkomplex gegenüber dem Selbst und den Natur-Schuldkomplex sowie zusätzliche falsche Zuschreibungen und Giftpfeile, die wir aus der folgenden Aufstellung als relevant ermitteln (siehe Kapitel 21, *Deprogrammierungsmethoden*).

- der Giftpfeil: »Die Natur ist in gut und böse geteilt.«
- falsche Zuschreibungen zur Natur, wie zum Beispiel: »Man kann der Natur nicht vertrauen« oder »Die Natur ist unser Feind.«
- alle Giftpfeile, durch die der Betreffende die Substanzen verteufelt hat, von denen er abhängig ist
- Zuschreibungen zu den Substanzen: »Sie sind mächtig«, »Sie haben Macht über mich« sowie alle Selbstbilder, die den Gebrauch der Substanz mit falschem Stolz, Überheblichkeit oder Angeberei verbinden
- falsche Zuschreibungen zu Nahrungsmitteln, die besagen: »Das ist schlecht für dich«
- falsche Zuschreibungen zu bestimmten Nahrungsmitteln, Fett oder Kohlenhydraten

- alle Eigenschuldzuschreibungen wie: »Ich bin zu dick/fett« oder »Es stimmt etwas nicht mit meiner Figur«; alle Schuldzuweisungen an den Körper, die ihn als »Problem« bezeichnen
- das Wort »Sucht« (dieses Wort ist selbst eine falsche Zuschreibung); ferner Zuschreibungen wie: »Ich bin süchtig«, »Ich bin ein Alkoholiker, ein Workaholic« oder »Ich habe eine Ko-Abhängigkeit« und so weiter.
- die falsche Zuschreibung: »Suchterkrankungen sind schwer/unmöglich zu heilen.«
- das Selbstbild des »Versagers« oder des Menschen, der »für immer ein Alkoholiker, Behinderter, Allergiker oder hilflos gegenüber suchterzeugendenden Substanzen war/ist«.
- alle Selbstbilder, die ums Essen kreisen, wie zum Beispiel »der/die Dicke/Fette« oder »Du bist, was du isst.«
- das Selbstbild »Ich bin nicht liebenswert.«

Menschen, die unter einer Sucht leiden, können auch ein »Konfliktknäuel« in sich haben. Dieses Knäuel entsteht, wenn wir das Leben, den Kosmos, unseren Körper oder die suchterzeugende Substanz als »Schuldigen« ansehen. Um uns von einem Konfliktknäuel zu befreien, gilt es dreimal Nein zum falschen Konzept des Schuldigen zu sagen und dann das ganze Knäuel dem Helfer der Auflösung zu übergeben.

Ein Konfliktknäuel ist das Ergebnis einer zirkulären Logik, die *per definitionem* unlogisch ist, weil sie auf einem Begriff (dem Begriff des Schuldigen) beruht, der keine kosmische Grundlage hat. Es ist daher unmöglich, ein solches Knäuel zu lösen, außer man bittet um seine vollständige Auflösung. Ein Konfliktknäuel kann weder auseinandergenommen, noch auf einzelne Sätze hin angeschaut werden, denn man wird weder einen Anfangs- noch einen Endpunkt finden.

Kapitel 18: Schmerz als Botschafter

Jeder Schmerz hat den Zweck, uns aufzuwecken, damit wir seiner Ursache auf den Grund gehen. Das gilt für Schmerzen, die eine

Krankheit begleiten, ebenso wie für solche, die isoliert auftreten. Ein Schmerz überbringt die Botschaft, dass die Zellen im Bereich des Schmerzes in irgendeiner Weise verletzt sind, und dass es darum geht, die Ursache der Verletzung herauszufinden und zu beseitigen.

Schmerz will als ein Alarmruf der Zellen verstanden werden. Wenn keine sichtbare Ursache vorliegt, dann gilt es nach einer Projektion, falschen Zuschreibung oder nach einem Giftpfeil (oder einer Kombination aus diesen) zu suchen. Sie können entweder von uns selbst oder einer dritten Person stammen. Handelt es sich um eine sichtbare Verletzung, so gilt es, uns klar zu machen, dass auch in diesem Fall das äußere Ereignis eine tiefer liegende Ursache hat – eine falsche Gedankenform, die sich in die Wirklichkeit projiziert hat. Wenn wir nur darauf bedacht sind, den Schmerz »abzutöten«, dann verpassen wir die Botschaft, die er uns überbringen wollte. Wir schalten dann ein wertvolles, natürliches Alarmsystem ab, ohne herauszufinden, warum es sich eingeschaltet hat. Ähnlich verhält es sich, wenn wir zum Weisen gehen mit dem einzigen Wunsch, einen Schmerz loszuwerden; mit dieser Haltung kann er uns nicht helfen. Andererseits heißt dies aber auch nicht, dass das Gegenteil der Fall ist – dass wir Schmerzen und Leiden ertragen sollen.

Wir nehmen die Botschaft des Schmerzes ernst, wenn wir uns auf die Suche nach seiner Ursache machen – einer Projektion, einer falschen Zuschreibung oder einem Giftpfeil – und diese deprogrammieren. Dann hat das Alarmsystem seine Funktion erfüllt; hält der Schmerz an, so kann dies an einem der folgenden Faktoren liegen:

- Wir haben die Ursache noch nicht vollständig identifiziert.
- Der Satz oder die Sätze, die wir gefunden haben, entsprechen noch nicht genau genug dem Originalwortlaut oder der wirklichen Bedeutung.
- Es fehlt noch ein Satz.
- Es sind Schuldgefühle, Stolz oder andere Ego-Emotionen mit der Ursache verbunden, die ebenfalls noch zu deprogrammieren sind.
- Wir haben den Schmerz selbst beschuldigt (»Meine Schmerzen sind schuld daran, dass es mir so schlecht geht.«)

– Wir haben den Kosmos/Gott beschuldigt, uns die Schmerzen gegeben oder unser Leben zu einer schmerzvollen Erfahrung gemacht zu haben.

Es gibt einen Helfer, den wir bitten können, uns von dem Schmerz zu befreien, bevor wir seine Ursache herausgefunden und deprogrammiert haben. Dies kann jedoch nur eine vorübergehende Maßnahme sein; wenn wir uns nicht die Mühe machen, die Ursache zu finden und zu deprogrammieren, wird der Schmerz zurückkommen. Der Helfer, von dem hier die Rede ist, ist jeweils der Helfer des Bewusstseins desjenigen Körperteils, in dem der Schmerz aufgetreten ist. Wenn es sich zum Beispiel um einen Schmerz in der Hand handelt, bitten wir den Helfer unserer Hand, uns von dem Schmerz zu befreien, und übergeben ihm dann die Angelegenheit.

Wenn wir die hilfreiche Funktion von Schmerz verstehen, dann wird klar, warum der Gebrauch von Schmerzmitteln nicht geeignet ist, die eigentliche Ursache zu beseitigen; sie können den Schmerz lediglich unterdrücken. In manchen Fällen ist es in Ordnung, ein gelindes Maß an Schmerzmitteln zu verwenden, um den akuten Schmerz einzudämmen und uns damit in die Lage zu versetzen, nach der tieferen Ursache zu schauen. Wenn der Schmerz zurückkehrt, so ist dies ein Zeichen, dass wir unsere Suche fortsetzen müssen, bis wir die Ursache vollständig geklärt haben.

Verschiedene Arten von Schmerz

In der Regel kommt der Schmerzalarm von Nerven in der unmittelbaren Umgebung der Zellen, die von einer Verletzung oder von schädlichen Gedankenformen betroffen sind. Der Schmerz kann auch eine andere Ursache haben, wie zum Beispiel die Erinnerung an eine frühere Verletzung sowie Ego-Emotionen, die sich an solche Erinnerungen angeheftet haben. Wir haben vier verschiedene Ursachen für Schmerzen gefunden, die deprogrammiert werden können:

– Schmerzen, die durch falsche Gedankenformen verursacht sind; letztere können einen Unfall oder eine Krankheit verursacht haben. Hierzu gehören auch Phantomschmerzen, wie sie häufig

Amputationen begleiten. Ihre Ursache liegt in einem psychischen Erinnerungs-Chip.

- Schmerz infolge von Angstreaktionen seitens der Zellen, die sich in der näheren Umgebung einer Verletzung oder einer frisch operierten Stelle befinden, während die beschädigten Zellen noch im Schockzustand sind. Die benachbarten Zellen befürchten, es könne ihnen Ähnliches zustoßen wie den verletzten Zellen.
- Mechanisch vom Geist produzierter Schmerz, wenn der Geist fälschlicherweise die Alarmfunktion der Körperzellen übernommen hat.
- Emotionaler Schmerz.

Schmerzen, die unter (1) oder (2) beschrieben wurden, können wir lindern, indem wir den verletzten und den benachbarten Zellen versichern, dass wir um kosmische Hilfe bitten werden, die sie aus dem Griff falscher Gedankenformen befreien wird, und dass wir alles tun werden, um die notwendige Korrektur vorzunehmen. Wenn es sich um Schmerzen wie unter (2) beschrieben handelt, ist es ferner hilfreich, den Zellen die Botschaft zu geben, dass die Verletzung oder Operation vorüber ist und keine weitere Bedrohung besteht. Unsere Körperzellen verstehen diese Sprache. Es ist so, als würden wir mit einem Kind sprechen, dem wir die liebevolle Versicherung geben, dass Hilfe unterwegs ist. Dabei können wir uns die Körperzellen wie verletzte oder verängstigte Kinder vorstellen, denen wir unsere liebevolle Aufmerksamkeit zuwenden, um sie zu trösten. Anschließend können wir den Helfer des betroffenen Körperteils bitten, allen Zellen in seinem Bereich zu helfen.

Bei Phantomschmerzen geht es darum, alle Erinnerungen an das Ereignis, das mit der Verletzung verbunden ist, ins Bewusstsein zu bringen; ferner die daraus gezogene Schlussfolgerung (»Ich habe meine Hand, mein Bein oder Ähnliches verloren«) sowie etwaige Schuldgefühle für das, was geschehen ist. Ebenso ist zu prüfen, ob Gefühle des Stolzes eine Rolle spielen (zum Beispiel »Ich habe mich für eine höhere Sache geopfert«). All diese Komponenten müssen als Erinnerungs-Chip in einer Wassermeditation deprogrammiert werden (siehe Kapitel 21, *Deprogrammierungsmethoden*).

Schmerzen, die mechanisch vom Geist produziert werden (3), rühren daher, dass der Geist fälschlicherweise die natürliche Alarmfunktion des Körpers übernommen hat. Dies geschieht aufgrund bestimmter Gedanken, die ein »ich müsste« oder »ich sollte« oder »ich darf nicht« enthalten: »Ich darf es mit körperlichen Übungen nicht übertreiben«, »Ich muss meine Körperfunktionen überwachen«, »Ich muss regelmäßig zu ärztlichen Vorsorgeuntersuchungen gehen.« (Im letzteren Fall können die Schmerzen auftreten, wenn wir es versäumt haben, dem selbst auferlegten Gebot zu folgen.)

Wenn unser Geist fälschlicherweise die Alarmfunktion übernommen hat, kann es sein, dass wir aus dem einfachen Grund Schmerzen erleben, dass das System in Daueralarmstellung bleibt, nachdem es einmal vom Geist eingeschaltet worden ist. So spüren wir einen Schmerz, wenn wir glauben, wir hätten unseren Körper überanstrengt oder ein bestimmtes selbst auferlegtes Gebot nicht erfüllt. Schmerz kann auch die Folge davon sein, dass unser Geist nach möglichen Gesundheitsproblemen Ausschau hält.

Emotionaler Schmerz (4) rührt daher, dass die Körperzellen nach *Chi* (Liebesenergie) ausgehungert sind. Diese Art von Schmerz manifestiert sich als Depression, die mit Bitterkeit einhergeht. Der Grund für den Zustand des Ausgehungertseins sind vom Ego verursachte Schuldgefühle, die dem Körper das vom Kosmos zufließende *Chi* absaugen. Wir sprechen hier zum Beispiel von Schuldgefühlen, die wir haben, (1) weil wir daran zweifeln, dass wir ein Recht darauf haben, uns am Leben zu erfreuen; (2) weil wir gesund sind, während andere leiden; (3) weil wir zu essen haben, während andere hungern; (4) weil es uns im Vergleich zu anderen besser geht. Dahinter steht das Gebot: »Du hast kein Recht, Freude zu haben, solange dies anderen auf der Welt verwehrt ist« oder »Du musst opfern, was du besitzt.« Diese falschen Zuschreibungen erlauben es dem Ego, sich das *Chi* anzueignen.

Emotionaler Schmerz wird häufig von Menschen erlitten, die unter Krebs oder Leberzirrhose oder Krankheiten mit ausgehungertem Bindegewebe leiden.

Die Rolle von Bildern im Erleichtern von Schmerzen

Carol Anthonys Erfahrung mit einem gebrochenen Schlüsselbein (s. Kapitel 4) machte uns die Rolle von Bildern im Eindämmen von Schmerzen deutlich, lange bevor wir etwas über Selbstheilung mit Hilfe des I Ging gelernt hatten. Carol hatte, ohne sich dessen bewusst zu sein, das Bild vom gekrümmten Knochen übernommen sowie den Kommentar des Arztes dazu: »Es wird immer ein bisschen weh tun.« Nachdem sie dieses Bild in der Meditation dahingehend korrigiert hatte, dass sie den Knochen als gerade sah, hatte sie keine Schmerzen mehr.

Wie dieses Beispiel zeigt, antwortet das Körperbewusstsein auf negative Bilder mit Schmerzen; es antwortet mit Erleichterung, wenn wir die Bilder korrigieren.

Eine andere mögliche Methode zur Schmerzerleichterung besteht darin, in einer kurzen Meditation zu visualisieren, dass wir den Bereich der Schmerzen entweder in weißem oder farbigem Licht (blau oder grün) baden. Wir benutzen die DMR-Methode, um festzustellen, welche Farbe am besten im vorliegenden Fall zu benutzen ist. Bisweilen gilt es, verschiedene Farben in gewissen Abständen zu visualisieren.

Anmerkung: Das Deprogrammieren der Ursachen von Schmerzen, die in diesem Kapitel benannt sind, wird in Kapitel 21, erläutert. Der Umgang mit einem plötzlich auftretenden, isolierten Schmerz wird in Kapitel 20 im Abschnitt *Wie wir uns von plötzlich auftretenden Schmerzen befreien können* beschrieben (siehe Seite 211).

Teil III: Sich von einer geringfügigen Erkrankung befreien

Kapitel 19: Die Benutzung der Drei-Münz-Rückfrage-Methode (DMR-Methode)

Diese Methode wurde von Carol Anthony im Jahr 1994 quasi zufällig entdeckt: In bestimmten Notlagen hatte sie die drei Münzen, die sie normalerweise für Hexagramme verwendete, dazu benutzt, dem Weisen eine Ja/Nein-Frage zu stellen. Die Antworten erwiesen sich immer als zutreffend. Das brachte sie eines Tages dazu, zehn Münzen gleichzeitig zu werfen mit der Frage: »Ist diese Form, eine Ja/Nein-Antwort zu erhalten, akzeptabel?« Neun von zehn Münzen zeigten Ja! Von jener Zeit an benutzte Carol drei Münzen, um Rückfragen zu stellen, zum Beispiel ob sie die Botschaft des I Ging richtig verstanden hatte, und viele andere Fragen, um ihr Verständnis der I-Ging-Texte zu klären. Erst viel später las sie zufällig in Richard Wilhelms Einleitung zu seiner deutschen Übertragung des I Ging, dass das I Ging sich tatsächlich aus einer Methode entwickelt hatte, bei der dem Orakel Ja/Nein-Fragen gestellt wurden.[45]

---

45 »Das Buch der Wandlungen war zunächst eine Sammlung von Zeichen für Orakelzwecke. Orakel wurden im Altertum allenthalben gebraucht, und die ursprünglichsten unter ihnen beschränkten sich auf die Antworten Ja und Nein. So liegt auch bei dem Buch der Wandlungen diese Orakelentscheidung zugrunde. Das ›Ja‹ wurde durch einen einfachen ganzen Strich angedeutet -, das ›Nein‹ durch einen gebrochenen Strich - -.« (Richard Wilhelm, *I Ging – Das Buch der Wandlungen*, Eugen Diederichs Verlag, Köln 1956, S. 11.)

Da drei Münzen benutzt werden, um ein Hexagramm zu erstellen, war es nur ein kleiner Schritt, dieselben Münzen zu benutzen, um klärende Rückfragen zu den Botschaften des I Ging zu stellen. Der gleichzeitige Wurf von drei Münzen konnte vier verschiedene mögliche Antworten zeitigen: ein eindeutiges Ja (dreimal Kopf), ein relatives Ja (zweimal Kopf), ein relatives Nein (zweimal Zahl) oder ein eindeutiges Nein (dreimal Zahl).

Da Carol diese Methode ursprünglich zur Klärung der Bedeutung von Hexagrammen benutzt hatte, gab sie ihr den Namen »Drei-Münz-Rückfrage-Methode« (DMR-Methode). Bevor sie diese Methode entdeckte, hatte sich Carol – wie alle anderen Benutzer des I Ging – ausschließlich auf die bestehenden Interpretationen verlassen müssen und auf das, was sie intuitiv aus den Hexagrammen verstand, ergänzt um Erläuterungen, die ihr in ihren Meditationen geschenkt wurden. Nachdem sie begonnen hatte, mit der DMR-Methode zu arbeiten, wurden ihre Intuitionen oder die tradierten Bedeutungen nicht immer bestätigt. Es gab Situationen, in denen sie zu beiden ein Nein erhielt. Dann galt es, Hypothesen zu formulieren, was die Bedeutung sein könnte, und zwar solange, bis die Antwort Ja lautete. Das Ja konnte bedeuten, dass die gestellte Frage den Sachverhalt traf. Es konnte auch bedeuten, dass ihre Frage in die richtige Richtung zielte und es darum ging, weitere Fragen zu stellen, so dass sich ihr Verständnis erweitern konnte. Allmählich verstand sie, dass diese Methode dem Weisen Raum gab, die kosmische Sicht auf eine Angelegenheit zu erklären. Gemeint damit ist die »innere Wahrheit« der Angelegenheit, die erkennen lässt, warum eine Sache erfolgreich ist (weil kosmische Harmonieprinzipien respektiert werden) und warum sie nicht erfolgreich ist (weil diese Prinzipien außer Acht gelassen werden).

Wenn die Frage lautete, warum ein Mensch mit bestimmten Schwierigkeiten zu tun hatte, zum Beispiel einem gesundheitlichen Problem, dann deutete der Weise als Ursache immer auf unharmonische Gedanken, die entweder von dieser Person selbst oder von dritter Seite stammten. In keinem einzigen Fall deutete der Weise auf die äußerlich sichtbaren Faktoren hin, die gewöhnlich für die Ursache gehalten werden. Carol verstand, dass die Antworten des Orakels immer auf die innere Wahrheit einer Situation hinweisen, und dass die Hexagramme und Linientexte nur dann richtig verstanden werden können, wenn sie in diesem Licht gelesen werden. Dank der Benutzung der DMR-Methode war ihr Verständnis der Botschaften des Weisen nicht mehr auf bloße Vermutungen angewiesen. Mehr noch, die Methode gab dem Weisen den notwendigen Raum, Fragen über den Rahmen des tradierten I-Ging-Textes hinaus zu beantworten.

Aufgrund dieser Erfahrung haben wir in der Vergangenheit, das heißt bevor wir mit dem Schreiben dieses Buches begannen, die Empfehlung gegeben, die Benutzung der DMR-Methode auf die Klärung erhaltener Hexagramme zu beschränken. Der Grund dafür ist, dass sich das Ego häufig einmischt, um rasch die Antworten, die der Weise gibt, zu verdrehen und die Botschaften innerhalb des vom Ego-Denken gesteckten Rahmens zu deuten.

Dennoch hat der Weise für den Zweck dieses Buches seine Zustimmung dazu gegeben, die DMR-Methode unabhängig von einer Befragung des I Ging zu benutzen, um die Ursache einer geringfügigen Erkrankung herauszufinden. Dies ist möglich, weil wir Sie auf die potenziellen Taktiken und Fallen aufmerksam machen, die das Ego gern benutzt, um sich dazwischenzuschalten.

Wenn wir jedoch eine langwierige oder chronische Krankheit untersuchen möchten, dann erfordert dies die Benutzung unseres Buches *I Ging – Das Kosmische Orakel* sowie das Verständnis des in Teil IV des vorliegenden Buches beschriebenen Ego-Programms einer langwierigen Krankheit.

Um Ihnen eine Hilfestellung in der Benutzung der DMR-Methode zu geben, beschreiben wir im Folgenden einige mögliche Gefahren, die zu einem Missbrauch und zu unrichtigen Antworten führen würden. Zu den Gefahren gehört, dass wir Fragen stellen, die vom Ego kommen. Das sind solche, hinter denen Hoffnungen oder Ängste stehen, die sich dann in den Fall der Münzen hinein projizieren. Zum Beispiel: »Ist meine Krankheit tödlich?« Eine Ja-Antwort auf eine solche Frage hat das Potenzial, den Lebenswillen unserer Körperzellen zu zerstören. Aus diesem Grund erfordert die Benutzung der DMR-Methode ein System von Rückfragen, um sicherzustellen, dass unsere Fragen nicht vom Ego kommen.

Klug angewendet, ermöglicht uns die DMR-Methode, mit dem Weisen so zu kommunizieren, dass er uns die Antworten, die von unserer inneren Wahrheit kommen, in Sprache übersetzt. Dies ist möglich, indem wir Hypothesen vorschlagen, um herauszufinden, in welche Richtung wir unsere Suche lenken müssen. Wenn wir die Richtung gefunden haben, stellen wir Fragen, um die krankmachenden Ideen zu identifizieren. Das Vorgehen ist ähnlich wie bei dem beliebten Kinderspiel, in dem wir durch Antworten wie »heiß« oder »kalt« geleitet wurden. Wenn wir dreimal Kopf erhalten, sind wir auf einem heißen Pfad zum Verständnis der Ursache. Erhalten wir zweimal Kopf, so befinden wir uns mit unserer Frage im Warmbereich hinsichtlich des Ziels unserer Befragung. Diese Antwort ist gut genug, um unsere Fragen in der eingeschlagenen Richtung fortzusetzen. Zweimal Nein ist eine einfache Verneinung. Erhalten wir jedoch dreimal Nein, so kann dies ganz verschiedene Dinge bedeuten, wie zum Beispiel dass unsere Frage in die falsche Richtung zielt – der Bereich ist »kalt« – oder eine der folgenden Bedeutungen:

- Unsere Frage enthält ein Wort, das keine kosmische Grundlage hat und daher nicht beantwortet werden kann. Zum Beispiel das Wort »Schuldiger«.
- Unsere Frage kommt von einer Ego-Haltung oder spiegelt eine vom Ego kommende Idee wider. Zum Beispiel: »Ist sie auf meiner Seite?« (Der Kosmos kennt keine Parteinahme.)
- Unsere Frage beruht auf einer Annahme, die außerhalb der Sichtweise des Kosmos ist (siehe unten zum Thema Fragenverlauf).
- Wir haben dieselbe Frage bereits gestellt, aber die Antwort gefiel uns nicht oder wir wollten sie nicht annehmen. (In diesem Fall zieht sich der Weise zurück.) Wenn uns die Antwort nicht gefällt, dann heißt das, dass die Frage oder die Bewertung der Antwort vom Ego kam. Jedes Weiterfragen führt zu einer Kette verwirrender Antworten. Wenn wir in diesem Muster gefangen sind, können wir fragen: »Kamen die Fragen vom Ego in mir?« Der Weise wird diese Frage beantworten. Wenn wir dann zu einer respektvollen und feinfühligen Haltung zurückkehren, kehrt auch der Weise zurück, um unsere Fragen zu beantworten.

Halten Sie Ihre Fragen und die Antworten schriftlich fest

Da es häufig vorkommt, dass wir dieselbe Frage unbeabsichtigt zweimal stellen, ist es wichtig, unsere Fragen und die erhaltenen Antworten schriftlich festzuhalten. Es kann besonders wertvoll sein, unsere Notizen im Computer zu speichern, besonders wenn wir später noch einmal nachschauen wollen, was wir in Bezug auf eine Krankheit herausgefunden hatten.

Wofür verwenden wir die DMR-Methode?

Wir verwenden sie,

- um uns zu vergewissern, ob etwas, das uns Fachleute oder Freunde gesagt haben, oder etwas, das wir als überlieferte Weisheit akzeptiert hatten, tatsächlich wahr ist. Diese Frage ist besonders im Falle einer Prognose zu stellen. Wir müssen aber wissen, dass der Weise nicht einfach eine schlechte Prognose durch eine gute ersetzt. Die Antwort des Weisen kann beispielsweise lauten: »Sie haben das Potenzial, gesund zu werden, wenn Sie sich in Einklang mit Ihrer Natur bringen.«
- um mit dem Weisen zu kommunizieren mit dem Ziel, die *innere* Wahrheit der Angelegenheit herauszufinden und Aufschluss darüber zu gewinnen, was auf der *inneren* Ebene zu tun ist, um uns wieder in Einklang mit unserer Natur zu bringen.
- um zu vermeiden, dass wir lediglich *annehmen*, wir hätten etwas richtig verstanden; oder um unser Verständnis zu überprüfen, wenn wir glauben, das gerade Gelernte sei eine magische Formel – die absolute Antwort für alle Zeiten. Wir fragen: »Habe ich das richtig verstanden?« oder »Habe ich das für den Moment gut genug verstanden?«
- um Fragen zu stellen hinsichtlich des *Was, Wann* und *Von wem*? (Siehe die unten beschriebenen Richtlinien.)
- um vorab zu fragen, ob wir durch die bloße Verwendung der DMR-Methode erfolgreich die Ursache einer Verletzung oder geringfügigen Erkrankung klären können. Beispiel: »Kann ich durch die bloße Verwendung der DMR-Methode zu einem ausreichenden Verständnis meiner Erkrankung gelangen?« Wenn die Antwort Nein lautet, fragen wir: »Geht es darum, das Buch *I Ging – Das Kosmische Orakel* zu befragen?«

- um festzustellen, welche Methode für das Deprogrammieren der Dinge geeignet ist, die wir herausgefunden haben.
- um festzustellen, ob wir unsere Haltung gegenüber dem Weisen korrigieren müssen. Wenn Ja, verwenden wir die DMR-Methode, um die Hemmnisse in der Kommunikation mit dem Weisen zu klären (siehe unten: *Problematische Fragestellungen*).
- um zu klären, was eine erhaltene Nein-Antwort genauer bedeutet. Beispiel: »Wolltest du dies (oder das) sagen, als du mir mit Nein geantwortet hast?«

Die innere Vorbereitung vor der Befragung mit Hilfe der DMR-Methode

Bevor wir beginnen, Ja/Nein-Fragen zu stellen und unsere drei Münzen zu werfen, ist es wichtig, innere Neutralität zu erlangen. Ein Mangel an Neutralität verzerrt ungewollt die Antworten. Solche Verzerrungen kommen von vorgefassten Meinungen darüber, wie die Dinge beschaffen sind und wie die Welt funktioniert, ferner von einer skeptischen Haltung, dem Verlangen nach einer bestimmten Antwort oder der Angst, dass die Antwort uns etwas abverlangen könnte, das unkorrekt wäre oder uns schaden würde. Außerdem erhalten wir verzerrte Antworten, wenn wir uns dem Weisen mit einer überheblichen oder besserwisserischen Haltung nähern. Dann ist der Weise außerstande, uns zu helfen, weil unser Geist nicht offen und empfänglich ist.

Allerdings kann gesagt werden: Selbst wenn unser Geist aufgrund von Ängsten oder Zweifeln nicht offen ist, wird der Weise uns helfen, sie vorübergehend außer Kraft zu setzen – unter der Bedingung, dass wir nicht überheblich sind. Auf diese Weise können die Ängste und Zweifel am Ende gelöst werden. Innere Neutralität erlangen wir in einer kurzen Meditation, in der wir den Weisen bitten, das Ego in uns für die Dauer unserer Befragung in den Griff zu nehmen.

Einige Richtlinien für den Fragenverlauf

Um uns von einer geringfügigen Erkrankung zu befreien, müssen wir nach einem krankmachenden Gedanken suchen, der diese verursacht hat.

Von wem? Der Absender

Beginnen Sie mit der Frage nach dem Absender des krankmachenden Gedanken: Wenn Sie selbst der Absender sind, können Sie zur nächsten Frage gehen. Wenn der Gedanke von einer dritten Person kommt, beginnen Sie mit dem Ihnen am nächsten stehenden Personenkreis: Ist es jemand in meiner Familie? Wenn Nein, ein Freund/eine Freundin? Jemand von meiner Arbeitsstelle? Handelt es sich um eine Gruppe? Oder die Kultur, der ich angehöre? Oder stammt es aus einem Buch oder Artikel, den ich gelesen habe? Habe ich es im Radio gehört, im Fernsehen gesehen? Wenn wir erst einmal die Quelle herausgefunden haben, ist es leicht, uns an die Art von negativen Gedanken zu erinnern, die zum Ausdruck gebracht wurden.

Was? Der krankmachende Gedanke

Wenn uns der krankmachende Gedanke nicht leicht ins Bewusstsein kommt, können wir in einer kurzen Meditation unseren Körper bitten, ihn uns bewusst zu machen, denn unser Körper kennt diesen Gedanken. Wir fragen einfach: »Welcher Gedanke oder welches Bild hat dich krank gemacht?« Dann horchen wir nach innen. Sobald wir die Antwort vernommen haben, prüfen wir mit Hilfe der DMR-Methode, ob wir den Wortlaut genau genug erfasst haben, um ihn zu deprogrammieren. Außerdem fragen wir nach, ob noch mehr herauszufinden ist. Dabei kann es sich um einen verwandten Gedanken oder ein verwandtes Bild handeln.

Als Nächstes finden wir heraus, ob es sich bei dem krankmachenden Gedanken um eine Projektion, eine falsche Zuschreibung, einen Giftpfeil oder ein dämonisches Element (Dämon, Drache oder Kobold) handelt. Oder um einen körperlichen oder psychischen Erinnerungs-Chip. (Siehe Anhang 1 und 2.)

Wann? Die zeitliche Komponente

In der Regel ist es hilfreich herauszufinden, wann wir mit dem krankmachenden Gedanken belegt worden sind. Wir können mit Fragen wie dieser beginnen: »Handelt es sich um etwas Altes?« »Etwas, das kürzlich geschehen ist?« Folgende Möglichkeiten bestehen: bei der Empfängnis; im Mutterleib; bei der Geburt; im Alter bis zu sechs Jahren; zwischen sieben und zehn, elf und zwanzig und so weiter, bis in die Gegenwart. Wir können das genaue Jahr herausfinden, indem wir weiter fragen. Wenn wir erst einmal den genauen Zeitpunkt wissen, können wir uns häufig an ein Ereignis erinnern, das eine traumatische Erinnerung hinterlassen hat, ferner etwaige verallgemeinernde Schlussfolgerungen, die wir daraus gezogen haben, oder verletzende Bemerkungen, die damals von anderen gemacht wurden.

Das Ende einer Orakelsitzung

Wir beenden unsere Sitzung mit der Frage: »Ist das alles, was ich jetzt zu wissen brauche?« Ist die Antwort Ja (++ oder +++), dann danken wir dem Weisen für die gegebene Hilfe. Ist die Antwort Nein, bitten wir den Weisen um weitere Klärung in einer Meditation oder mit Hilfe eines Hexagramms.

Manchmal will man fortfahren, obwohl man erschöpft ist. Dann kann es sein, dass die Münzen auf unsere Frage, ob wir weitermachen sollen, mit Ja antworten. Der Grund dafür ist, dass wir uns selbst diese Pflichtübung auferlegen. Eine solche Antwort kommt jedoch nicht vom Weisen. Wir können in diese Falle tappen, wenn wir unseren gesunden Menschenverstand übergehen.

Gegebenenfalls setzen wir die Sitzung nach einer Pause fort.

Allgemeine Richtlinien

Mit unseren Fragen folgen wir am besten dem Pfad der erhaltenen ++ (Ja, Ja)- oder +++ (Ja, Ja, Ja)-Antworten und vermeiden es, widersprüchliche Fragen zu stellen. Wenn wir zum Beispiel erfahren haben, dass es sich bei dem krankmachenden Gedanken um eine Schlussfolgerung handelt, die wir selbst gezogen haben, dann ist es nicht hilfreich zu fragen, ob der Gedanke von dritter Seite kam. Auch empfiehlt es sich, hin und wieder nachzufragen, ob die Antwort ++, die wir erhalten haben, der springende Punkt ist, oder ob wir das Ja, Ja lediglich deswegen erhalten haben, weil unsere Frage eine Wahrheit beinhaltete, die aber für die Angelegenheit nicht relevant ist. Wenn wir bei einer Antwort ein kurzes Zögern empfinden, dann fragen wir zurück: »Traf meine Frage den springenden

Punkt, um den es hier geht?« In der Regel wissen wir, wann eine Frage am Hauptpunkt vorbei geht; doch das Ego liebt es, uns auf Abwege zu ziehen, nur um seine Neugier zu befriedigen. Derartige Fragen führen unweigerlich in die Verwirrung.

Häufig gibt uns der Weise Vorahnungen oder einen Verdacht, in welcher Richtung die Antwort zu finden sein könnte. Der Gebrauch der DMR-Methode eignet sich hervorragend, einem solchen Verdacht nachzugehen. Wenn wir jedoch jahrzehntelang von unseren wahren Gefühlen abgeschnitten gewesen sind und ihnen daher mit Zweifeln oder Misstrauen begegnen, dann wird es einige Übung mit der DMR-Methode brauchen, bis unsere Fähigkeit zum sinnvollen Fragen voll hergestellt ist. Vielleicht finden Sie den Gebrauch der DMR-Methode anfangs etwas schwer, dann können Sie Ihre Fähigkeit vorübergehend dadurch befreien, dass Sie Nein, Nein, Nein zu dem Giftpfeil »Du kannst deinen Gefühlen nicht trauen« sagen. Wiederholen Sie das jedes Mal, wenn Sie merken, dass Sie zu sehr im Kopf sind, anstatt sich von Ihren wahren Gefühlen leiten zu lassen. Wenn Sie diesen Giftpfeil ein für alle Mal deprogrammieren wollen, finden Sie die entsprechenden Hinweise in Kapitel 21, *Deprogrammierungsmethoden*.

Problematische Fragestellungen

- Auf die Zukunft gerichtete Fragen, die implizieren, die Zukunft sei ein fertiges Skript, können vom Weisen nicht beantwortet werden. Hinter solchen Fragen verbirgt sich entweder eine Hoffnung oder eine Angst. Ein Beispiel für eine von Hoffnung geprägte Frage: »Werde ich von meiner Krankheit genesen?« Die wirkliche Antwort auf diese Frage lautet: »Ja, wenn du dich in Einklang mit deiner Natur bringst« (und nicht »…weil es in den Sternen geschrieben steht«). Um sich in Einklang zu bringen, ist es notwendig, die krankmachenden und unharmonischen Gedanken herauszufinden und mit kosmischer Hilfe zu deprogrammieren. Ein Beispiel für eine von Angst geprägte Frage: »Werde ich auf Dauer behindert sein?« Eine solche Frage impliziert, dass es keine Hilfe vom Kosmos gibt. Die Münzen werden in diesem Fall unsere Angst widerspiegeln, weil die Frage so vom Weisen nicht beantwortet werden kann.

- Fragen, die zeigen, dass wir uns im Vorhinein des Erfolgs vergewissern wollen, wie zum Beispiel: »Wenn ich diesen Satz deprogrammiere, werde ich dann Erfolg haben?« Diese Frage impliziert fälschlicherweise, dass wir mit dem Kosmos Handel treiben können; es mangelt ihr an Respekt vor dem Kosmos und sie verstößt gegen unsere Integrität. Diese Frage ist unproblematisch, wenn wir sie im wahrhaftigen Bemühen stellen, ein erweitertes Verständnis von der Funktionsweise des Kosmos zu gewinnen. Wenn wir nicht sicher sind, ob unsere Haltung korrekt ist, können wir mit Hilfe der Münzen nachfragen, ob die Frage von der richtigen Stelle in uns kommt.
- Fragen, die eine sklavische Abhängigkeit vom Weisen widerspiegeln. Der Weise trifft keine Entscheidungen für uns, die wir mit unserem gesunden Menschenverstand selbst fällen können. Ein Beispiel: »Ist es jetzt (am Morgen) Zeit aufzustehen?«
- Fragen, die unsere eigene Natur entwerten, wie: »Bin ich ein schlechter Mensch?« »Bin ich von Natur aus fehlerhaft?« »Stimmt etwas nicht mit mir?« Die Tatsache, dass wir solche Fragen stellen, zeigt, dass wir uns negative Urteile über uns zu eigen gemacht haben, die wiederum Anlass zu Selbstzweifeln geben. *Alle Sätze dieser Art sind unwahr für jeden Menschen*; daher müssen sie als Giftpfeile deprogrammiert werden (siehe Kapitel 21, *Deprogrammierungsmethoden*).
- Querfragen (das wiederholte Stellen der gleichen Fragen mit lediglich verändertem Wortlaut) sind ein Problem, wenn sie formuliert werden, weil uns die erste Antwort nicht gefallen hat. Es ist jedoch kein Problem, wenn wir die gleiche Frage noch einmal stellen, wenn wir die Antwort wirklich nicht verstanden haben.
- Fragen, die anzeigen, dass wir Angst haben, einen Fehler zu machen. Zum Beispiel: »Werde ich bestraft, wenn ich dem Rat des Weisen nicht folge?« Solche Fragen können von dem falschen Glauben kommen, es sei schwierig, mit dem Weisen zu kommunizieren, oder der Weise würde uns bestrafen, wenn wir einen Fehler machen. Oder sie kommen von dem Irrglauben, wir würden vielleicht mit dem Teufel kommunizieren. Solche Ängste können uns davon abhalten, überhaupt Fragen zu stellen. Der Weise lehrt uns, dass es Teil des Lernprozesses ist, Fehler zu ma-

chen. Worauf es ankommt, ist, dass wir uns dem Weisen mit Wahrhaftigkeit nähern und der Bereitschaft, unsere innere Haltung zu berichtigen.

Hilfreiche Fragen für einen Heilungsprozess

Vor der eigentlichen Heilung

- »Gibt es etwas in meiner Haltung, das ein Hindernis im Heilungsprozess darstellen würde?«
- »Habe ich oder hat eine dritte Person den erfolgreichen Ausgang der Heilung mit einer Projektion, einer falschen Zuschreibung oder einem Giftpfeil belegt?«
- »Gibt es irgendetwas auf der äußeren Ebene zu tun, um die Heilung zu ermöglichen oder zu beschleunigen?« (zum Beispiel die Anwendung von natürlichen Heilmitteln).

Fragen zum Thema: Wo stehe ich im Frageprozess?

- »Bin ich noch auf der richtigen Spur?«
- »Gibt es im Augenblick für mich noch mehr in der Angelegenheit zu verstehen?«
- »Gilt es jetzt nach etwas zu schauen, das zu deprogrammieren ist?«
- »Bin ich an dem Punkt angelangt, wo ich ans Deprogrammieren gehen kann?«

Bei widersprüchlichen oder verwirrenden Antworten

- »Habe ich etwas gefragt, wozu ich im Grunde genommen die Antwort bereits weiß?« (Wir stellen diese Frage, wenn wir eine Antwort erhalten haben, die unserem gesunden Menschenverstand widerspricht.)
- »Kamen die Antworten vom Ego, weil auch meine Fragen vom Ego kamen?« (Wenn die Antwort auf diese Frage ein Ja ist, können wir die Spur unserer Fragen, eine nach der anderen, zurückverfolgen und fragen, welche der Fragen vom Ego kamen.)

Wenn wir in unserem Frageprozess steckengeblieben sind

- »Enthält meine Frage eine unwahre Annahme, die mich davon abhält, die Antwort des Weisen zu verstehen?« (Zum Beispiel:

Wir fragen den Weisen, ob wir am besten dies oder jenes tun sollen in der stillschweigenden Annahme, alle Hilfe komme durch äußerliche Maßnahmen. Die Dinge im Einklang mit dem Kosmos zu tun, heißt jedoch, zuerst und überwiegend für Korrekturen auf der inneren Ebene, im Bereich des Bewusstseins, zu sorgen. Diese Berichtigung genügt in der Regel, um die Krankheit zu beenden.)

- »Enthält meine Frage ein unrichtiges Wort?« Manchmal benutzen wir ein Wort, das uns irreführen würde, daher kann es hilfreich sein, diese Frage zu stellen. (Lautet die Antwort Ja, dann gilt es nach Ideen oder Wörtern in unserer Frage zu suchen, die wir unhinterfragt für wahr halten. Wir können auf jedes Wort in unserer Frage deuten und den Weisen fragen, ob es eine unrichtige Annahme enthält.)
- »Habe ich in meiner Frage ein Wort benutzt, das keine kosmische Grundlage hat?« Wenn Ja, benutzen wir die DMR-Methode, um dieses Wort zu identifizieren.
- »Gehe ich bei meinen Fragen zu sehr mit dem Kopf vor?« Wenn Ja: »Würde es helfen, wenn ich meinen Körper bitten würde, die Fragen zu formulieren?«
- »Würde es helfen, den Weisen zu bitten, mir die richtigen Fragen einzugeben?«
- »Gibt es ein Hindernis in meiner Haltung?«
- »Wäre es besser, mein Fragen jetzt einzustellen und etwas ganz anderes zu tun?« Zum Beispiel: »Wäre es besser, eine Nacht darüber zu schlafen?« oder »…zu meditieren und um Hilfe zu bitten?«

Mögliche Hindernisse im Frageprozess

Wenn wir Zweifel bezüglich der Antwort haben, noch bevor wir die Frage gestellt haben.

- Wenn wir bereits beschlossen haben, was wir tun wollen, und dann den Weisen befragen, nur um seine Zustimmung zu hören.
- Die falsche Annahme, der Weise würde uns vor Schaden bewahren, ganz gleich, welche Haltung wir haben. Tatsache ist, dass wir unter kosmischem Schutz stehen, solange wir uns ernsthaft um Berichtigung bemühen. Das schließt Bemühungen ein, uns

von den Ängsten zu befreien, die wir in Verbindung mit der Krankheit haben (siehe Teil IV, *Das Enthüllen des Ego-Programms einer Krankheit*).

- Ein dämonisches Element (ein Kobold, Dämon oder Drache) kann die Ursache für das Hindernis sein. Zwei Beispiele:
  ein Drache der Angst vor dem, was der Weise antworten wird. Seine Anwesenheit beeinflusst die Münzen in der Weise, dass sie die Angst widerspiegeln; die Antwort kommt in diesem Fall nicht vom Weisen.
  Ein Kobold der eitlen Neugier bezüglich des gesundheitlichen Problems, an dem jemand anderes leidet. Seine Anwesenheit bewirkt, dass sich der Weise zurückzieht (zum Deprogrammieren dieser dämonischen Elemente siehe Kapitel 21).

Was ist zu tun, wenn sich der Weise zurückgezogen hat?

Diese Situation kommt relativ häufig vor, wenn wir mit der DMR-Methode noch nicht so geübt sind. Wir erkennen sie daran, dass wir entweder eine ganze Reihe von Nein-Antworten oder sich widersprechende Antworten erhalten. Der Grund dafür kann sein, dass wir in eine der oben erwähnten Fallen geraten sind. Es gehört zum Lernen dazu, dass wir Fehler machen. Sobald wir uns den Fehler bewusst machen und unsere Haltung berichtigen, ist der Weise wieder bereit, uns zu helfen. Er zieht sich zurück, wenn wir eine besserwisserische Haltung haben oder überheblich sind, das heißt den Weisen wie einen Dienstboten herumkommandieren. Er zieht sich auch zurück, wenn wir ehrgeizig werden, beispielsweise in dem Bestreben, besonders »spirituell« sein zu wollen. Wenn wir aufgrund einer Reihe von Nein-Antworten den Verdacht haben, dass sich der Weise zurückgezogen hat, können wir mit den Münzen nachfragen, ob dies der Fall ist. Der Weise kehrt zurück, um diese Frage zu beantworten; dies gilt ebenso für jede weitere Frage, die dazu dient, uns dabei zu helfen, unsere Haltung zu berichtigen.

In manchen Fällen können wir unsere Haltung berichtigen, indem wir ein inneres Nein zu der unkorrekten Einstellung sagen, wie zum Beispiel »Nein, nein, nein zu meinem Querfragenstellen« oder »Nein, nein, nein zu meiner besserwisserischen Haltung«; danach entschuldigen wir uns beim Weisen. In anderen Fällen kann

es sein, dass sich ein dämonisches Element (ein Kobold, Dämon oder Drache) in unsere Kommunikation eingemischt hat. Der Weise hilft uns, dieses Element zu identifizieren, solange wir ernsthaft bei der Sache sind. Die folgende Aufstellung gibt eine Übersicht über die am häufigsten vorkommenden dämonischen Elemente, die sich in unseren Frageprozess einmischen können:
- ein Kobold, Dämon oder Drache des Besserwissens
- ein Kobold, Dämon oder Drache der Ungeduld
- ein Kobold oder Dämon der Ablenkung
- ein Kobold oder Drache des Ehrgeizes
- ein Kobold oder Drache der Spiritualität
- ein Dämon der Unterwürfigkeit

Wir befreien uns von diesen dämonischen Elementen, indem wir die Deprogrammierungsanweisungen in Kapitel 21 befolgen. Dann entschuldigen wir uns (ohne große Zeremonie) beim Weisen und achten darauf, dass wir uns nicht mit Selbstbeschuldigungen belegen. Das ist alles, was es braucht, um unseren Fehler zu berichtigen.

Kapitel 20: Geringfügigen Erkrankungen auf den Grund gehen

Wenn wir einer geringfügigen Erkrankung auf den Grund gehen wollen, dann besteht das Ziel darin, zur *inneren Wahrheit* der Angelegenheit durchzudringen. Diese innere Wahrheit zeigt uns in der Regel Projektionen, falsche Zuschreibungen, Giftpfeile oder Selbstbilder, die bestimmte Körperzellen sowie unser natürliches Schutzsystem verletzt haben. Um zu dieser inneren Wahrheit zu gelangen, müssen wir als Erstes den Gebrauch der medizinischen Sprache einstellen.

Die Erforschung geschieht in ständiger Kommunikation mit dem Weisen; dazu benutzen wir bei jedem Schritt die DMR-Methode (siehe dazu Kapitel 19).

Bevor Sie jedoch mit Ihrer Erkundung beginnen können, gilt es herauszufinden, ob die Erkrankung in die Kategorie »geringfügige Erkrankungen« fällt. Fragen Sie mit Hilfe der DMR-Methode, ob Sie der weiter unten beschriebenen Vorgehensweise folgen können, oder ob die in Teil IV für eine langwierige Krankheiten beschriebene Herangehensweise erforderlich ist. Falls Sie auf beide Fragen ein Nein erhalten, dann mag dies heißen, dass Sie (oder die Person, für die Sie die Befragung durchführen möchten) zu sehr in Skepsis befangen sind, um die Helfer zu engagieren. In diesem Falle ist es besser, sich in konventionelle medizinische Behandlung zu begeben.

Skepsis bedeutet, dass etwas in Ihnen meint, es »besser zu wissen«, und Ihr Geist daher nicht offen genug ist. Unter diesen Umständen kann keine neue Heilungserfahrung gemacht werden. Tiefsitzende Skepsis gegenüber der Hilfe von der unsichtbaren Welt kann nur durch eine bescheidene Haltung überwunden werden, das heißt Sie müssen Ihren Geist genug öffnen, um eine neue Erfahrung zu ermöglichen. Der Anfang dazu kann durch die Bitte um Hilfe in einer geringfügigen Beschwerde gemacht werden. Dazu bedarf es nur einer kleinen inneren Öffnung. Allmählich kann daraus das nötige Vertrauen in die kosmische Hilfe aufgebaut werden, um auch größere Beschwerden auf diese Weise anzugehen. In keinem Falle geht es darum, allein auf »Glauben« zu setzen. Glauben kann vorhandene Zweifel und Ängste nicht erfolgreich überwinden.

Glaubensvorstellungen und Unglauben vorübergehend außer Kraft setzen

Eines der ersten Hemmnisse, dem der Neuling auf diesem Gebiet begegnen kann, sind Zweifel daran, dass uns etwas helfen kann, das nicht wissenschaftlich erwiesen ist, sondern auf der Zusammenarbeit mit unsichtbaren kosmischen Helfern beruht.

Um Selbstheilung mit kosmischer Hilfe zu erfahren, ist es nicht notwendig, an irgendetwas zu glauben; alles, was verlangt wird, ist, dass wir unsere Glaubensvorstellungen und unseren Unglauben vorübergehend außer Kraft setzen. Nur auf diese Weise können wir die notwendige Offenheit erlangen, die eine neue Erfahrung möglich macht.

Der hier vorgeschlagene Weg zur Selbstheilung verlangt nichts, was gegen den gesunden Menschenverstand verstößt. Es geht nur darum zuzulassen, was unser Körper weiß. Die folgenden Beispiele zeigen, wie plötzlich auftretende Schmerzen, die von kleinen Verletzungen herrühren, behoben werden können. Sie können der Anfang für eine mehr oder weniger spontane Heilungserfahrung sein.

Schwierigkeiten, die durch den Schuldbegriff entstehen

Gleich zu Beginn sei hier gesagt, dass das Ego großes Interesse daran hat, uns vor der Erforschung einer Krankheitsursache zurückschrecken zu lassen. Der Grund dafür ist, dass wir im Laufe unserer Erforschung mit Sicherheit auf Sätze und Bilder stoßen werden, aus denen sich das Ego zusammensetzt. Um uns zu entmutigen, erzeugt das Ego in uns die Angst, wir könnten am Ende herausfinden, dass wir selber an der Krankheit schuld sind. Und die Angst vor Schuld ist so groß, dass sie uns von unserem Vorhaben abbringen kann, es sei denn wir erkennen, dass die Schuld, von der hier die Rede ist, Teil der Logik des Ego ist. Es ist wichtig, dass wir uns klar machen, dass der Schuldbegriff des kollektiven Ego keine Gültigkeit im kosmischen Sinne hat (vgl. Kapitel 9, *Die Ursprünge von Schuld*).

Verwandt mit dem Begriff der Schuld ist das Wort »Schuldiger«. Viele Menschen sehen sich selbst oder andere als Schuldige an. Häufig haben sie diese Sichtweise im Kindesalter übernommen, insbesondere wenn sie das Gefühl hatten, ein ungewolltes Kind zu sein. Die Idee, es gäbe so etwas wie einen Schuldigen, impliziert fälschlicherweise, dass das Böse Teil des Kosmos und Teil der Natur sei. In Wahrheit ist der Begriff des Schuldigen Ausdruck der menschlichen Überheblichkeit, den Kosmos in seiner Güte zu beurteilen. Der Gebrauch des Begriffs »Schuldiger« verführt uns dazu, uns selbst oder andere Menschen als »von Natur aus böse« anzusehen, anstatt nach den Ideen und Gedanken zu forschen, die unsere wahre Natur verleumden und dadurch unser Handeln pervertieren.

Wenn wir nach der Ursache einer Erkrankung forschen, müssen wir zunächst allen Gedanken und Emotionen Beachtung schenken, die uns einschüchtern wollen, indem sie uns als Schuldige hinstellen. Wenn wir bemerken, dass dies geschieht, müssen wir den Schuldbegriff des kollektiven Ego deprogrammieren (siehe Kapitel 21).

Anmerkung: Es ist wichtig, selbst das Ego nicht zum Schuldigen zu erklären, denn damit würden wir uns wieder ins Lager der Ego-Logik hinein begeben, die besagt, wir müssten das Böse bekämpfen. Wenn wir dies tun, machen wir das Ego zu einem mächtigen Drachen, der unmöglich zu besiegen ist. Das Ego ist nur mit kosmischer Hilfe zu besiegen, weil diese sich auf die kosmischen Harmonieprinzipien stützt.

Wie wir uns von plötzlich auftretenden Schmerzen befreien können

Zu den Schmerzen, von denen hier die Rede ist, zählen plötzliche Kopfschmerzen (nicht Migräne) oder ein plötzlich aufgetretener Schmerz im Bereich des Nackens, Rückens oder eines anderen Körperteils.

In den meisten Fällen, die uns zur Kenntnis gelangten, sind solche plötzlich auftretenden Schmerzen das Ergebnis von krankmachenden Gedanken oder Bildern (zum Thema Kopfschmerzen siehe unten), die von einer Einzelperson oder Gruppe kommen. Diese Person oder Gruppe kann nah oder fern sein. Der Schmerz hat den Zweck, uns auf eine Projektion, eine falsche Zuschreibung oder einen Giftpfeil aufmerksam zu machen, der soeben unsere Psyche und unseren Körper getroffen und verletzt hat. Je rascher die falsche Gedankenform identifiziert und deprogrammiert wird, desto rascher werden wir von ihrem schädlichen Einfluss befreit, und der Schmerz vergeht.

Wenn bestimmte plötzliche Schmerzen wiederholt auftreten, dann ist dies ein Zeichen dafür, dass wir in unserer eigenen Psyche nach etwas suchen müssen, das die schädlichen Gedankenformen hereinlässt oder geradezu einlädt. So kann es zum Beispiel sein, dass wir selbst negative Gedanken zu denselben Menschen gesendet haben, die nun ihrerseits negative Gedanken zu uns schicken. Wir können die negativen Gedanken, die wir ihnen gesendet haben, auf dieselbe Weise identifizieren und deprogrammieren, wie wir dies mit denen tun, die wir empfangen haben.

Bei Ihrer Untersuchung können Sie in etwa nach dem folgenden Schema vorgehen. Halten Sie Ihre Fragen und die Antworten, die Sie erhalten, schriftlich fest:

Frage 1: Kommt die Ursache von außen? Wenn Ja, identifizieren Sie die Person(en): Beginnen Sie mit Personen, die zu Ihrem engsten Kreis gehören und erweitern Sie den Kreis wenn nötig. Kommt die Ursache von jemandem in meiner Familie? Wenn Nein, jemand aus dem Kollegenkreis? Ein Freund? Jemand in diesem Land?

Frage 2: Ist die Ursache eine Projektion, eine falsche Zuschreibung, ein Giftpfeil oder eine Kombination aus diesen? (Siehe Anhang 1.)

Ist die Antwort Nein, fragen Sie, ob es sich um einen Dämon, Drachen oder Kobold oder eine Kombination aus diesen handelt. (Siehe Anhang 2.)

Frage 3: Ist ein Wechselbalg damit verbunden? Wenn Ja, notieren Sie dies und berücksichtigen Sie diesen Umstand, wenn es ans Deprogrammieren geht.

Der nächste Schritt: Wenn es sich bei dem schädlichen Gedanken um eine Projektion, falsche Zuschreibung oder einen Giftpfeil handelt, geht es nun darum, dessen Wortlaut und/oder das in ihm enthaltene Bild zu identifizieren. Schließen Sie dazu Ihre Augen und bitten Sie die Helfer, Ihnen den Satz/die Sätze und/oder Bilder ins Bewusstsein zu bringen.

Beispiele für solche Sätze, die von anderen kommen, sind: »Sie sollte wirklich mehr für ihre Gesundheit tun«, »Ich wünsche ihm, dass er an sich selbst erfährt, worunter ich zu leiden habe«, »Er ist genau so starrköpfig wie sein Vater«, »Sie wird alt« (begleitet von »typischen« Bildern, die mit dem Altern verbunden werden).

Die gesuchten Gedanken entstammen häufig folgenden Themenbereichen:

- sich wünschen, sich wundern und sich Sorgen machen, weil das Gewünschte nicht eintritt
- Sätze, die das Wörtchen »sollte« enthalten; sie unterstellen eine moralische Verpflichtung seitens des Empfängers und haben das Ziel, ihm Schuldgefühle zu machen
- Sätze, die Angst machen sollen (häufig begleitet von bedrohlichen Bildern)

- der Wunsch, jemand möge krank werden
- Gedanken, die Urteile enthalten
- Neidgedanken

Wenn es sich bei dem schädlichen Gedanken um einen Dämon, Drachen oder Kobold handelt, dann gilt es, die Ego-Emotion zu identifizieren, die dieser Gedanke in Ihnen auslöst, wie zum Beispiel Rachegefühle, Hass, Verärgerung oder den Wunsch, jemanden zu beschuldigen.

Benutzen Sie die DMR-Methode, um sicherzugehen, dass Sie alles Notwendige gefunden haben, um sich von der Ursache des Schmerzes zu befreien. Schreiben Sie auf, was zu deprogrammieren ist, damit Sie diesen Vorgang so lange wiederholen können, wie Ihnen angezeigt wird (siehe Kapitel 21, *Deprogrammierungsmethoden*).

Kopfschmerzen

Kopfschmerzen haben ihre Ursache meistens im Ego in uns selbst, das uns mit Schuldgefühlen unter Druck setzt. Wir werfen uns zum Beispiel vor, dass wir dem Druck, bestimmte Dinge zu erledigen, nicht entsprechen oder einen gesetzten Zeitrahmen nicht einhalten. Solche Stress erzeugenden Gedanken sind häufig von einem Schulddämon oder Schulddrachen begleitet.

Dass wir Schuldgefühle haben, hat häufig seine Ursache darin, dass wir irgendwann in unserem Leben ein Selbstbild angenommen haben, das mit Pflichterfüllung verbunden ist: die pflichtbewusste Tochter, der pflichtbewusste Ehemann, die pflichtbewusste Mutter, der pflichtbewusste Bürger und so weiter. Schuldgefühle stellen sich ein, sobald die übernommene Pflicht nicht erfüllt, vernachlässigt oder ihre Erfüllung verzögert wird.

Um sicherzustellen, dass die Schuldgefühle nicht zurückkehren, ist es ebenfalls notwendig, das Selbstbild zu identifizieren und zu deprogrammieren, einschließlich dem Schulddrachen oder Schulddämon, der das Selbstbild begleitet. Schuldgefühle als eine konditionierte Reaktion, die vom Ego kommt, müssen klar von Gewissensbissen unterschieden werden. Letztere sind ein natürliches Gefühl, das uns anzeigt, dass wir einen Fehler gemacht haben (siehe Glossar: Schuld). Sie hören auf, wenn wir unser Denken berichtigt haben.

Die Aktivität eines herumwandernden Wechselbalgs
Ein akutes Kopfweh oder anderes körperliches Symptom kann auch von einem dämonischen Element verursacht werden, das wir als »herumwandernden Wechselbalg« bezeichnen. Darunter verstehen wir einen bislang unerkannten Wechselbalg, der aktiv geblieben ist, nachdem wir ein Ego-Element deprogrammiert haben, mit dem ein Wechselbalg verbunden war. Ein herumwandernder Wechselbalg kann mit einem freien Radikal verglichen werden, das stets auf der Suche nach einer Möglichkeit zum Andocken ist. Wir können ihn auch als »Störenfried« in unserer Psyche bezeichnen. Seine Anwesenheit zeigt sich in verschiedenen Teilen des Körpers als Symptom – entweder gleichzeitig an mehreren Stellen oder nacheinander. Wenn wir den Verdacht haben, dass dies die Ursache eines Problems sein könnte, können wir dies leicht mit Hilfe der DMR-Methode herausfinden.

Kristalline Ängste
Körperliche Schmerzen können auch von Ängsten herrühren, die eine kristalline Form in einem bestimmten Körperteil angenommen haben. Durch die Schmerzen will uns dieses Körperteil auf den Schaden aufmerksam machen, den die Angst verursacht.

Wir wurden auf die Existenz von kristallinen Ängsten bei der Untersuchung der Ursache für eine Zwerchfellhernie aufmerksam. Das ungewöhnlich laute Pulsieren des Herzschlags an einer bestimmten Stelle in der linken Brust war von einem Arzt als »Zwerchfellhernie« abgetan worden. Die betroffene Person hatte starke Schmerzen und Schwierigkeiten mit dem Atmen, wann immer sie auch nur für eine kurze Weile auf der linken Seite schlafen wollte. Unsere Untersuchung förderte zutage, dass die relativ kleine Stelle, an der die Schmerzen auftraten, drei kristalline Ängste enthielt: Die erste Angst war, dass die Schmerzen sich einstellen würden, sobald sie sich auf die betreffende Seite legen würde. Die zweite Angst war, dass die Arterie in der Hernie gequetscht werden könnte. Die dritte Angst hatte ihren Ursprung in dem Umstand, dass die Beschwerde nie durch Röntgenaufnahmen oder andere Maßnahmen näher bestimmt worden war; die betreffende Person hatte daher die Befürchtung, es könne sich um eine Pulsadergeschwulst handeln, worunter mehrere ihrer Verwandten gelitten hatten. Alle diese Ängste waren an dieser einen Stelle konzentriert und wurden immer dann aktiviert, wenn sie sich auf die linke Seite legte.

Das Deprogrammieren dieser Ängste wurde durch eine Meditation ergänzt, in der sie von einem Helfer aufgelöst wurden. Zudem wurde ein Wechselbalg im Zusammenhang damit gefunden, der ebenfalls deprogrammiert wurde. Es dauerte eine gewisse Zeit, bis das Problem verschwand, wohl, da die Betreffende dem Impuls nicht widerstehen konnte, den Heilungsvorgang zu überwachen.

Kristalline Ängste werden nicht durch falsche Zuschreibungen oder Giftpfeile verursacht, mit denen uns andere belegen, sondern durch die lähmende Wirkung unserer eigenen Ängste. Zu den schwerwiegendsten Ängsten gehören die Angst, nie mehr schmerzfrei zu sein; die Angst, es gebe kein Heilmittel (»die Lage ist hoffnungslos«); und die Angst, es würde schlimmer werden oder die Sache könne gar zum Tod führen. Selbst wenn wir herausfinden, dass der Schmerz ursprünglich von einem Giftpfeil, der von außen kam, verursacht wurde, ist es möglich, dass wir weitere Ängste hinzugefügt haben, als die Beschwerden nicht nachließen.

Erinnerungs-Chips im Körper

Unter einem körperlichen Erinnerungs-Chip verstehen wir die Körpererinnerung an ein traumatisches Erlebnis. Ein solcher Chip kann Allergien und andere leichte Beschwerden hervorrufen. Wenn wir durch die DMR-Methode herausfinden, dass wir nach einem körperlichen Erinnerungs-Chip suchen müssen, klären wir als Erstes, wie alt wir waren, als das Ereignis geschah. Dann gehen wir in Gedanken die Umstände des betreffenden Lebensjahres durch. Wir können wiederum mit Hilfe der Münzen herausfinden, ob jemand, und gegebenenfalls wer, mit dem traumatischen Erlebnis verbunden war. Ein solcher Erinnerungs-Chip kann folgende Faktoren enthalten: die Sätze oder Worte, die gesagt wurden; Bilder von dem Ereignis sowie Schlussfolgerungen, die wir daraus gezogen haben, wie zum Beispiel: »Es gibt keine Hilfe«, »Darüber werde ich nie hinwegkommen«, »Ich kann niemandem mehr trauen«, »Ich bin ein schlechter Mensch«, »Ich bin schuldig«, »Ich habe es verdient, dafür bestraft zu werden.« Häufig finden wir auch eine Angst in einem Erinnerungs-Chip gespeichert, beispielsweise: »Ich bin fürs Leben gezeichnet/beschädigt.« Außerdem müssen wir immer fragen, ob Schuldgefühle in der einen oder anderen Form darin gespeichert sind und ob ein Wechselbalg mit dem Erinnerungs-Chip verbunden ist.

Ein körperlicher Erinnerungs-Chip ist etwas, das unser Körper produziert, um die traumatische Erinnerung in *Grenzen zu halten*. Der Chip hat die Aufgabe, die übrigen Zellen in dem betreffenden Körperteil vor den negativen Auswirkungen der in dem Chip gespeicherten Faktoren zu schützen.

Kleine Verletzungen

Kleine Verletzungen können durch Gedanken verursacht werden, die entweder von uns selbst oder jemand anderes stammen. Ein Beispiel ist der Gedanke: »Ich bin ungelenk.« Wenn es sich um einen von außen kommenden Gedanken handelt, wünscht uns vielleicht jemand eine Erkrankung.

Kleine Verletzungen sind Warnungen, dass sich etwas Unharmonisches in unserer Psyche befindet, das seine Ursache in einem der genannten Faktoren hat. Die Ursache kann auch darin liegen, dass wir uns ein Selbstbild zugelegt haben oder dass wir jemand anderes mit einer Projektion und einem Giftpfeil belegt haben. Kleine Verletzungen wollen uns einen warnenden Hinweis geben, dass es an der Zeit ist, unsere eigenen Gedanken zu überprüfen. Es kann aber auch um Situationen gehen, die anderen Anlass gegeben haben könnten, uns durch Gedanken anzugreifen. Wenn wir diesen warnenden Anzeichen keine Beachtung schenken, kommt es zu größeren Schockerlebnissen, wie zum Beispiel einem Autounfall, einem gebrochenen Arm oder einer schlimmeren Verletzung oder Erkrankung.

Frage 1: Kommt die Ursache von außen? Wenn Ja, folgen Sie dem Fragenverlauf, wie er unter *Wie wir uns von plötzlich auftretenden*

Schmerzen befreien können (Seite 211) beschrieben ist. Lautet die Antwort Nein, dann gehen Sie bitte zur nächsten Frage.

Frage 2: Will mich die Verletzung auf ein Selbstbild aufmerksam machen, das ich mir kürzlich zugelegt habe? Wenn Ja, identifizieren Sie dieses Selbstbild, indem Sie die Augen schließen und die Helfer bitten, es in Ihr Bewusstsein zu bringen. Beispiele: Das Selbstbild »des Menschen, der dank des I Ging oder dank einer anderen Quelle überlegene Weisheit besitzt« oder »der wegen seiner Arbeit mit dem I Ging nun davon ausgehen kann, dass er kosmischen Schutz genießt.« (Im zuletzt genannten Fall hat sich das Ego das Verdienst angeeignet und uns unserer Bescheidenheit beraubt. Bescheidenheit ist die Quelle unseres kosmischen Schutzes.) Ein recht häufiges Selbstbild ist auch das des »Weisen« oder »der rechten Hand des Weisen«.

Wenn die Ursache der kleinen Verletzung kein Selbstbild ist, können wir fragen, ob es eine Ego-Haltung ist, zum Beispiel überschwängliche Begeisterung oder übertriebenes Selbstvertrauen. Es kann auch sein, dass wir den Kosmos aus irgendeinem Grund beschuldigt haben. In solchen Fällen gilt es, die Gedanken hinter der betreffenden Ego-Haltung herauszufinden. Sie stammen von Dämonen, Drachen oder Kobolden in der Psyche, die zu identifizieren sind, einschließlich der unkorrekten Gedanken, die sie uns eingeflüstert haben. Zum Beispiel: »Die Münzen (DMR-Methode) haben mir nicht die Wahrheit gesagt.« Oder: »Ich brauche die Münzen nicht zu befragen, ich weiß bereits die Antwort.« Dieser Gedanke kommt von einem Drachen des übertriebenen Selbstvertrauens und einem Kobold, der sagt: »Wozu soll ich mir die Mühe machen?« Übertriebenes Selbstvertrauen kann auch von Ausdrükken begleitet sein wie: »Es ist lachhaft und unwissenschaftlich, Münzen zu werfen« oder: »Mein gesunder Menschenverstand sagt mir, was ich wissen muss.« Das Ego stellt solche Gedanken oft so hin, als kämen sie von unserem »gesunden Menschenverstand«, doch in Wirklichkeit stammen sie aus der konventionellen Sichtweise auf die Dinge.

Eine kleine Verletzung kann auch darauf hinweisen, dass wir jemand anderes mit einer Projektion oder einem Giftpfeil belegt haben und dadurch ein widriges Schicksal für uns erzeugt haben. Wenn uns die Münzen dies bestätigen, müssen wir den Gedanken herausfinden, der die Projektion und/oder den Giftpfeil produziert hat. Beispiele hierfür sind Schuldzuweisungen, Rachegedanken und Gedanken wie: »Der/die andere wird sich nie ändern«, womit wir die Person als »hoffnungslosen Fall« aufgegeben haben.

Wenn wir die Warnungen kleiner Verletzungen nicht beachten

Wenn wir den beschriebenen kleinen Warnungen keine Beachtung geschenkt haben und infolgedessen mit einer größeren Verletzung oder einer Krankheit konfrontiert sind, sollten wir uns klar machen, dass es für eine Korrektur nicht zu spät ist. Es ist eine fehlgeleitete Idee, eine Glaubensvorstellung oder ein Selbstbild, das unser widriges Schicksal verursacht hat. In dem Augenblick, da wir diese Gedanken oder Bilder identifizieren, verspüren wir schon eine Erleichterung. Der nächste Schritt besteht darin, die gefundenen Faktoren zu deprogrammieren.

Es gehört zur fürsorglichen Natur des Kosmos, dass unser widriges Schicksal keine Bestrafung ist, sondern eine Maßnahme, uns auf Fehler aufmerksam zu machen und zur Besinnung zu bringen. Außerdem sind eine Reihe kosmischer Helfer in der Situation aktiv, um uns dabei zu helfen. Alles, was von uns verlangt wird, um die Ursache zu beseitigen, ist, dass wir mit den Helfern kooperieren, indem wir die *Ursache* identifizieren und deprogrammieren. Die Anleitungen zum Deprogrammieren sind im folgenden Kapitel beschrieben.

Kapitel 21: Deprogrammierungsmethoden

Um uns selbst oder andere von den Ursachen gesundheitlicher Probleme zu befreien, gilt es zunächst zu verstehen, was wir mit dem »Deprogrammieren« meinen. Die im Folgenden beschriebenen Methoden sind das Ergebnis eines längeren Lernprozesses unsererseits, der immer mit der Arbeit an aktuellen Fällen verknüpft war.

Unsere erste Erfahrung mit der Heilung der Knoten in Hanna Moogs Brustkorb hatte uns gezeigt, dass es darum ging, Glaubensvorstellungen aus ihrer Kindheit zu deprogrammieren, die im Widerstreit mit ihrer wahren Natur lagen. In einer Meditation sah sie einen Wahlzettel vor sich, auf dem sie ein »Nein« zur Akzeptanz dieser Glaubenssätze ankreuzte. Später begriffen wir, dass dieses Nein ihr ursprüngliches »Ja« (Akzeptanz) ungültig machte, ähnlich wie eine minus 1 in einer mathematischen Gleichung eine plus 1 auslöscht.

Mit der Zeit wurde uns auch klar, dass beim Deprogrammieren eine bestimmte Ordnung eingehalten werden muss. Der Grund dafür ist, dass vorrangig bestimmte Helfer, die für die Heilung notwendig sind, befreit werden müssen. Auch machten wir die Erfahrung, dass unsere Deprogrammierungsbemühungen von bestimmten Ego-Aspekten zunichte gemacht werden können, wenn diese nicht gleich zu Beginn aus dem Weg geräumt werden. Die Rede ist hier von Schuldgefühlen und/oder Zweifeln. Die Ordnung, die wir im Folgenden aufzeigen, reduziert diese Gefahr auf ein Minimum.

Unsere Erfahrung hat uns ferner gelehrt, dass das Deprogrammieren krankmachender Gedanken wirkungslos ist, wenn es im Stil eines Rituals ausgeführt wird, bei dem die Gefühle ausgeschlossen bleiben. Denn die kosmischen Helfer arbeiten ausschließlich im Bereich der Gefühle; sie können nicht auf einen rein mentalen oder mechanischen Ansatz reagieren. Rituale sind daher kontraproduktiv.

Wie das Deprogrammieren Transformationen einleitet

Deprogrammieren bezeichnet den Vorgang des Nein-Sagens zu unwahren Wörtern, Sätzen und Bildern, zu denen wir irgendwann – bewusst oder unbewusst – Ja gesagt haben. Indem wir ihnen ein entschiedenes Nein entgegensetzen, wird das Ja rückgängig gemacht. Ebenso entfernt ein Nein, das zu traumatischen Bildern und Erinnerungen gesagt wird, diese aus ihren Speicherplätzen in der Psyche und im Körper.

Deprogrammieren erfordert die Unterstützung durch kosmische Helfer, die an vielen Stellen im I Ging als »Freunde« und »Spezialisten auf ihrem Gebiet« erwähnt sind.

In der Regel ist es notwendig, das Deprogrammieren über einen Zeitraum von drei Tagen zu wiederholen; anschließend brauchen die Helfer weitere drei Tage, um die Transformationen im Reich des Atoms – ein anderer Name für das Reich des Bewusstseins – auszuführen. Wenn eine Transformation den Zweck des Heilens hat, dann werden die Zellen, die durch die krankmachende Gedankenform verletzt wurden, in ihren Normalzustand zurückgeführt. Das Ergebnis ist nicht immer bereits nach sechs Tagen sichtbar, selbst wenn die Transformation stattgefunden hat. In einigen Fällen zeigt sich das Ergebnis erst Wochen später.

Der Vorgang des Deprogrammierens besteht aus zwei Teilen: Im ersten sagen wir Nein zu dem betreffenden Wort, Satz oder Bild, und im zweiten Teil bitten wir die Helfer, unsere Bemühungen zu vollenden. Die im Folgenden beschriebenen Methoden weichen jedoch etwas von diesem Vorgehen ab. Der Grund dafür ist, dass viele Menschen die Fähigkeit, Nein zu sagen, im Zuge ihrer Kindheitskonditionierung teilweise oder vollständig verloren haben. Die unten beschriebenen Methoden ermöglichen es den Helfern, das notwendige Nein für uns zu sagen.

Für jeden Schritt ist es erforderlich, mit dem Weisen durch die DMR-Methode zu kommunizieren (siehe Kapitel 19 für den sinnvollen Gebrauch dieser Methode).

Das Deprogrammieren von dämonischen Elementen

Dämonische Elemente, die sich in der Psyche eingerichtet haben, zu deprogrammieren, bedeutet sie zu töten. Diese Aufgabe wird von spezifischen Helfern übernommen, wie zum Beispiel dem Helfer, der Kobolde tötet, dem Helfer, der Dämonen tötet, oder dem Helfer, der Drachen tötet. Manche Menschen zögern darum zu bitten, dass irgendetwas getötet werden möge, weil sie glauben, es ginge darum, Teile der eigenen Natur zu töten. Oder sie zögern wegen des Gebots »Du sollst nicht töten«. Doch die dämonischen Elemente, von denen hier die Rede ist, sind Parasiten in der Psyche. Sie verdanken ihre Existenz dem Umstand, dass falsche Gedankenformen ein Eigenleben entwickelt haben. Die dämonischen Elemente benutzen die (falsche) Idee, sie gehörten zu unserer Natur, oder das Tötungsverbot dazu, sich eine Heimstatt in unserer

Psyche zu sichern. Solange es sie dort gibt, halten sie die Helfer unserer wahren Natur gefangen. Wer sich von ihnen befreien möchte, muss unter Umständen zuerst die Idee deprogrammieren, sie seien ein natürlicher Teil von ihm, sowie das Gebot »Du sollst nicht töten«.

Deprogrammieren für andere

Grundsätzlich ist es immer möglich, Dinge für andere zu deprogrammieren, doch müssen wir zuvor jeweils den Weisen fragen, ob es zum gegebenen Zeitpunkt weise und korrekt ist.

Das Deprogrammieren von Schuld

Schuldgefühle können unsere Deprogrammierungsbemühungen zunichtemachen. Daher ist es ratsam, alles, was mit Schuld verbunden ist, als Erstes anzugehen: den falschen Begriff von Schuld, die Idee der Erbsünde oder Erbschuld sowie alle Schuldgefühle, die rund um die Krankheit bestehen.

Wenn Schuldgefühle nicht erfolgreich deprogrammiert wurden, dann sorgen sie dafür, dass alle bereits deprogrammierten fehlgeleiteten Ideen, Glaubensvorstellungen oder Selbstbilder, die mit Schuldgefühlen verbunden sind, wieder installiert werden.

Bevor wir Schuld deprogrammieren können, ist es wichtig, uns Klarheit über die Definition des Schuldbegriffs zu verschaffen (siehe Kapitel 9 sowie Glossar: Schuld). Wenn wir die drei Ego-Komplexe, die in Kapitel 9 beschrieben werden (der Gottes-Schuldkomplex, der Schuldkomplex gegenüber dem Selbst und der Natur-Schuldkomplex), bereits deprogrammiert haben, dann brauchen wir die unter (1) und (2) genannten Punkte nicht mehr zu deprogrammieren.

1. Den falschen Begriff von Schuld deprogrammieren

Um sich von dem *falschen Begriff von Schuld als unauslöschlichem Fleck auf Ihrer Natur* zu befreien, bitten Sie in einer Kurzmeditation den Helfer, der uns von Schuld befreit, dies zu tun. Bitten Sie anschließend den kosmischen Arzt, alles Nötige zu tun, um die Wirkungen, die der falsche Schuldbegriff auf Sie gehabt hat, zu tilgen.

Fragen Sie am nächsten Tag mit Hilfe der Münzen nach, ob diese Übung zu wiederholen ist – bis die Antwort Nein lautet. Dann bedanken Sie sich bei den Helfern.

2. Die fehlgeleitete Idee der »Erbschuld« oder »Erbsünde« deprogrammieren

Machen Sie eine Kurzmeditation. Darin stellen Sie sich den Satz »Der Mensch ist mit Erbsünde/Erbschuld geboren« vor, begleitet von dem Bild eines unauslöschlichen Flecks auf der menschlichen Natur. Nun tauchen Sie den Satz und das Bild in Wasser, bis der Fleck verschwunden ist.

Fragen Sie am nächsten Tag mit Hilfe der Münzen nach, ob diese Übung zu wiederholen ist – bis die Antwort Nein lautet.

3. Schuldgefühle deprogrammieren

Wann immer Sie von Schuldgefühlen geplagt werden, sagen Sie ein dreifaches Nein zu der Angelegenheit, für die Sie sich schuldig fühlen, ganz gleich, worum es sich handelt. Bitten Sie dann den Helfer, der uns von Schuldgefühlen befreit, dies an Ihnen zu tun.

Wenn es eine ganze Liste von Dingen gibt, für die Sie sich schuldig fühlen, benutzen Sie die unten beschriebene Wassermeditation und tauchen die gesamte Liste in das Wasser.

Kurzmeditationen

Zum Deprogrammieren krankmachender Gedanken benutzen wir eine Kurzmeditation, die nicht länger als drei Minuten dauern sollte. Im Folgenden geben wir die Beschreibung von drei verschiedenen Arten von Kurzmeditationen. Darin wird entweder das Bild von Wasser oder Feuer oder das eines kosmischen Staubsaugers verwendet. Wenn wir die krankmachenden Gedanken oder Bilder mittels Wasser, Feuer oder kosmischen Staubsaugers deprogrammieren und die Angelegenheit dann dem Kosmos übergeben, befreien uns die kosmischen Helfer von ihren schädlichen Wirkungen. In jedem Einzelfall fragen wir den Weisen mit Hilfe der DMR-Methode, welche der genannten Kurzmeditationen (Wasser, Feuer, Staubsauger) am besten für die betreffende Angelegenheit geeignet ist. Das Deprogrammieren geschieht im Reich des

Bewusstseins. Kein Teil unserer Natur oder Psyche kann bei diesem Vorgang Schaden erleiden; im Gegenteil, sie werden von einer bedrückenden Energie befreit.

1. Die Wassermeditation

Körperliche Erinnerungs-Chips, bestimmte Giftpfeile und Selbstbilder werden am besten dadurch deprogrammiert, dass wir sie mit Wasser bespritzen oder in Wasser tauchen.

Um einen ***körperlichen Erinnerungs-Chip*** zu deprogrammieren, ist es notwendig, zunächst das in Frage stehende traumatische Erlebnis mit Hilfe der DMR-Methode zu identifizieren. Dazu gehören die Dinge, die gesagt wurden, die Bilder und/oder Schuldgefühle, die mit dem Erlebnis verbunden sind, und etwaige Schlussfolgerungen, die daraus gezogen wurden. Stellen Sie sich nun vor, wie Sie alle diese Dinge, einschließlich der Schuldgefühle in Wasser tauchen; bitten Sie dann den Weisen, sich der Angelegenheit anzunehmen.

Fragen Sie am nächsten Tag mit Hilfe der Münzen nach, ob diese Übung zu wiederholen ist – bis die Antwort Nein lautet. Dann bedanken Sie sich beim Weisen.

Wenn das traumatische Erlebnis auch einen psychischen Erinnerungs-Chip erzeugt hat, können beide zusammen in der oben beschriebenen Art deprogrammiert werden.

Um einen ***Giftpfeil*** zu deprogrammieren, stellen Sie sich den Satz als feurigen Pfeil vor, den Sie mit Wasser bespritzen, bis er ausgelöscht ist. Bitten Sie dann den Helfer, der für Giftpfeile zuständig ist, sich des betreffenden Giftpfeils anzunehmen.

Fragen Sie am nächsten Tag mit Hilfe der Münzen nach, ob diese Übung zu wiederholen ist – bis die Antwort Nein lautet. Dann bedanken Sie sich bei dem für die Giftpfeile zuständigen Helfer.

Um ein ***Selbstbild*** zu deprogrammieren, stellen Sie es sich als Maske vor, die Sie mit Wasser bespritzen, bis sie ihre feurige Qualität verloren hat. Bitten Sie dann den Helfer für Selbstbilder und die kosmischen Helfer, sich des Selbstbildes anzunehmen.

Fragen Sie am nächsten Tag mit Hilfe der Münzen nach, ob diese Übung zu wiederholen ist – bis die Antwort Nein lautet. Dann bedanken Sie sich bei den Helfern.

2. Die Feuermeditation

Wenn diese Methode angezeigt ist, machen Sie eine Kurzmeditation, in der Sie sich vorstellen, dass Sie den gefundenen Satz, das Bild oder die Maske (Selbstbild) in einem Feuer verbrennen. Bitten Sie dann den Weisen, sich der Sache anzunehmen.

Fragen Sie am nächsten Tag mit Hilfe der Münzen nach, ob diese Übung zu wiederholen ist – bis die Antwort Nein lautet. Dann bedanken Sie sich beim Weisen.

3. Die Staubsaugermeditation

Diese Methode wird zum Deprogrammieren von psychischen Erinnerungs-Chips, Vorurteilen, Giftpfeilen und falschen Zuschreibungen (falls angezeigt) sowie Kobolden, Dämonen und Drachen verwendet. Machen Sie eine Kurzmeditation, in der Sie sich vorstellen, wie ein kosmischer Staubsauger alles aufsaugt, was Sie identifiziert haben.

Wiederholen Sie diese Übung einmal täglich, bis die DMR-Methode anzeigt, dass dies nicht mehr nötig ist.

Das Deprogrammieren anderer dämonischer Elemente

Um einen ***Wechselbalg*** zu deprogrammieren, bitten Sie den Weisen, den Helfer heranzuziehen, der darauf spezialisiert ist, den in Frage stehenden Wechselbalg zu töten.

Wenn ein ***herumwandernder Wechselbalg*** zu töten ist, bitten Sie den Helfer, der auf herumwandernde Wechselbälger spezialisiert ist, ihn zu töten.

Wenn ein ***Zweifler*** zu deprogrammieren ist, bitten Sie den Helfer, der auf Zweifler spezialisiert ist, diesen zu töten.

Um einen ***nächtlichen Greifer*** zu deprogrammieren, richten Sie sich zunächst im Bett auf, um voll wach zu werden. Fragen Sie dann mit Hilfe der DMR-Methode, ob ein Greifer am Werk ist. Sie können ihn auch daran erkennen, dass er Ihre Aufmerksamkeit ergriffen hat, indem er ein Thema nach dem anderen vorgebracht hat, das in ihnen das Gefühl der Hoffnungslosigkeit und Hilflosigkeit erzeugt. Oder er hat Sie mit globalen Problemen torpediert, die Sie persönlich nicht lösen können. Um sich von dem Greifer zu befreien, sagen Sie dreimal Nein! zu ihm, zu den Themen, die er vorträgt, und zu dem Folterspiel, das er mit Ihnen spielt. Machen Sie dann eine Kurzmeditation, in der Sie den Helfer, der auf Greifer spezialisiert ist, bitten, diesen mit Ihrer aktiven Teilnahme zu töten. Bitten Sie anschließend den Helfer der Auflösung, alles Nötige zu tun, um Sie von dem Greifer zu befreien. Zuletzt bitten Sie den Weisen, Ihren Geist zu reinigen und Ihnen beim Wiedereinschlafen zu helfen.

Das Deprogrammieren eines Ego-Komplexes

Alle Ego-Komplexe werden mit Hilfe einer Feuermeditation deprogrammiert. Stellen Sie sich die falschen Zuschreibungen und/oder Giftpfeile auf ein Stück Papier geschrieben vor und verbrennen Sie es vor Ihrem geistigen Auge. Wenn ein Selbstbild Bestandteil des Komplexes ist, stellen Sie es sich als Maske vor, die ebenfalls verbrannt wird. Wenn das Feuer niedergebrannt ist, bitten Sie den Weisen, den Wechselbalg, der den Komplex bewacht hat, zu töten und den ganzen Komplex zu vernichten. Bitten Sie dann den Helfer der Transformation, den Vorgang zu vollenden, und den Helfer der Heilung, den Schaden zu heilen, den dieser Komplex Ihrer Psyche und Ihrem Körper zugefügt hat. Fragen Sie am nächsten Tag nach, ob diese Übung zu wiederholen ist – bis die Antwort Nein lautet.

Anmerkung: Gegebenenfalls ist es wichtig, jedweden Zweifel an der Wirksamkeit der Deprogrammierung eines Ego-Komplexes dem Kosmos zu übergeben, bevor Sie mit dem Deprogrammieren beginnen.

Wenn Ihre Deprogrammierungsbemühungen durch Schuldgefühle oder Zweifel zunichtegemacht wurden

Wenn Sie bemerken, dass Symptome wiederkehren, kann dies ein Hinweis darauf sein, dass Ihre Deprogrammierungsbemühungen durch unbewusste ***Schuldgefühle*** zunichtegemacht wurden, die mit Dingen verbunden waren, die Sie deprogrammiert hatten. Dies ist kein Grund zu verzweifeln: Finden Sie heraus, wofür Sie sich schuldig fühlen, und deprogrammieren Sie diese Schuldgefühle mit Hilfe der oben beschriebenen Methode. Danach können Sie den Helfer bitten, der darauf spezialisiert ist, wiederinstallierte

Dinge an unserer Stelle erneut zu deprogrammieren, aktiv zu werden. Sie brauchen nicht im Einzelnen zu wissen, welche Dinge wiederinstalliert wurden. Fragen Sie am nächsten Tag nach, ob Sie diese Übung wiederholen müssen, und tun Sie es, bis die Antwort Nein lautet. Bedanken Sie sich dann bei diesem Helfer.

Wenn Sie herausfinden, dass ***Zweifel*** in die Wirksamkeit des Deprogrammierens Ihre Bemühungen zunichtegemacht haben, befolgen Sie die Anweisungen unter »Staubsaugermeditation«, um einen *Kobold und Dämon des Zweifels an der Wirksamkeit des Deprogrammierens* zu töten. Bitten Sie anschließend den Helfer, der darauf spezialisiert ist, wiederinstallierte Dinge für uns erneut zu deprogrammieren, dies an Ihrer Stelle zu tun. Sie brauchen auch hierbei nicht im Einzelnen zu wissen, welche Dinge wiederinstalliert wurden. Fragen Sie am nächsten Tag nach, ob Sie diese Übung wiederholen müssen, und tun Sie es, bis die Antwort Nein lautet. Bedanken Sie sich dann bei diesem Helfer.

Das Programm einer schweren Krankheit deprogrammieren

Das ganze Programm einer schweren Krankheit lässt sich nicht innerhalb einer Woche deprogrammieren. Wir müssen den unsichtbaren Helfern für jeden Teil, der deprogrammiert wird, genügend Zeit lassen, um die nötigen Transformationen durchzuführen. Was diese Helfer tun, geschieht außerhalb unseres Gewahrseins. Es gilt die Faustregel: Wir rechnen drei Tage, an denen wir unser Deprogrammieren wiederholen, und weitere drei Tage, an denen die Helfer die Transformationen durchführen. Wenn der Weise durch die Münzen andeutet, dass unsere Deprogrammierungsbemühungen bereits nach einem Tag erfolgreich waren, können wir uns dem nächsten Teil des Ego-Programms zuwenden. Wenn die Beschwerden nach einer gewissen Zeit nicht zurückgegangen sind, könnte es angezeigt sein nachzufragen, ob ein Hemmnis in den Deprogrammierungsbemühungen aufgetreten ist. Dabei kann es sich um Schuldgefühle, Zweifel, Ängste, eine menschenzentrierte Sichtweise oder andere Haltungen handeln, die vom Ego kommen (siehe Kapitel 22, *Die Ursachen von Rückfällen und Hemmnissen im Heilungsprozess*). Beharrliches Bemühen, die problematische Haltung zu identifizieren, führt zu Erfolg.

Schlussbemerkung
Je mehr krankmachende Ideen Sie im Laufe der Zeit deprogrammieren, desto mehr Helfer werden dadurch befreit, die wiederum Ihre weiteren Deprogrammierungsbemühungen wirksamer und leichter machen. Außerdem ermöglichen es solche Fortschritte dem Weisen, Ihnen neue Deprogrammierungsmethoden zu zeigen – in dem Maße, in dem Ihre Beziehung zu ihm freier und kreativer wird.

Kapitel 22: Die Ursachen von Rückfällen und Hemmnissen im Heilungsprozess

Als Erstes möchten wir auf die Ursachen von Rückfällen im Heilungsprozess zu sprechen kommen. In der Regel handelt es sich darum, dass die Symptome zurückkehren, allerdings in abgemilderter Form.

Die Rückkehr eines Symptoms muss nicht unbedingt einen Rückfall bedeuten, sondern kann darauf zurückzuführen sein, dass die Krankheit mehr als eine Ursache hatte und wir zunächst nur die erste Schicht aufgedeckt haben. Der Weise leitet uns an, eine Schicht nach der anderen aufzudecken, und zwar in der richtigen Reihenfolge, um einen wirklichen Rückfall zu verhindern.

Was wir im Folgenden besprechen möchten, sind wirkliche Rückfälle. Sie werden durch Einmischungen des Ego verursacht, die stattfinden, nachdem tatsächlich eine Heilung stattgefunden hat. Unter Einmischungen des Ego verstehen wir Zweifel, Ängste, Schuldgefühle, Sich-Rühmen und andere Formen der Aneignung des Heilungserfolgs durch das Ego. Wenn ein Symptom zurückkehrt, klären wir als Erstes mit Hilfe der Münzen, ob es sich um einen wirklichen Rückfall handelt oder um die Manifestation einer bis dahin noch ungeklärten weiteren Ursache.

Das Ego wacht in dem Augenblick auf, da wir feststellen, dass die Krankheit entweder verschwunden ist oder unsere Beschwerden sich merklich gebessert haben. Schlagartig wird dem Ego klar, dass seine Macht über uns durch den Erfolg, den wir durch unsere Beziehung zu den Helfern erreicht haben, bedroht ist.

Einmischungen des Ego können in vielerlei Formen geschehen, wie wir unten zeigen werden. Es kann sich dabei um winzige, flüchtige und kaum hörbare innere Stimmen handeln, die sagen: »Wie kannst du sicher sein, dass die Krankheit nicht lediglich verdeckt ist und wiederkehren wird?«, »Warte nur ab, am Ende stehst du als der Dumme da!« Wenn wir diesen Stimmen Gehör schenken, räumen wir ihnen Gültigkeit ein und stellen damit unsere Deprogrammierungsbemühungen in Zweifel. Dies allein ist Grund genug, dass die Krankheit teilweise zurückkehrt.[46]

Sobald wir ein entschiedenes Nein zu solchen flüchtigen Hintergedanken gesagt und den klaren Entschluss gefasst haben, unserer inneren Wahrheit zu folgen, endet der innere Konflikt. Die Helfer werden befreit, und wir können gesund werden. Wir treffen diese Entscheidung nicht nur, um von der Krankheit befreit zu werden oder die Unterstützung der Helfer zu gewinnen, sondern vielmehr weil unsere innere Wahrheit das Einzige ist, was uns von innen heraus befreien und Erfüllung bringen kann. Alle künftigen Erfolge sind darauf zurückzuführen, dass wir die Notwendigkeit erkannt haben, diesen festen inneren Entschluss zu treffen.

Wenn wir gewahr werden, dass wir einen Rückfall erlebt haben, so bedeutet das nicht, dass alles verloren ist. Wir können die Gedanken, die ihn verursacht haben, herausfinden und deprogrammieren. Ohne Ausnahme liegt die Ursache in einer Aktivität des Ego und nicht in einem Versäumnis der Helfer. Wir verschließen die Tür zu den Helfern in dem Augenblick, da wir dem Ego gestatten, die Szene zu betreten.

Verbreitete Ursachen für Rückfälle

Im Folgenden geben wir eine Aufstellung der am häufigsten auftretenden Arten von Einmischungen seitens des Ego. Dabei unter-

---

46 Wenn wir das I Ging um ein Hexagramm bitten, kann es sein, dass wir vor einer Einmischung des Ego gewarnt werden, indem wir die Plätze 4 und 6 von Hexagramm 63, *Nach der Vollendung*, erhalten. Auf Platz 4 heißt es: »Die schönsten Kleider geben Lumpen. Den ganzen Tag sei vorsichtig.« Und der Text auf Platz 6 lautet: »Er kommt mit dem Haupt ins Wasser. Gefahr.« (Anthony/Moog, S. 708 und 710.)

scheiden wir zwischen (1) unkorrekten Haltungen gegenüber den Helfern und dem Kosmos, (2) unkorrekten Haltungen, die auf einer egozentrierten Sichtweise beruhen, (3) Schuldgefühlen, (4) einem falschen Bild von Krankheit und (5) Einflüssen, die von einem dämonischen Element stammen, das wir den »Zweifler« nennen.

1. Unkorrekte Haltungen gegenüber den Helfern und dem Kosmos

- Das Ego verführt uns dazu, anderen von unserem Heilungserlebnis in einer Weise zu erzählen, die den Weisen und die Helfer dem Belächelt-Werden preisgeben. Dies geschieht, wenn wir mit Menschen sprechen, die nicht offen genug sind, um die Existenz von unsichtbaren Helfern anzuerkennen.
- Das Ego bezeichnet eine »vollständige Heilung« als Illusion. Es ist eine verbreitete Vorstellung, dass bestimmte Krankheiten »unheilbar« seien. Ein Beispiel hierfür ist ein Kommentar, der in Kreisen der Anonymen Alkoholiker über deren Sucht gemacht wird: »Man kann eine saure Gurke nicht in eine normale Gurke zurückverwandeln.« Diese Aussage trifft zwar auf saure Gurken zu, aber Menschen sind nun einmal keine Gurken.

2. Unkorrekte Haltungen, die auf einer egozentrierten Sichtweise beruhen

- Das Ego versucht, die Rolle der Helfer im Heilungsprozess zu vertuschen. Dies geschieht, indem es den Heilungserfolg entweder sich selbst oder jedem anderen möglichen Umstand zuschreibt, nur nicht den Helfern: »Ich habe mich (ganz allein) geheilt«, »Ich wäre sowieso gesund geworden. Es war nur eine Frage der Zeit«, »Meine gute Kondition hat mich gesund werden lassen«, »Ich bin gesund geworden, weil ich es verdient habe«, »Ich hatte ein Recht darauf, geheilt zu werden«, »Ich hatte Glück«, »Meine Heilung war ein Wunder.«
- Wir entwickeln das Selbstbild »des Menschen, der überlebt hat«, oder »des Menschen, der einen Neuanfang wagt«. Wir können verstehen, warum diese Selbstbilder kontraproduktiv sind, wenn wir uns klar machen, wie sie uns schmeicheln und wir uns damit selbst zu dem Erfolg beglückwünschen. Sie zeigen,

dass das Ego sich den Erfolg angeeignet hat und ihn nun als Zeichen seiner eigenen Leistung am Revers trägt.
– Wir fallen in einen egozentrischen und sorglosen Lebensstil oder in dieselben Gedankenmuster zurück, die zur Krankheit geführt hatten.

3. Wir fühlen uns schuldig oder privilegiert, weil wir geheilt wurden
– Das Ego versucht, den Heilungsprozess rückgängig zu machen, indem es uns Schuldgefühle einflößt: »Ich habe es nicht verdient, geheilt zu werden.« Oder es bringt uns dazu, Mitleid mit anderen, die noch leiden, zu hegen, so dass wir uns schuldig dafür fühlen, dass es uns besser geht.
– Das Ego gibt uns die Idee ein, wir seien privilegiert, weil wir eine Beziehung zum Weisen haben, und verführt uns dazu, uns dessen zu rühmen.

4. Ein falsches Bild von Krankheit
– Bestimmte Formulierungen, mit denen wir uns auf das Verschwinden der Krankheitssymptome beziehen, können die Ursache für einen Rückfall sein. Wenn wir zum Beispiel sagen: »Ich bin froh, dass ich sie los bin«, so impliziert diese Aussage, dass wir die Krankheit als Feind betrachten und nicht als den Boten, der uns eine wichtige Mitteilung überbracht hat.
– Wir machen Krankheit zur Normalität. Diesen Fehler begehen wir, wenn wir zum Beispiel die Bemerkung machen: »Ich habe seit drei Monaten keine Kopfschmerzen mehr gehabt.« Eine solche Bemerkung impliziert, dass »keine Kopfschmerzen haben« die Ausnahme ist und »Kopfschmerzen haben« die Norm. Ein Rückfall geschieht nicht, wenn wir erkennen, dass Gesundheit die Norm und Krankheit die Ausnahme ist.
– Das kollektive Ego bestärkt uns in der Erwartung, dass wir krank werden. Es genügt, sich die ungeheure Zahl von Anzeigen für Medikamente vor Augen zu halten, die behaupten, sie würden uns vor Krankheiten schützen. Sie leugnen die enormen Fähigkeiten unseres Körpers, vital zu sein und die Bedrohung durch Krankheiten abzuwehren. Wenn wir unserem Körper

seine wahren Fähigkeiten zugestehen, dann fühlen wir uns vital und erleben nur selten Angriffe durch Erkrankungen. Um unsere gesunde Norm wiederherzustellen, müssen wir alle falschen Normen, die wir übernommen haben, deprogrammieren.

5. Einflüsse von einem »Zweifler«

Ein Zweifler ist ein dämonisches Element, das von einer bestimmten Art Giftpfeil erzeugt wird, der die natürliche Anziehung zwischen Psyche und Körper auflöst und im Herzen Stellung bezieht. Beispiele für solche Giftpfeile sind die Behauptungen: »Man kann sich auf nichts verlassen, es sei denn, es ist bewiesen«, »Alles Leben unterliegt dem Wandel«, »Jedem Aufstieg folgt unweigerlich ein Fall«, »Es gibt immer ein Mauseloch, durch das die Krankheit zurückkehren kann.« Es sind genau diese Gedanken, die das Mauseloch produzieren! Die Tatsache, dass Zweifel genau das Ergebnis produzieren, das sie zum Gegenstand haben, wird häufig übersehen. Zweifel sind Projektionen und Giftpfeile, die die Anwesenheit der Helfer ausschließen.

Wenn der Zweifler aktiv ist, folgt ein Zweifel dem anderen. Das Ergebnis ist Hoffnungslosigkeit. Der Zweifler bezweifelt alles, was nicht mit den äußeren Augen gesehen werden kann, weil seine Existenz auf dem falschen Glauben beruht, wir könnten nur dem Glauben schenken, was wir mit unseren Augen sehen können.

Beispiele für weitere Sätze, die vom Zweifler stammen sind: »Der Heilungserfolg ist ein Trick, der sich verflüchtigen wird, weil der Kosmos ein Trickser ist«, »Man kann erst nach fünf Jahren wirklich sicher sein«, »Du kannst dir noch so sehr einreden, du seiest geheilt, aber die Krankheit ist nicht weg; im Handumdrehen ist sie wieder da«, »Vielleicht ist das Problem nur überdeckt und wird sich später wieder zeigen.«

Zweifel dieser Art erzeugen in uns die Erwartung, dass das Problem zurückkehren wird. Diese Erwartungshaltung ist genau die Projektion, die die Rückkehr bewirkt. Der Keimsatz, auf dem alle diese Bemerkungen beruhen, ist der fehlgeleitete Glaube, dass »alle guten Dinge oder guten Erfahrungen nicht von Dauer sind«. Das I Ging macht jedoch klar, dass Dauer und nicht Wandel dem Weben und Wirken des Kosmos entspricht; Dauer im kosmischen

Sinne verstanden bedeutet nicht das ewig Gleiche, sondern ein Prozess der kontinuierlichen Erneuerung durch Transformation. Solange unwahre Glaubensvorstellungen wie die oben genannten in unserer Psyche eine Heimat haben, kann der Erfolg einer Heilung rückgängig gemacht werden.

Wie wir die Ursachen von Rückfällen deprogrammieren können

Wenn die Ursache eine unkorrekte Haltung oder ein Selbstbild ist, wie unter (1) und (2) beschrieben, können Sie diese in einer Kurzmeditation deprogrammieren, indem Sie dreimal Nein zu jedem gefundenen Satz und/oder Bild sagen und sich dann vorstellen, wie diese in einen kosmischen Staubsauger hineingesogen werden. Binden Sie den Staubsaugerbeutel zu und übergeben Sie ihn dem Helfer der Transformation und dem Helfer der Auflösung. Fragen Sie jeweils am folgenden Tag nach, ob diese Übung zu wiederholen ist, und tun Sie es gegebenenfalls, bis die Antwort Nein lautet. Dann bedanken Sie sich für die Hilfe.

Wenn die Ursache Schuldgefühle sind oder das Gefühl, privilegiert zu sein, wie unter (3) beschrieben, dann muss der Kobold, der diese Gefühle produziert, getötet werden. Bitten Sie den Weisen in einer kurzen Meditation, diesen Kobold zu töten. Prüfen Sie mit Hilfe der DMR-Methode, ob noch andere dämonische Elemente im Spiel sind, wie zum Beispiel ein Schulddämon und/oder Schulddrachen oder ein Drache des Privilegs. Sie alle müssen vom Weisen getötet werden. Fragen Sie jeweils am folgenden Tag nach, ob diese Übung zu wiederholen ist – bis die Antwort Nein lautet. Dann bedanken Sie sich für die Hilfe.

Wenn die Ursache ein falsches Bild von Krankheit ist, wie unter (4) beschrieben, können Sie dieses in einer Kurzmeditation deprogrammieren, indem Sie dreimal Nein zu dem Bild sagen und sich dann vorstellen, wie es in einen kosmischen Staubsauger hineingesogen wird. Binden Sie den Staubsaugerbeutel zu und übergeben Sie ihn dem Helfer der Transformation und dem Helfer der Auflösung. (Dies ist eine einmalige Übung.)

Um den unter (5) genannten Zweifler zu deprogrammieren, sagen Sie dreimal Nein zu ihm und zu jedem Satz und/oder Bild, das er vorbringt. Anschließend bitten Sie den Weisen, den Zweifler zu töten. Fragen Sie jeweils am folgenden Tag nach, ob diese Übung zu wiederholen ist – bis die Antwort Nein lautet. Dann bedanken Sie sich für die Hilfe.

Achtung: Der Zweifler kann von einem anderen dämonischen Element begleitet sein, das wir den »Wechselbalg« nennen. So ein Wechselbalg würde alle von den Helfern unternommenen Transformationen rückgängig machen. Prüfen Sie mit Hilfe der DMR-Methode, ob ein Wechselbalg im Spiel ist. Wenn ja, bitten Sie den Helfer, der Wechselbälger tötet, dies zu tun. (Dies ist eine einmalige Übung.)

Hemmnisse im Heilungsprozess

Wenn wir zulassen, dass sich das Ego in den Heilungsprozess einmischt, dann blockiert oder behindert es die Helfer. Dies kann durch Handlungen, Kommentare oder Argumente geschehen. Ein paar Beispiele:

1. Wir lassen zu, dass das Ego mit dem inneren Auge den Heilungsprozess überwacht. Es fällt Urteile über seine Wirksamkeit, bemisst den Fortschritt oder macht Kommentare zum Deprogrammieren. Beispiele hierfür sind: »Gedanken können nicht so viel Schaden anrichten«, »Die Ursache muss woanders liegen«, »Wie sollen unsichtbare Helfer etwas heilen können, was sichtbar ist?«, »Ich sehe nicht, dass sich etwas tut«, »Ich glaube es erst, wenn die Untersuchungen es beweisen«, »Da kannst du ewig warten, es geschieht nichts«, »Wo sollen denn diese Helfer sein?«, »Heilen kann nicht so einfach sein.«

2. Wir warten auf ein Wunder. Wie oben unter den Ursachen für Rückfälle erläutert, geschieht das Heilen mit kosmischer Hilfe durch Transformationen auf der Ebene des Zellbewusstseins und nicht durch Magie oder »Wunder«. Wenn wir erwarten, dass die Heilung über Nacht oder innerhalb einer bestimmten Zeit stattfindet, und uns dann beschweren, wenn dies nicht geschieht, deutet dies auf eine Einmischung des Ego hin – der Heilungsprozess wird an seiner Vollendung gehindert.

3. Das Ego argumentiert: »Wie soll Deprogrammieren uns von einer Krankheit befreien, die selbst die Ärzte nicht heilen können?«

4. Falsche Zuschreibungen, die Heilung verhindern:

- *Fehlgeleitete Glaubensvorstellungen, die unsere inneren Sinne herabsetzen oder verleugnen.* Da unsere inneren Sinne für den Transformationsvorgang gebraucht werden, kann dieser nicht stattfinden. Beispiele: »Die Wahrheit lässt sich nur mit den Augen sehen«, »Was wir sehen, ist alles, was es gibt«, »Die Wahrheit muss offensichtlich sein.«
- *Fehlgeleitete Ideen, die unsere Gefühle herabsetzen und/oder unsere Denkfähigkeit überhöhen.* Beispiele: »Die Gefühle zählen nicht«, »Du kannst deinen Gefühlen nicht trauen«, »Denken ist dem Fühlen überlegen«, »Der Mensch nimmt eine Sonderstellung ein, weil er die Fähigkeit hat zu denken.«
- *Fehlgeleitete Glaubensvorstellungen über die Art und Weise, wie die Natur funktioniert.* Beispiel: »Die Natur wirkt durch Veränderungen/Wandel.«

5. Stolz verhindert die Heilung. Es kommt vor, dass das Ego aus Stolz Widerstand dagegen leistet, dass wir uns von Helfern abhängig machen, während es uns im selben Atemzug daran erinnert, wie sehr wir vom kollektiven Ego abhängig sind.

Wenn wir mit den Helfern zusammenarbeiten wollen, müssen wir uns zwischen ihnen und dem Ego entscheiden. Ersteres bedeutet, dass wir die Helfer als Teile unserer selbst willkommen heißen und sie nicht als feindliche Kräfte betrachten. Es heißt auch, dass wir ihre einzigartigen Fähigkeiten erkennen, uns dabei zu helfen, wieder in Einklang mit uns selbst und mit dem Kosmos zu kommen. Es ist gut, wenn wir diese Tatsachen durch ein bewusst gesagtes Ja, Ja, Ja zur Welt der unsichtbaren Helfer bekräftigen.

Die Helfer können ihre Aufgaben am besten erfüllen, wenn wir – nachdem wir das Deprogrammieren abgeschlossen haben – die Angelegenheit vollständig an sie abgeben und in unserem Alltag fortfahren. Wenn wir eines Tages, vielleicht erst Wochen später, merken, dass wir wieder gesund sind, dann ist der Zeitpunkt gekommen, uns bei den Helfern zu bedanken.

6. Selbstbilder, die das Heilen verhindern. Beispiele sind das Selbstbild »des Überlebenden« oder »desjenigen, der einen Neuanfang wagt«. Solche Selbstbilder sind kontraproduktiv, weil sie uns zeigen, dass das Ego sich des Erfolges bemächtigt und ihn sich wie eine Ehrennadel ans Revers gesteckt hat.

Wie Sie die Ursachen von Hemmnissen im Heilungsprozess deprogrammieren können

Sobald Sie auf Ego-Einmischungen in Form von Kommentaren, Erwartungen, Argumenten oder Selbstbildern, wie sie oben unter (1) bis (6) aufgeführt sind, aufmerksam werden, sagen Sie ein dreifaches Nein zu dem betreffenden Satz oder Bild und stellen sich in einer kurzen Meditation vor, wie diese von einem kosmischen Staubsauger aufgesogen werden. Binden Sie den Staubsaugerbeutel zu und übergeben Sie ihn dem Helfer der Transformation. (Dies ist eine einmalige Übung.)

Falsche Zuschreibungen, wie unter (4) genannt, sollten Sie auf einem Blatt Papier auflisten. Nachdem Sie ein dreifaches Nein zu jeder falschen Zuschreibung gesagt haben, stellen Sie sich in einer kurzen Meditation vor, dass die ganze Liste von einem kosmischen Staubsauger aufgesogen wird. Binden Sie den Beutel zu und übergeben Sie ihn dem Weisen. Fragen Sie am nächsten Tag nach, ob diese Übung zu wiederholen ist, und tun Sie dies gegebenenfalls, bis die Antwort Nein lautet. Dann bedanken Sie sich beim Weisen.

Wenn Ego-Stolz die Heilung verhindert, wie unter (5) beschrieben, dann muss der »Drache des Stolzes auf die Unabhängigkeit des Menschen« getötet werden: Dazu sagen Sie ein dreifaches Nein zu diesem Drachen und bitten dann den Drachentöterhelfer, aktiv zu werden. (Dies ist eine einmalige Übung.)

Prüfen Sie, ob Sie die Helfer mit irgendwelchen falschen Zuschreibungen oder Giftpfeilen belegt haben. Wenn ja, sagen Sie ein dreifaches Nein zu jedem und verwenden die Staubsaugermeditation, wie auf Seite 232 unten beschrieben.

Wann immer ein Hemmnis im Heilungsprozess auftritt oder es zu einem Rückfall in frühere Symptome kommt, ist die Ursache in einer Aktivität des Ego zu suchen. Wir haben alle Arten von Ego-

Einmischungen aufgeführt, die bisher zu unserer Kenntnis gelangt sind, doch ist die Liste vermutlich nicht vollständig. Wir müssen daher in unseren Bemühungen, die Ursachen für Hemmnisse und Rückfälle ausfindig zu machen, beharrlich bleiben. Wer mit unserem Buch I Ging – Das Kosmische Orakel arbeitet, wird es leichter haben, eventuelle weitere versteckte Ursachen herauszufinden.

Überprüfen Sie, ob Ihr früheres Deprogrammieren ungültig gemacht wurde

Nachdem Sie die Ursachen für einen Rückfall oder ein Hemmnis im Heilungsprozess deprogrammiert haben, müssen Sie sich mit der DMR-Methode vergewissern, ob Deprogrammierungen, die Sie früher im Zusammenhang mit der leichten Beschwerde oder Krankheit vorgenommen haben, durch die Einmischung des Ego ungültig gemacht wurden. Ist die Antwort Ja, dann ist dies kein Grund zum Verzweifeln. Bitten Sie den »Helfer, der ungültig gemachte Deprogrammierungen wieder auffrischt«, dies zu tun. Sie brauchen dazu nicht zu wissen, welche Deprogrammierungen davon betroffen sind. Wiederholen Sie Ihre Bitte an diesen Helfer, bis die Münzen Ihnen bedeuten, dass es genug ist.

Teil IV: Das Enthüllen des Ego-Programms einer langwierigen Krankheit

Kapitel 23: Ein Überblick über das Ego-Programm

Langwierige beziehungsweise chronische Krankheiten werden von einem »Programm« gesteuert, das vom Ego in der Psyche installiert wurde. Vergleichbar einem ausgeklügelten Computerprogramm besitzt es Programme zur Installation und Wartung, zum Updaten sowie zur Abwehr in Form der Wiederinstallierung des Programms.

Die Komponenten, aus denen das gesamte Programm besteht, sind falsche Gedankenformen. Sobald das Programm einer Krankheit durch eine oder zwei falsche Gedankenformen installiert worden ist, sammelt es Stück für Stück weitere Komponenten um sich. Einige von ihnen dienen dazu, die Krankheit aufrechtzuerhalten (zu »warten«), während andere sie verschlimmern. Bestimmte Komponenten haben den Zweck, das Ego davor zu schützen, als die wahre Ursache der Krankheit erkannt zu werden. Auf diese Weise benutzt das Ego das Programm einer Krankheit dazu, sich von der Energie zu nähren, die es durch die Erzeugung von Ängsten, Sorgen und Stress in seinem Wirt weckt.

Um sein Ziel zu erreichen, benutzt das Ego eine bestimmte Anzahl von Sprachtricks, um die erkrankte Person in jeder Beziehung blind zu machen: (1) bezüglich der wahren Ursache der Erkrankung, (2) bezüglich der Behandlung, (3) bezüglich der Prognose und (4) was die Hilfsquellen angeht, die ihr zur Verfügung stehen. Von zentraler Bedeutung bei diesen Täuschungsmanövern ist die Aktivität eines bestimmten dämonischen Elements, das vom

Ego hervorgebracht wird und das wir »Wechselbalg« nennen. Wenn ein Mensch ernstlich erkrankt ist, besteht die Hauptaufgabe des Wechselbalgs darin, ein Programm in seiner Psyche zu erschaffen, das sicherstellt, dass sich das Leben dieses Menschen von dem Augenblick an um die Krankheit dreht. Es ist Aufgabe dieses Wechselbalgs, jeden Teil des Ego-Programms der Krankheit zu entwickeln und zu schützen. Wir werden den Wechselbalg in der Beschreibung dieses Programms immer dort erwähnen, wo er beim Deprogrammieren einbezogen werden muss.

Wenn wir vergessen, einen Wechselbalg mit zu deprogrammieren, dann wird er zu einem Störenfried in der Psyche. Ähnlich einem freien Radikal sucht er nach irgendetwas, womit er eine Verbindung eingehen kann. Wir sprechen dann von einem »herumwandernden Wechselbalg«. Er lässt sich daran erkennen, dass er in verschiedenen Körperteilen Symptome erzeugt, entweder alle gleichzeitig oder eines nach dem anderen. (Anleitungen zu seinem Deprogrammieren siehe Kapitel 21.)

Um das Programm einer Krankheit bildlich zu verdeutlichen, benutzen wir die Metapher der »verbotenen Stadt«. Dieses Bild weist bereits auf die extremen Anstrengungen hin, die das Ego unternimmt, um das Programm in unserer Psyche zu verbergen und uns in dem falschen Glauben zu wiegen, das Ego sei unser weiser Berater und Freund. Auf diese Weise gelingt es ihm, unsere Lebensenergie abzuzweigen, ohne dass wir bemerken, was vor sich geht.

Wir werden in den folgenden Abschnitten aufzeigen, welche Rolle die einzelnen Aspekte der verbotenen Stadt im Programm der Krankheit spielen, und gleichzeitig auf die betreffenden Teile unserer wahren Natur hinweisen, die durch sie blockiert oder dysfunktional gemacht worden sind. Ebenso zeigen wir auf, welche spezifischen fehlgeleiteten Glaubensvorstellungen oder falschen Bilder dafür verantwortlich sind. Sie können dem in diesem Teil des Buches beschriebenen Schema folgen, um die inneren Komponenten des Programms einer langwierigen oder chronischen Krankheit aufzudecken. Im Zuge dessen lernen Sie die wunderbaren Fähigkeiten kennen, mit denen unsere Natur ausgestattet ist. Sie können mit Hilfe dieses Schemas überprüfen, welche Teile auf

Sie selbst oder die Person, deren Krankheit Sie untersuchen möchten, zutreffen. Anschließend lassen sich die gefundenen Dinge deprogrammieren. Bei jedem Schritt ist die DMR-Methode zu benutzen, die in Kapitel 19 erläutert ist.

Eine visuelle Beschreibung des Ego-Programms einer Krankheit

Der Kern der verbotenen Stadt besteht aus den primären krankmachenden Ideen und Bildern, auf denen das Programm beruht. Ein Schutzwall und ein Graben dienen der Verteidigung dieser Kernkomponenten des Programms. Auf der Schutzmauer mit ihren Toren sind Wachtürme aufgestellt. Außerhalb dieser Verteidigungsanlagen befindet sich die erweiterte Stadt mit ihren Vororten. Außer Sichtweite gibt es einen Kreuzweg mit einem falschen Wegweiser. Hoch über der ganzen Szene zieht ein Habicht seine Kreise.

- Die Kernstadt steht für die primären fehlgeleiteten Glaubensvorstellungen, die die Krankheit verursacht haben.
- Die Stadttore stehen für verleumderische oder schmeichelhafte Ideen, die unsere Selbstheilungskräfte außer Kraft gesetzt und uns dadurch für Krankheiten anfällig gemacht haben.
- Der Schutzwall steht für zumeist unbewusste Faktoren, die unseren Wunsch, gesund zu werden, untergraben. Es handelt sich dabei um Dinge, durch die wir bewusst oder unbewusst einen Gewinn aus dem Kranksein ziehen.
- Die Wachtürme stehen für bestimmte vorgefasste Meinungen bezüglich Krankheit im Allgemeinen und die in Frage stehende Krankheit im Besonderen. Diese bestärken die Widerstände gegen ein Gesundwerden.
- Der Graben steht für Ängste, die mit der Krankheit verbunden sind, darunter auch die Angst, uns mit dem Wunsch nach Genesung schuldig zu machen.
- Die Vororte stehen für die falschen Erklärungen, die in Bezug auf die Krankheit gegeben wurden; hierzu gehören auch mechanische Beschreibungen der Symptome durch die behandelnden Ärzte.
- Die erweiterte Stadt steht für fehlgeleitete Ideen über das Funktionieren des Körpers, des Kosmos und seiner Helfer.

- Der falsche Wegweiser am Kreuzweg verweist auf Glaubensvorstellungen, die uns in die falsche Richtung schauen lassen – sowohl was die Ursache der Krankheit angeht als auch die Richtung, in der Heilung zu finden ist.
- Der Habicht, der die ganze Landschaft aus der Höhe kontrolliert, steht für den falschen Begriff von Schuld, der häufig mit einer Krankheit verbunden ist und auch dafür sorgt, dass wir in der Krankheit gefangen bleiben.

Die Reihenfolge, in der wir die einzelnen Teile des Programms einer Krankheit untersuchen, folgt nicht dem oben beschriebenen Schema. Vielmehr ist eine andere Abfolge notwendig, damit wir erfolgreich von allen Teilen des Programms befreit werden. Wir empfehlen, diese Abfolge Schritt für Schritt einzuhalten, weil sie den ökonomischsten und strategisch erfolgreichsten Weg darstellt. Der Grund dafür ist, dass bei jedem Schritt genau die Helfer befreit werden, die wir für den nächsten Schritt brauchen. So verhindern wir, dass uns bestimmte Ego-Aspekte in den Rücken fallen oder dass wir durch Ängste oder Vorurteile in unserem Fortschritt behindert werden.

Wenn ein äußerer Einflussfaktor die Ursache der Krankheit ist

Eine Ausnahme von der beschriebenen Regel liegt vor, wenn ein äußerer Einflussfaktor, das heißt ein Giftpfeil von einem anderen, die primäre Ursache der Krankheit ist. In einem solchen Fall sind lediglich die Kapitel 24 bis 31 in Betracht zu ziehen. Dass sie überhaupt zu berücksichtigen sind, liegt daran, dass die Krankheit wegen weiterer krankmachender Gedanken, die nach dem Auftreten der Erkrankung hinzugefügt wurden, chronisch geworden ist.

Da die Krankheit durch einen äußeren Einflussfaktor verursacht wurde, für den wir nicht verantwortlich sind, waren die kosmischen Helfer von Anbeginn an dabei, den primären Giftpfeil, der den Kern des Programms der Krankheit bildet (siehe Kapitel 32) zu brechen. Auch der Helfer der Transformation war die ganze Zeit damit beschäftigt, den Giftpfeil Stück für Stück zu transformieren, bis der Bann gebrochen ist.

Allerdings müssen wir noch herausfinden, wer uns mit dem primären Giftpfeil belegt hat, und dann ein dreifaches Nein zu dieser Person und ihrer Tat sagen: »Nein, nein, nein dazu, dass du das getan hast.« Dann bitten wir den Helfer des Deprogrammierens, uns von dem Giftpfeil zu befreien. In diesem Spezialfall brauchen wir den Inhalt des Giftpfeils nicht zu identifizieren. (Siehe auch Kapitel 14, *Krankheiten, die durch Einflüsse von außen verursacht sind*)

Kapitel 24: Verborgene Widerstände gegen das Gesundwerden (die Schutzwälle um die verbotene Stadt)

Bevor wir die primären Ursachen einer Krankheit erfolgreich deprogrammieren können, gilt es zunächst die verborgenen Widerstände gegen das Gesundwerden zu deprogrammieren; sie würden sonst den Kern des Programms wiederinstallieren.

Es mag Sie seltsam anmuten, dass wir Widerstände gegen das Gesundwerden haben können. Solche Widerstände zu haben, heißt nicht, dass wir nicht gesund werden möchten. Die innere Wahrheit ist folgende: Sobald wir krank werden, findet das Ego rasch einen Gewinn in diesem Umstand. Die untenstehende Auflistung zeigt einige dieser »Gewinne«, die eine Krankheit mit sich bringen kann. Sie stärken das Ego, während unser Körper darunter leidet. Es sei hier erwähnt, dass bestimmte Widerstandsfaktoren sogar selbst zu den Ursachen gehören können, warum wir krank geworden sind.

Widerstände gegen das Gesundwerden können in der Regel aus zwei Quellen stammen, es kann sich dabei um Selbstbilder oder um Schuldgefühle handeln. Ihre Wirkung besteht darin, die natürlichen Funktionen, die uns vor Krankheit schützen und uns heilen, entweder zu verletzen oder außer Kraft zu setzen. Das Außerkraftsetzen dieser Schutz- und Selbstheilungsfunktionen ist einer der Gründe, warum eine Krankheit chronisch wird.

Beispiele für Selbstbilder, die Widerstände erzeugen:

- der »tapfere Mensch« und »der Mensch, der endlos Schweres ertragen kann«, das Selbstbild des Helden

- der »Mensch, der das Mitleid anderer verdient«, das Selbstbild des Opfers
- der »Mensch, der den wissenschaftlichen Standpunkt in Bezug auf die Krankheit vertritt«, das Selbstbild des objektiven Menschen. Ein solcher Mensch würde sich schuldig fühlen, wenn er den medizinischen Rahmen verlassen möchte, um seine Krankheit zu heilen (»Was würde mein Arzt dazu sagen?«).
- der »Mensch, dem niemand Beachtung schenkt« und der daher meint, Kranksein sei der einzige Weg, um Beachtung zu finden oder von anderen umsorgt zu werden.
- der »interessante Fall«
- der »Mensch mit der geheimnisvollen Krankheit«, ein dramatisches Selbstbild
- der »Mensch, der durch sein Leiden für andere Sühne tut«, das Selbstbild des Sündenbocks, was dem eigenen Leben einen edlen Sinn verleiht.

Die folgenden Beispiele betreffen Selbstbilder, die als primäre Ursache für die Krankheit in Betracht kommen. Um sie zu erfüllen, muss der Betreffende krank werden:
- Das Selbstbild des »hilflosen Menschen« oder des »Menschen, der vom Schicksal benachteiligt ist«.
- Das Selbstbild des »Heiligen«, das dem Glauben entspringt, Selbstopfer – selbst wenn es den Tod bedeutet – brächten uns direkt in den Himmel. Zu dieser Gruppe gehören auch Menschen mit dem Selbstbild des hingebungsvollen Helfers, der seine eigenen Bedürfnisse und sein Wohlergehen zugunsten anderer opfert, sowie das Selbstbild des Menschen, »der bereitwillig sein Kreuz trägt«. Der Grund für das Annehmen dieser Selbstbilder liegt häufig darin, dass wir uns selbst für Schuldgefühle bestrafen wollen, weil wir der absoluten Norm des »Gutseins« nicht gerecht wurden. Damit erfüllt die durch die Selbstbilder erzeugte Krankheit den Zweck einer bestimmten Form von Sühne.

Widerstände des Ego gegen das Ablegen eines Selbstbildes

Da das Ego so großen Gewinn aus unserem Selbstbild zieht, benutzt es eine Reihe von Sprachtricks, um dieses Selbstbild in einem schmeichelhaften Licht zu präsentieren, damit wir an ihm festhalten. Sind wir hingegen entschlossen, uns von ihm zu befreien, will es uns dazu bringen, uns ein neues Selbstbild als Ersatz zuzulegen. Solche Sprachtricks sind das Werk des Wechselbalgs, von dem in Kapitel 23 die Rede war. Die folgenden drei Aspekte des Wechselbalgs erfüllen diese Funktionen:

Der *Identifizierer* benutzt die Verben »sein« oder »haben«, um uns dazu zu bringen, uns mit der Krankheit zu identifizieren. Ein Beispiel: Sobald jemand die Diagnose Krebs erhalten hat, verlagert der Identifizierer seine Identität von der eines gesunden Menschen zu der eines Menschen, der »Krebs hat« oder »ein Fall von Krebs ist«. (Wir müssen uns vergegenwärtigen, dass unsere Körperzellen sich jeweils mit dem identifizieren, mit dem wir uns selbst identifizieren; in diesem Fall also mit der Krankheit.)

Der Entschuldiger wertet die Krankheit zu etwas auf, das dem Ego dient, wie zum Beispiel zu einem Mittel, um Beachtung zu finden oder Liebe und Zuneigung zu bekommen, die wir sonst nicht bekommen würden. Es kann auch sein, dass die Krankheit irgendeine andere Lücke in unserem Leben füllt, von der wir meinen, sie könne nicht auf andere Weise geschlossen werden.

Der *Ankläger* bemächtigt sich der Krankheit, um Macht über andere zu gewinnen, indem er ihnen die Schuld an der Erkrankung gibt. Wenn zum Beispiel jemand glaubt, seine Eltern seien an der Krankheit schuld, kann es sein, dass er sich unbewusst dagegen wehrt, gesund zu werden, um weiterhin Grund zu haben, sie anzuklagen oder ihnen Schuldgefühle zu machen.

Da viele der genannten Selbstbilder mit der Angst verbunden sind, uns mit dem Wunsch nach Genesung schuldig zu machen, ist es wichtig, jeweils mit Hilfe der DMR-Methode nachzufragen, ob diese Angst mit dem auf uns zutreffenden Selbstbild verbunden ist.

Die Anhaftung des Körpers an ein Selbstbild

Wenn wir positive Selbstbilder deprogrammieren möchten, gilt es den Umstand zu berücksichtigen, dass alle diese Selbstbilder einst angenommen wurden, um uns davor zu schützen, als fehlerhaft angesehen zu werden. Bald nachdem wir ein Selbstbild angenommen haben, passt sich der Körper entsprechend an und hält daran fest.

Ein Beispiel: Der Körper eines Menschen, der sich ein heroisches Selbstbild zugelegt hat, ist bereit, schweigend Widrigkeiten zu ertragen und zu leiden, um das Bild des »tapferen Menschen« zu unterstützen.

Ein Teil der Widerstände gegen das Ablegen eines Selbstbildes kommt somit von den Körperzellen selbst, die daran gewöhnt sind, ihren Part in diesem Drama zu spielen. Folglich kann der Gedanke daran, »gesund werden zu wollen«, Ängste im Körper wecken, nicht mehr als Held dazustehen, sondern nur mehr wieder als »fehlerhaft« betrachtet zu werden. Um dem zu begegnen, macht es das Deprogrammieren eines Selbstbildes auch erforderlich, jene Verleumdungen zu deprogrammieren, mit denen wir in der Kindheit als fehlerhaft hingestellt wurden:

- »Du bist nicht gut genug.«
- »Du bist fehlerhaft.«
- »Etwas stimmt nicht mit dir.«
- »Warum bist du nicht wie andere?«

(Ergänzen Sie diese Liste gegebenenfalls.)

Bevor wir uns von solchen Verleumdungen und von den kompensatorischen Selbstbildern befreien können, müssen wir jedoch zuerst alle vorhandenen Schuldgefühle deprogrammieren. Genaue Anleitungen bezüglich der Reihenfolge, in der das Deprogrammieren vorzunehmen ist, werden am Ende von Kapitel 26 gegeben.

Kapitel 25: Die Rolle von Schuldgefühlen (der Habicht)

Schuld, die nicht deprogrammiert wird, vermindert unsere Selbstheilungskräfte beträchtlich. Sie lässt uns wesentlich länger krank sein als nötig. Außerdem hat die Angst, uns schuldig zu machen, wenn wir altehrwürdigen Glaubensvorstellungen den Rücken kehren, eine verheerende Wirkung: Dinge, die wir bereits deprogrammiert haben, werden wieder neu in unserer Psyche installiert. Diese Angst mag uns nicht bewusst sein, wenn wir uns entschließen, ein Selbstbild oder eine fehlgeleitete Glaubensvorstellung zu deprogrammieren; dennoch können wir ihr Vorhandensein voraussetzen, weil Schuldgefühle zu den Faktoren gehören, die angewandt wurden, um uns als Kinder dazu zu bringen, die entsprechenden Glaubensvorstellungen überhaupt erst anzunehmen. Die Rolle von Schuldgefühlen in Bezug auf Krankheiten wurde in Kapitel 9 erläutert. Wenn wir eine langwierige Krankheit untersuchen, müssen wir mit Hilfe der DMR-Methode prüfen, ob einer oder mehrere der in Kapitel 9 beschriebenen Schuldkomplexe ebenfalls deprogrammiert werden müssen.

Kapitel 26: Die Ursachen der Anfälligkeit für Krankheit (die Stadttore)

Zu den Faktoren, die uns *anfällig* für Krankheiten gemacht haben, gehören Verleumdungen, mit denen unsere Selbstheilungskräfte belegt wurden. Solche Verleumdungen verletzen unsere Ganzheit, indem sie »Löcher« in unser natürliches Schutzsystem reißen. Wenn unsere Selbstheilungskräfte voll funktionsfähig sind, dann schützen sie uns davor, krank zu werden. Bestimmte Teile unserer Selbstheilungskräfte besitzen auch die Fähigkeit, uns zu heilen, wenn andere Teile durch Verleumdungen dysfunktional gemacht worden sind. Die hier angesprochenen Verleumdungen sind in einer begrenzten Anzahl weit verbreiteter fehlgeleiteter Ideen über die Tiernatur des Menschen enthalten:

- »Die Tiernatur des Menschen ist die Quelle des Bösen.«
- »Der Mensch wird schuldig geboren, weil er eine Tiernatur hat.«
- »Der einzelne Mensch ist dem Leben hilflos ausgeliefert.«
- »Es gibt für uns keine Hilfe vom Kosmos.«
- »Du kannst deinen Gefühlen nicht (ver)trauen.«

Im Licht all der wunderbaren Dinge, die uns das I Ging über die Vollkommenheit und uneingeschränkte Güte unserer Natur gelehrt hat, werden diese Behauptungen als klare Verleumdungen entlarvt. Sie beschädigen die genetischen Kombinationen in unserer DNA, die uns als Ganzes davor schützen, krank zu werden, und uns überdies bei der Genesung helfen. Wenn wir diese Verleumdungen deprogrammieren, wird der Schaden berichtigt.

Unsere Selbstheilungskräfte

Die Funktionen, die unsere Selbstheilungskräfte bilden, sind in der DNA jeder Körperzelle enthalten. Die DNA ist unser kosmisches Betriebssystem. Es enthält sein eigenes Reparaturprogramm, das seine Arbeit aufnimmt, wenn andere Teile der DNA durch Verleumdungen unserer wahren Natur verletzt wurden. Aber auch diese Reparaturfunktion kann vom Ego verletzt oder außer Kraft gesetzt werden. Da diese Verletzung jedoch nur mit unserer freien Einwilligung geschehen kann, ist es jederzeit möglich, sie rückgängig zu machen und zum Einklang mit uns selbst zurückzukehren, indem wir unser Denken berichtigen.

Die Ursache für die Verletzung unserer DNA und ihr Reparaturprogramm ist *die Angst, uns schuldig zu machen.* Wie oben erwähnt, setzt diese Angst ein, wenn wir uns von Selbstbildern befreien möchten, die samt und sonders vom kollektiven Ego stammen. Außerdem blockiert diese Angst unsere Selbstheilungskräfte. Wir haben die Ursprünge von Schuld und die drei Ego-Schuldkomplexe in Kapitel 9 beschrieben. Die entsprechenden Schuldkomplexe, die auf uns persönlich zutreffen, zu deprogrammieren, ist der entscheidende Schritt auf dem Weg, unsere Selbstheilungskräfte zu befreien. (Wir empfehlen Ihnen, stets mit Hilfe der DMR-Methode zu prüfen, ob Ihre Deprogrammierungsbemühungen in Bezug auf Schuldgefühle beziehungsweise die Angst davor, sich schuldig zu machen, erfolgreich abgeschlossen sind. Erst dann sollten Sie die in Kapitel 24 erwähnten Verleumdungen deprogrammieren, was in einer Wassermeditation geschehen kann, siehe Kapitel 21.)

Wenn wir durch die Münzen die Bestätigung erhalten haben, dass die Verleumdungen erfolgreich deprogrammiert sind, können wir damit beginnen, etwaige Selbstbilder aus Kapitel 24 zu deprogrammieren. Dazu benutzen wir eine Staubsaugermeditation. Wenn uns angezeigt wurde, dass der Identifizierer-, Entschuldiger- und/oder Ankläger-Aspekt des Wechselbalgs Bestandteil des Krankheitsprogramms ist, kann dieser als Nächstes deprogrammiert werden, indem wir dreimal Nein zu jeder Behauptung sagen, auf die sich dieser Aspekt stützt. Anschließend bitten wir den Weisen, den Helfer heranzuziehen, der auf den betreffenden Wechselbalg spezialisiert ist, damit dieser ihn tötet.

Erst wenn die Selbstbilder erfolgreich deprogrammiert sind, können auch die in diesem Kapitel anfangs aufgeführten Verleumdungen deprogrammiert werden, die uns für die Krankheit anfällig gemacht haben. Die Deprogrammierungsbemühungen sind in der Regel über einen Zeitraum von drei Tagen zu wiederholen. Wir können täglich mit den Münzen prüfen, ob das Deprogrammieren zu wiederholen ist.

Kapitel 27: Glaubensvorstellungen, die in die falsche Richtung weisen (der falsche Wegweiser am Kreuzweg)

Sobald wir erfahren, dass wir krank geworden sind, haben wir möglicherweise das Gefühl, an einem Kreuzweg zu stehen, das heißt wir glauben, uns entscheiden zu müssen, welchen nächsten *äußeren* Schritt wir tun wollen. Durch diese scheinbar geringe Verschiebung vom *inneren* zum *äußeren* Handeln erlauben wir dem Ego, sich zum Sachwalter der Krankheit zu machen. Wenn wir erst einmal begriffen haben, dass die Ursachen in unserem Inneren zu finden sind, befinden wir uns nicht mehr an einem solchen Kreuzweg, wie das Beispiel der Knoten in Kapitel 1 zeigt. Wenn irgendein äußeres Handeln notwendig ist, um unsere inneren Bemühungen zu unterstützen, dann wird der Weise im Zuge unserer Nachfragen darauf hinweisen.

Wenn wir dazu erzogen wurden, ausschließlich in Begriffen von äußerem Handeln zu denken, befinden wir uns vor einem Wegweiser, der uns davon ablenkt, nach den inneren Ursachen in der verbotenen Stadt zu suchen. Auf dem Wegweiser stehen die verschiedenen wissenschaftlichen Definitionen der Krankheit. Obwohl es so aussieht, als böten sie uns eine Wahl, indem sie mögliche Ursachen nennen, haben diese Definitionen eines gemeinsam: Sie suchen die Schuld für die Krankheit in der Natur – unserer eigenen oder irgendetwas aus unserer natürlichen Umgebung, wie Bakterien oder Pilze. Der Natur wird auch die Schuld gegeben, wenn bestimmte Nahrungsmittel oder Substanzen im Spiel sind, nach denen wir süchtig sind oder gegen die wir Allergien entwickelt haben. Doch wie in Kapitel 17 beschrieben, werden Suchterkrankungen nicht von Substanzen verursacht, sondern von bestimmten Ego-Komplexen. Die gleichen Ego-Komplexe verursachen auch die Infektionen, für die wir Bakterien und Pilzen die Schuld geben (siehe Kapitel 16).

Medizinische Behandlungen, die die Schuld bei der Natur ansiedeln, führen uns auf einen Weg, der uns vom Entdecken des Krankheitskerns ablenkt. Außerdem fügen solche Behandlungen häufig noch weitere Elemente zum Programm der Krankheit hinzu.

Hier einige Beispiele für Behauptungen, die gegebenenfalls zu deprogrammieren sind:

- »Um eine Krankheit zu heilen, muss man äußerlich etwas unternehmen.«
- »Der erste Schritt besteht darin, einen Arzt aufzusuchen.«
- »Die Schuld für alle Krankheiten ist in der Natur zu suchen – entweder in unserer eigenen Natur oder in etwas, das aus unserer natürlichen Umgebung kommt, wie Bakterien oder Pilze; oder in Substanzen, auf die wir allergisch reagieren oder nach denen wir süchtig sind.«
- »Krankheit muss durch Medizin behandelt werden.«
- »Bestimmte Krankheiten machen medizinische Interventionen wie Bestrahlung, das Einnehmen von Medizin oder genetische Manipulation notwendig.«

Diese falschen Gedankenformen (sowie gegebenenfalls weitere, die in diese Kategorie gehören) können nach den in Kapitel 21 gegebenen Anleitungen deprogrammiert werden.

Kapitel 28: Vorurteile in Bezug auf die Krankheit: Prognosen und Zukunftserwartungen (die Wachtürme)

Die Wachtürme stehen für den Teil des Ego-Programms, der voraussagt, wie sich die Krankheit aller Wahrscheinlichkeit nach entwickeln wird und wie sie unser Leben in der Zukunft beeinträchtigen wird. Solche Erwartungen beziehen ihr besonderes Gewicht daraus, dass sie wissenschaftlich bewiesen sind. *Wir müssen uns jedoch daran erinnern, welche Macht Projektionen, Vorhersagen und*

Erwartungen haben, eben jene Bedingungen zu erzeugen, die sie vorhersagen. Wenn wir dies in Betracht ziehen, dann sehen wir, wie die Projektionen genau die Beweise hervorbringen, die die Wissenschaft uns als »Beweise« vorlegt.

Die Schutzwälle, die den Kern des Krankheitsprogramms (den Stadtkern) umgeben, bestehen aus den Widerständen, die von den Selbstbildern kommen, kombiniert mit der Angst, uns wegen unseres Genesungswunsches schuldig zu machen. Diese Ängste sind sozusagen der Mörtel, der die Wälle zusammenhält. Die Wachtürme auf den Schutzwällen dienen dem Schutz der ganzen Struktur, indem sie uns die Bedrohungen für unsere Zukunft vor Augen führen. Das Ergebnis ist, dass sie uns in der Abhängigkeit von der Hilfe des kollektiven Ego gefangen halten. Zu den Ideen, aus denen die Wachtürme bestehen, gehören Äußerungen von Ärzten, Pflegern, medizinischer Literatur, Familienangehörigen und Freunden über die Krankheit. Ebenso gehören dazu konventionelle Ideen, wie zum Beispiel über die »Ernsthaftigkeit« der Krankheit, alle möglichen Komplikationen, die auftreten können, und welchen Verlauf sie vermutlich nehmen wird. Dazu gehören auch fotografische Aufnahmen der kranken Zellen, die während medizinischer Untersuchungen gemacht wurden. Obwohl diese Bilder die innere Wahrheit der Krankheit zum Zeitpunkt ihrer Aufnahme widerspiegeln, ist es wichtig, sie vollständig als zur *Vergangenheit* gehörig hinter sich zu lassen. Anderenfalls bemächtigt sich das Ego dieser Bilder und hält sie uns immer wieder vor Augen, was Anlass zu vermehrten Ängsten gibt. Außerdem neigt das Ego dazu, die Bilder dazu zu benutzen, aus der angeblichen Ernsthaftigkeit der Erkrankung Kapital zu schlagen. Wenn diese Bilder nicht ausdrücklich deprogrammiert werden, kann ihr Verbleiben in der Psyche das Krankheitsprogramm wiederinstallieren.

Eine verbreitete Redewendung, die in diesen Abschnitt über die Wachtürme gehört, ist der Satz: »Es ist besser, das Schlimmste zu befürchten; wenn die Sache dann besser ausgeht als gedacht, ist es eine Erleichterung.«

Die folgende Aufstellung enthält Beispiele fehlgeleiteter Glaubensvorstellungen, die zu diesem Teil des Programms gehören. Sie entstammen realen Fällen, an denen wir gearbeitet haben:

Eine Frau, die an einer Funktionsstörung ihres Herzens litt:

- »Die Diagnose muss wahr sein.«
- »Mein Herz ist schadhaft.«
- »Das Fortschreiten der Krankheit ist unvermeidbar.«
- »Die Erkrankung wird zum Tod führen.«
- »Ich muss Medizin einnehmen, damit mein Zustand besser wird.«

Ein Mann in mittleren Jahren mit einer Rückenverletzung aus der Gymnasialzeit:

- »Wenn ich mich richtig ernähre, die richtigen Übungen mache und die richtige Körperhaltung habe, wird es weggehen.«
- »Ich kann kein normales Leben führen.«
- »Ich muss mit wiederkehrenden Schmerzen leben.«
- »Es ist das Kreuz, das ich tragen muss.«
- »Ich muss durchs Leben humpeln, weil mein Körper nicht richtig funktioniert.«
- »Ich werde da immer eine Schwachstelle haben.«
- »Es wird sich auf meine Beziehungen auswirken und auf meine Möglichkeiten, das zu tun, was ich möchte.«

Eine Frau mit »laryngopharyngealem Reflux«

Hierbei handelt es sich um eine Beschwerde, bei der eine geringe Menge von Magensäure und Enzymen in den Kehlkopf gelangt. Die betroffene Frau kam mit folgenden Ängsten zu uns, die von den Spekulationen des Ego in ihr herrührten:

- »Diese Krankheit ist chronisch; vielleicht werde ich sie nie mehr los.«
- »Diese Krankheit kann zu Krebs führen, wenn der Kehlkopf nicht behandelt wird.«
- »Kehlkopfkrebs könnte zu Stummheit führen.«
- »Wenn ich stumm werde, kann ich meine Arbeit nicht mehr machen.«

Wenn wir das Programm einer Krankheit untersuchen, empfiehlt es sich, eine Aufstellung aller Vorurteile zu machen, die wir selbst in Bezug auf die Krankheit haben. Wir müssen auch alles auflisten, was die Ärzte, Familienangehörigen und Freunde darüber gesagt haben oder was wir uns aus der Literatur angeeignet haben. Außerdem fügen wir der Aufstellung alle »endgültigen Schlussfolgerungen« hinzu, die das Bild einer düsteren Zukunft zeichnen oder Aussagen darüber machen, wie die Krankheit unser Leben beeinflussen wird. Es empfiehlt sich überdies, alle Bilder von Ergebnissen medizinischer Untersuchungen mit einzuschließen, wie etwa Bilder von kranken Zellen oder dramatische Zahlenwerte aus Blutuntersuchungen, Leberwertuntersuchungen und so weiter.

Das Deprogrammieren unserer Vorurteile und der gespeicherten Bilder

Das I Ging macht uns darauf aufmerksam, dass wir zum Deprogrammieren von Vorurteilen unseren ganzen Willen mobilisieren müssen. Zu diesem Zweck machen wir eine Meditation, in der wir uns vorstellen, dass wir das Papier, das die oben angesprochene Aufstellung enthält, in einem Feuer verbrennen. Dann bitten wir den Helfer des Durchbruchs, sich des Wechselbalgs anzunehmen, der diese Ideen bewacht.[47] Außerdem bitten wir den Helfer der Auflösung, die starren Strukturen, die diese Ideen in unserer Psyche erzeugt haben, aufzulösen. Diese Übung braucht nur einmal ausgeführt zu werden.

In einer separaten Meditation verbrennen wir alle gespeicherten Bilder und bitten den Helfer, der Spezialist im Löschen von Bildern ist, aktiv zu werden. Dann bitten wir den Weisen, den Wechselbalg zu töten, der diese Bilder bewacht hat. Diese Übung wiederholen wir einmal täglich, bis wir durch die Münzen die Bestätigung erhalten, dass wir unsererseits alles Nötige getan haben, um es den kosmischen Helfern zu ermöglichen, den Vorgang des Deprogrammierens zu vollenden.

Das I Ging lehrt uns, dass die Kraft unseres Willens weder in physischer noch in geistiger Stärke liegt, sondern vielmehr in der unwiderstehlichen Stärke, die daraus entsteht, dass wir unserer inneren Wahrheit folgen. Dies bricht den Widerstand des Ego gegen unseren Wunsch, gesund zu werden.

---

47 Zur Beschreibung des Wechselbalgs siehe Anhang 2.

Kapitel 29: Ängste in Verbindung mit der Krankheit (der Graben)

Der Graben, der die verbotene Stadt umgibt, steht für bestimmte Ängste, die mit der Krankheit verbunden sind. Es sind andere Ängste als die oben erwähnten, und sie gehören auch nicht zu denen, die möglicherweise als primäre Ursache der Krankheit in Betracht kommen.

Bevor wir uns der Frage zuwenden, wie mit diesen Ängsten umzugehen ist, möchten wir von einer Entdeckung berichten, die uns ein neues Verständnis von der allgemeinen Natur von Ängsten gegeben hat. Diese Entdeckung hatte eine enorm befreiende Wirkung auf uns und alle, denen wir davon erzählt haben.

Zur allgemeinen Natur von Ängsten

Beim Schreiben unseres Buches *I Ging – Das Kosmische Orakel* haben wir immer wieder feststellen müssen, wie unsere menschenzentrierte Sichtweise die kosmische Wirklichkeit auf den Kopf gestellt hat, indem sie die unsichtbaren Helfer ausgeklammert hat. Immer wieder wies uns der Weise an, unsere Perspektive umzukehren und zu erkennen, dass viele negative Dinge, die wir für »natürlich« gehalten hatten, in Wirklichkeit Verleumdungen des Kosmos und der Natur, einschließlich unserer eigenen Natur waren. Dazu gehörte auch die Idee, Ängste seien etwas »Natürliches«.

Die Lektion, die uns der Weise zur wahren Natur von Ängsten gab, begann mit der Eingebung, unsere größte Angst zu bitten, uns zu berichten, wie alles angefangen hat. Wir leerten unseren Geist von allen vorgefassten Meinungen über den Ursprung von Angst und horchten nach innen. Zu unserer Überraschung kam die Antwort von unserem Körper. Er gab uns zu verstehen, dass seine größte Angst darin bestehe, vom Geist im Stich gelassen zu werden. Diese Angst, so bestätigte uns später der Weise, gilt für die meisten Menschen. Ihr Ursprung liegt in einem frühen Kindheitserleben, das uns zu einer weit reichenden Schlussfolgerung geführt hat: *Unseren Gefühlen zu folgen, führt zu Strafen und anderen unangenehmen Folgen.* Mit dieser Abwertung der Gefühle ist der Körper in jeder Hinsicht vom Geist verlassen. Dieser Umstand machte uns die enge Verbindung zwischen Körper und Geist deutlich und die große Angst, die im Körper geweckt wird, wenn sich der Geist die Meinung zu eigen macht, der Körper sei »minderwertig« oder »böse/übel«, oder wenn er den Körper als Feind betrachtet, der bekämpft werden muss. Die Verleumdungen, mit denen der Geist den Körper belegt, haben darüber hinaus den Effekt, den Körper von seiner positiven symbiotischen Beziehung mit dem Kosmos zu trennen. Dies geschieht, wie in Kapitel 11 erläutert, wenn das Bewusstsein der Körperzellen durch Selbstzweifel gespalten wird, so dass nur die eine Hälfte des Zellbewusstseins durch die DNA mit dem Kosmos verbunden bleibt.

Außer der Angst, vom Geist verlassen zu werden, ist eine weitere Hauptangst des Körpers, krank zu werden und zu sterben. Die Angst des Körpers zu erkranken kommt daher, dass der Geist die großen Selbstheilungsfähigkeiten des Körpers leugnet. Die Angst zu sterben rührt von dem fehlgeleiteten Glauben des Geistes her, der Körper sei sterblich (siehe Kapitel 10).

Wie bereits erwähnt, ist es der Körper, der durch seine DNA das kosmische Betriebssystem für die Ganzheit von Psyche und Körper besitzt. Das I Ging nennt es unsere *innere Wahrheit*. Durch den Körper werden wir auch ständig mit Lebensenergie versorgt. Diese und viele andere körperliche Funktionen, die Helfer unserer Tiernatur sind, verdienen es, geachtet und nicht als bloße Mechanismen ohne Bewusstsein abgetan zu werden. Alle Teile des Körpers kennen ihre spezifische Funktion und erfüllen sie auf die wirkungsvollste Weise, wenn sie nicht in ihrer Funktion gestört werden.

Das Vorhandensein einer »großen« Angst ist immer ein Zeichen dafür, dass eine bestimmte Funktion unserer Tiernatur (ein Helfer) vom Geist verleugnet wird. Diese Verleugnung macht den Helfer arbeitslos; er fühlt sich wie ein Arbeitsloser, der daran gehindert wird, seine Funktion zu erfüllen. Da er weiß, dass er gebraucht wird, ihm jedoch die Hände gebunden sind, gerät er in einen Zustand der Erregung und versucht, die Aufmerksamkeit unseres Wachbewusstseins zu erregen. *Was wir als Angst erleben, ist der Erregungungszustand dieses Helfers, verbunden mit der Erkenntnis des Körpers, dass er verletzlich gemacht wurde, indem er seiner eigenen vitalen Ressourcen beraubt wurde.*

Mit diesem Verständnis brauchen wir uns nicht mehr hilflos zu fühlen, wenn wir mit einer großen Angst konfrontiert sind. Sobald wir den Namen des ausgeblendeten Helfers herausfinden und bewusst seine Funktion anerkennen, kann er seine Arbeit wieder aufnehmen. Wir spüren die Freude des Helfers über seine Anerkennung als psychische und körperliche Erleichterung.

Ängste sind also Ausdruck des Wissens des Körpers um seine Verletzlichkeit, die von einer fehlgeleiteten Glaubensvorstellung verursacht wurde.

Die häufigsten Ängste im Zusammenhang mit einer Krankheit sind:
- die Angst, eine bestimmte Krankheit zu bekommen
- die Angst zu sterben
- die Angst zu leiden
- die Angst, entstellt oder verkrüppelt zu werden
- die Angst, behindert zu bleiben
- die Angst, mit einer Krankheit leben zu müssen

Wie wir unseren Körper befragen, um die Ursache der Angst herauszufinden

Wir bitten unseren Körper, uns die Sätze und/oder Bilder ins Bewusstsein zu bringen, die die Angst verursachen. Unser Körper kennt sie, weil sie im Körper gespeichert sind.

Nehmen wir folgendes Beispiel zur Verdeutlichung: Wir haben mit Hilfe der DMR-Methode ermittelt, dass wir die Angst haben, durch die Krankheit behindert zu bleiben. Nun fragen wir unseren Körper: »Was ist die Ursache dieser Angst?« Seine Antwort könnte lauten: »Da kann man nichts machen« (der Kommentar eines Arztes) oder »Ich werde immer von anderen abhängig sein« (eine Schlussfolgerung, die wir selbst gezogen haben). Der Helfer, der durch diese Sätze ausgeblendet wurde, ist der Helfer der Heilung.

Das Deprogrammieren einer Angst, die vom Körper kommt

Im Folgenden sind die Schritte aufgezeigt, um eine Angst des Körpers zu deprogrammieren:

– Schritt 1: Wir machen uns die Angst bewusst, wie zum Beispiel die Angst, für immer behindert zu sein.
– Schritt 2: Wir fragen unseren Körper: »Welche Sätze und/oder Bilder sind die Ursache für diese Angst?« Wir horchen aufmerksam nach innen, was unser Körper antwortet. (Im obigen Beispiel lautete die Antwort: »Da kann man nichts machen.«)
– Schritt 3: Wir finden heraus, welcher Helfer durch den Satz (oder das Bild), der die Angst verursacht hat, ausgeblendet wurde. Dazu bitten wir den ausgeblendeten Helfer, uns seinen Namen zu nennen. Das wird er mit Freuden tun. (Im obigen Beispiel war es der Helfer des Heilens.)
– Schritt 4: Wir sagen ein dreifaches Nein zu dem Satz (oder Bild), den wir in Schritt 2 herausgefunden haben.
– Schritt 5: Wir bitten den Helfer, dessen Namen wir nun wissen, uns von der Angst zu befreien, die wir in Schritt 1 identifiziert haben.

Die Schritte 4 und 5 sind gegebenenfalls an mehreren Tagen zu wiederholen, bis wir durch die Münzen bestätigt bekommen, dass wir unsere Bemühungen einstellen können.

Ängste, die von unserem Geist kommen

Während Ängste, die von unserem Körper kommen, häufig die *Ursache* einer Krankheit sein können, können die falschen Ängste, die von einem bestimmten dämonischen Element in unserem Geist kommen, eine *latente Krankheit auslösen*. Dieses dämonische Element nennen wir den »Projektor angstmachender Bilder«. Es handelt sich dabei um einen Aspekt des Wechselbalgs. Um Klarheit darüber zu erlangen, ob eine bestimmte Angst vom Körper oder vom Geist kommt, können wir die DMR-Methode benutzen. Kommt die Angst vom Geist, dann gilt es zwei Dinge zu deprogrammieren: (1) den erwähnten Wechselbalg (wir bitten den Helfer, der darauf spezialisiert ist, einen »Projektor angstmachender Bilder« zu töten, dies für uns zu tun) und (2) die Angst, die er in uns geweckt hat (diese ist eine Projektion und ein Giftpfeil).

Die Wirkung von Ängsten des Geistes auf unser Herz

Die Hauptfunktion des Herzens besteht darin, harmonische kosmische Energie im ganzen Körper, einschließlich unserem Geist zu verteilen. Unsere Gesundheit hängt von dieser Energie, Herz-*Chi* genannt, als unserer inneren Nahrungsquelle ab. Unsere Lungen als das Organ, in dem die Luft verarbeitet wird, die wir als Teil unserer kosmischen Nahrung benötigen, kooperieren bei dieser Verteilungsaufgabe mit dem Herzen. Wenn wir im Einklang mit uns sind, dann entsprechen unser Herzschlag und unser Atemrhythmus einem Rhythmus in der Natur, den wir als Frieden und Freude erleben.

Da unser Herz das Zentrum unseres Gefühlsbewusstseins ist, spüren wir unsere Gefühle am stärksten durch unser Herz. Damit meinen wir Mitgefühl und Liebe, Gefühle der Freude und des Friedens ebenso wie der Trauer. Diese wahren Gefühle sind nicht zu verwechseln mit Ego-Emotionen wie Entfremdung, Hass, Rachsucht, Minderwertigkeits- und Überlegenheitsgefühlen. Diese sind das Ergebnis von fehlgeleiteten Ideen und Glaubensvorstellungen, die einen inneren Konflikt zwischen dem Ego und unserem wahren Selbst erzeugen. Ego-Emotionen entstehen daraus, dass das Ego unseren Geist dazu benutzt, falsche Gefühle wie Hoffen, Zweifeln, Begehren und Fürchten zu wecken. Mit diesen falschen Gefühlen wird dann das Herz besetzt, um den Energiebedarf des Ego zu stillen. Es ist wichtig, dass wir uns klar machen, dass sich das Ego sowohl von negativen wie positiven Emotionen nährt.

Jeder von uns hat erlebt, wie uns Ego-Emotionen in Schwierigkeiten bringen können. Das Ego benutzt nun in seiner typischen Art diese Erfahrung dazu, von sich selbst als der Ursache abzulenken, indem es die folgenschwere Bemerkung macht: »Du kannst deinen Gefühlen nicht trauen.« Damit beschuldigt es unsere wahren Gefühle, derjenige Teil unserer Natur zu sein, der uns in Schwierigkeiten bringt. Die Tatsache, dass die Schwierigkeiten in Wirklichkeit durch Ego-Emotionen verursacht wurden, wird verschleiert.

Das Urteil »Du kannst deinen Gefühlen nicht trauen« belegt unsere wahren Gefühle mit einer falschen Zuschreibung und beraubt damit die Neuronen in unserem Körper der Führung durch die Gefühle der inneren Wahrheit. Infolgedessen müssen die Neuronen künftig zu unserem Verstand aufschauen, um von dort Führung zu erhalten. Diese Umorientierung erlaubt es dem Ego, zum Entscheidungsträger in unserer Psyche zu werden.

Als Folge der falschen Zuschreibung »Du kannst deinen Gefühlen nicht trauen« wird die gesunde Beziehung zwischen dem Herzen und dem Verstand gestört, und der Verstand beginnt, nach dem nahrhaften Herz-*Chi* zu hungern. Angesichts dieser Lage *beginnt der Verstand zu fürchten, er würde sterben.* Er vergisst, wie diese Angst entstanden ist, und projiziert sie auf das Leben als Ganzes. Wie in Kapitel 10 beschrieben wurde, haben fehlgeleitete Glaubensvorstellungen über den Tod ihren Ursprung in dieser Erfahrung des Geistes, die durch seine Trennung von den wahren Gefühlen des Herzens herbeigeführt wurde. Alle Ängste, die mit Krankheit verbunden sind, haben ihre Quelle in solchen fehlgeleiteten Glaubensvorstellungen über die wahre Natur des Todes.

Wenn das Herz eines Menschen vom Ego als Geisel benutzt wird, kann man ihn mit jemandem vergleichen, der in einem Krankenbett liegt und nur durch Schläuche ernährt wird, wie auf einer Intensivstation. Ein Mensch, dessen Herz nicht Geisel des Ego ist, befindet sich in einem normalen Bett, in dem er eine gute Nachtruhe genießt und am Morgen von Herz-*Chi* genährt erwacht.

In Hexagramm 27, *Das Ernähren*, Platz 2, wird unterschieden zwischen Nahrung, die man beim »Gipfel« sucht und Nahrung, die man beim »Hügel« sucht.[48] Nahrung, die man beim Hügel sucht, ist die, die von unseren wahren Gefühlen kommt. Der Hügel lässt uns an grüne Weiden voller saftiger Kräuter denken. Der Gipfel hingegen, der für den von den Gefühlen isolierten Geist steht, ist mit Eis bedeckt.[49] Der Gipfel ist der Ort mechanistischer Erklärungen über das Leben. Das Einzige, was sie angesichts lebensbedrohlicher Ängste zu bieten haben, sind Hoffnungen, die keine Nahrung beinhalten. Uns Hoffnung anzubieten, ist typisch für die Art des Ego, mit Ängsten umzugehen. Dabei merken wir kaum, dass Hoffnung nur die Kehrseite der Angst ist.

Wie wir alle aus Erfahrung wissen, raubt uns die Angst, eine lebensbedrohliche Krankheit zu bekommen, unseren inneren Frie-

---

48 Anthony/Moog, S. 352.

49 Ebenda, S. 123, Hexagramm 2, *Die Natur*, Platz 1: »Tritt man auf Reif, so naht das feste Eis.«

den. Das ist ein Hinweis darauf, dass *sich unser Herz für uns fürchtet.* Es sendet unserem Verstand die Botschaft, dass er bewusst die Existenz bestimmter Helfer unserer Natur anerkennen muss. Wir machen die Erfahrung, wie der Frieden in unser Herz zurückkehrt, wenn wir diese ausgeblendeten Helfer anerkennen und die verleumderischen Glaubenssätze deprogrammiert haben, die unsere Angst erzeugt haben.

Eine Angst, die von einer Krankheit in der Vergangenheit übrig geblieben ist, kann noch in bestimmten Körperzellen gespeichert sein. Sie kann unerklärliche Schmerzen bereiten, die wiederum zu weiteren Ängsten, krank zu werden, führen können. Gekoppelt mit der Angst, wir könnten sterben, erzeugt eine solche Situation einen Giftpfeil, der die alte Angst aus der Vergangenheit aktiviert; diese alte Angst kann die betreffenden Körperzellen dazu bringen, ihren Lebenswillen zu verlieren. Was sie brauchen, um ihren Lebenswillen wiederzugewinnen, ist Herz-*Chi.* Aus diesem Grunde ist es so wichtig, unser Herz aus der Gefangenschaft des Ego zu befreien.

Die Wirkung von Ängsten auf den Körper

Im letzten Abschnitt haben wir eine Situation beschrieben, in der bestimmte Körperzellen ihren Lebenswillen verlieren können. Zwei Faktoren treffen dabei zusammen, um dies möglich zu machen: Der erste ist die Anwesenheit einer schlafenden Angst, die aus der Zeit einer früheren Krankheit in den Körperzellen gespeichert ist; der zweite Faktor ist die Angst, eine lebensbedrohliche Krankheit zu bekommen. Letztere stammt häufig von Anzeigen, den Medien oder von Menschen, die von den »Risiken« sprechen, eine bestimmte Krankheit zu bekommen. Wenn wir dann eine Statistik über diese Krankheit verfolgen, die unsere vorhandene Angst bestärkt, und wir billigen dieser Statistik Gültigkeit für uns zu, dann beginnt die Krankheit, sich zu manifestieren. Zusätzliche Ängste mindern unseren natürlichen Schutz gegen weitere Projektionen, falsche Zuschreibungen und Giftpfeile von Menschen in unserer Umgebung, die unter den gleichen Ängsten leiden.

Ein Beispiel dafür ist die Angst, eine lebensbedrohliche Grippe zu bekommen, wenn wir eine ältere Angst gespeichert haben, die von einer früheren, leichteren Grippeerkrankung zurückgeblieben ist. Wenn wir dann die angsterregenden Nachrichten über einen neu entdeckten Grippevirus hören, der »bereits mehrere Menschenleben gefordert hat und sich auszuweiten droht«, dann setzt der oben beschriebene Mechanismus ein. Der Weise hat uns bewusst gemacht, dass der Giftpfeil, der durch diesen Umstand erschaffen wird, die Körperzellen, in denen die Angst aus der früheren Erkrankung gespeichert ist, schwächt. Dies öffnet die Tür für die Erkrankung. Ein weiterer Faktor, der in der Situation eine Rolle spielt, ist die Tatsache, dass auch die Bakterien in den Tieren, die als Überbringer der Krankheit angesehen werden, mit dem Giftpfeil belegt werden. Wie in Kapitel 16 erläutert, werden diese Bakterien vom Ursprung des Giftpfeils angezogen. Unser Körper fürchtet sich nicht vor Dingen, die von der Natur kommen; er fürchtet nur die Giftpfeile, die ihren Ursprung im vom Ego beherrschten Denken haben.

Kapitel 30: Das Herz, die Quelle unserer inneren Nahrung, befreien (die Vorstädte)

Die Vorstädte stehen für die hemmenden Glaubensvorstellungen, die es dem Herzen unmöglich machen, seine Funktion zu erfüllen, unseren ganzen Körper mit Herz-*Chi* zu nähren. Es sind dieselben Glaubensvorstellungen, die unseren Verstand von seiner natürlichen Beziehung zum Herzen abgetrennt haben. Die Helfer, die unser Herz mit der aus unserer inneren Wahrheit kommenden Lebensenergie versorgen, werden blockiert, wenn wir die falsche Zuschreibung akzeptieren, dass wir unseren Gefühlen der inneren Wahrheit nicht trauen können.

Die Folge ist, dass unser Herz zum Speicher für die Ängste unseres Geistes sowie für Nebensächlichkeiten, Schuldgefühle und Selbstzweifel wird. Das I Ging spricht von ihnen als dem »Schlamm des Brunnens«, der »nicht getrunken« wird.[50] Solch ein Schlamm bewirkt, dass sich das Herz entweder verdünnt oder er-

---

50 Ebenda, S. 561, Hexagramm 48, *Der Brunnen*, Platz 1.

weitert. Alle diese Auswirkungen haben sich in Herzmeditationen gezeigt.

Anleitung zu einer Herzmeditation

Um den Zustand unseres Herzens zu sehen, empfehlen wir die folgende Meditation: Wir nehmen eine aufrechte Haltung auf einem Stuhl oder Kissen ein und schließen die Augen. Dann bitten wir den Helfer, der den Geist reinigt, ihn von allem Gerümpel zu befreien, damit er empfänglich wird. Wenn dies erfolgreich geschehen ist, bitten wir die Helfer, uns den Zustand unseres Herzens zu zeigen. Es ist möglich, dass es verletzt oder mit einem Schloss versehen ist, oder dass es voller Würmer ist oder ein anderes Problem aufweist. Wir bitten dann den Helfer unseres Herzens, es von den Ego-Elementen zu befreien, die diese Zustände verursacht haben. Dann beobachten wir lediglich, was geschieht. Wenn wir den Impuls verspüren, dabei zu helfen, folgen wir unserem Herzen. Nach Abschluss der Meditation danken wir den Helfern für ihre Unterstützung.

Die Erneuerung unserer Lebenskraft

Die nährende Lebenskraft, die von unserer inneren Wahrheit zum Herzen fließt, wird normalerweise durch unsere positive symbiotische Beziehung zum Kosmos und zur Natur erneuert. Sie kann auch in Form von Liebe vom Kosmos kommen, wie zum Beispiel im sexuellen Liebesakt mit unserem Liebespartner oder wenn wir dieser Liebe ohne Partner direkten sexuellen Ausdruck geben; das Empfangen kosmischer Liebe erfordert keinen Liebespartner. In beiden Fällen gilt jedoch, dass der Ausdruck unserer Sexualität unsere Lebenskraft nicht erneuert, wenn wir nicht mit dem Kosmos verbunden sind.

Kosmische Liebe fließt uns auch zu, wenn wir im Einklang mit der Natur sind. Wenn wir die Liebe, die durch die Natur zu uns kommt, nicht spüren, dann weist dies auf eine Blockierung durch eine oder mehrere fehlgeleitete Ideen über die Natur hin, wie zum Beispiel die Idee, der Mensch sei die Krone der Schöpfung.

Die Rolle unserer Körperzellen bei der Erneuerung unserer Lebenskraft

Die Tatsache, dass wir in einem Körper leben, ist ein Zeichen dafür, dass wir ein Teil des kosmischen Gesamtorganismus sind. Damit wir in diesen Gesamtorganismus passen, hat uns der Kosmos mit einem spezifischen Körper ausgestattet, der es uns erlaubt, Lebenskraft zu empfangen. Wir empfangen sie automatisch, solange wir uns nicht vom Kosmos getrennt haben.

In diesem Zusammenhang verdient eine bestimmte Art von Zellen unsere Aufmerksamkeit, die als »Keimzellen« bekannt sind.[51] Keimzellen sind nicht auf die Zellen beschränkt, die der Reproduktion dienen, wie häufig angenommen wird, sondern bilden die Gesamtheit aller Zellen, aus denen unsere Geschlechtsorgane bestehen. Entgegen der verbreiteten Meinung, diese Zellen dienten lediglich der Fortpflanzung, hat uns das I Ging gelehrt, dass sie auch die Funktion haben, unsere Lebensenergie während unseres gesamten Lebens in einem Körper zu erneuern. *Die Harmonie zwischen unserem Körper und unserer Psyche, einschließlich unserer Denkfunktion, hängt von dieser Lebensenergie ab.*

Wenn unser Körper und unsere Sexualität frei sind von falschen Zuschreibungen, dann wird unsere Lebenskraft durch die Anziehung der lichten Kraft durch die dunkle Kraft erneuert (vgl. Abbildung 3, Seite 27). Der dunkle Aspekt unseres Körpers als eines Ganzen zieht die lichte Kraft der kosmischen Liebe an.

Diese lichte Kraft kann nur durch unsere Keimzellen in das Dunkle unseres Körpers eintreten. Wenn dies geschieht, vereinigt der Helfer der Transformation die lichte Kraft durch Transformation mit dem Dunklen. Die Erzeugung von Lebenskraft findet in den Genen der Keimzellen statt.

Es folgt eine Aufstellung der fehlgeleiteten Ideen, die diese Erneuerung unserer Lebenskraft verhindern. Sie können mit Hilfe der DMR-Methode herausfinden, welche dieser Ideen auf Sie zutreffen und zu deprogrammieren sind.

---

51 Synomym: »Geschlechtszelle«, Wahrig, Deutsches Lexikon, Gütersloh 1994.

1. Verleumdungen der lichten Kraft und des Dunklen

Die folgenden Verleumdungen blockieren die Anziehung zwischen dem Körper und dem kosmischen Licht und verhindern dadurch, dass der Helfer der Transformation unsere Lebenskraft erneuern kann:

- die Ansicht, das Lichte und das Dunkle seien Gegensätze oder sie bekämpften einander
- die Ansicht, das Lichte sei »höher gestellt« und das Dunkle »niedriger«
- die Ansicht, das Lichte sei willkommen/vorzuziehen/gut, und das Dunkle sei angsterregend/unerwünscht/von Übel
- die Verbindung unserer Tiernatur mit dem Dunklen und unserer »höheren« Natur mit dem Lichten
- die Gleichsetzung des Lichten mit dem Himmel als dem Paradies und des Dunklen mit der Erde als Hölle

2. Verleumdungen der Kraft der Liebe

- die Aufteilung der Kraft der Liebe in die Kategorien »göttlich/Agape/platonisch« einerseits und »irdisch« andererseits
- »Liebe ist nicht von Dauer«, »Liebe ist etwas für Narren«, »Wahre Liebe gibt es nicht.«
- »Liebe muss bedingungslos gegeben werden« (eine Anweisung, auch das Ego zu lieben)
- »Liebe zu empfangen, ist unser Recht« (was so viel hieße wie: Der Kosmos und andere Menschen schulden uns Liebe.)

3. Verleumdungen unserer Sexualität (in der Form von Bildern)

- »Unsere Sexualität ist mit Schuld befleckt, sie ist schmutzig, schlecht, böse.«
- »Unsere Sexualität bringt uns in Schwierigkeiten.«
- »Sie ist dazu da, um ihrer selbst willen ausgeübt zu werden, getrennt von Liebe und Sensibilität.«
- Die Ansicht, ein Geschlecht (das männliche oder das weibliche) sei höherstehend als das andere
- Die Ansicht, wir seien jemandem sexuelle Liebe schuldig

4. Verleumdungen des Lebens als eines Ganzen (in der Form von Bildern)

- die Ansicht, das Leben sei Leiden und Schmerz, eine schreckliche oder grausame Erfahrung
- die Ansicht, das Leben sei ungerecht oder ein übler Scherz
- die Aussage: »Das Leben hat keinen Sinn.«

5. Verleumdungen unseres Körpers (in der Form von Bildern)

- »Der Körper ist verletzlich, schwach, passiv, voller Bedürfnisse, unfähig, sich selbst zu verteidigen.«
- »Der Körper ist die Quelle des Bösen.«
- »Die Freuden des Körpers sind böse.«
- »Bestimmte Teile/Funktionen des Körpers sind verabscheuungswürdig.«

6. Der Name, mit dem die Krankheit belegt wurde

- ihr griechischer, lateinischer oder anderer Name aus der medizinischen Diagnostik

7. Falsche Zuschreibungen oder Giftpfeile, die den Lebenswillen der Zellen untergraben

- Diagnosen wie: »Dies ist eine unheilbare Krankheit.«
- Behauptungen wie: »Von nun an werden Sie immer dieses Problem, diesen Schmerz oder diesen Zustand haben.«
- »Sie haben keine guten Gene.«

8. Verleumdungen des Kosmos

- »Der Kosmos hat uns verlassen.«
- »Der Kosmos ist menschlichem Leiden gegenüber gleichgültig.«

Das Deprogrammieren der Verleumdungen

Zunächst einmal überprüfen wir mit Hilfe der DMR-Methode, welche der oben genannten Verleumdungen und falschen Behauptungen auf uns zutreffen und erstellen eine Liste. Beim Niederschreiben nehmen wir uns ein wenig Zeit, darüber nachzudenken, was an ihnen die Wahrheit verleumdet. Wenn wir uns darüber nicht im Klaren sind, ist es hilfreich, den Weisen um ein Hexagramm zu bitten (siehe auch *I Ging – Das Kosmische Orakel*), das Licht auf die Sache wirft.

Außerdem prüfen wir mit Hilfe der Münzen, ob wir auch die falsche Zuschreibung »Du kannst deinen Gefühlen nicht trauen« deprogrammieren müssen. Wenn Ja, fügen wir sie unserer Liste hinzu. Die ganze Liste kann nun in einer Staubsaugermeditation deprogrammiert werden. Dabei stellen wir uns vor, wie jedes Bild oder jeder Satz einzeln von einem kosmischen Staubsauger in einen Beutel gesogen wird. Zum Schluss binden wir den Beutel zu und übergeben ihn dem Kosmos und dem Helfer der Auflösung. Wir fragen einmal täglich nach, ob wir diese Übung wiederholen müssen, bis die Antwort Nein lautet. Dann bedanken wir uns bei allen beteiligten Helfern für ihre Unterstützung.

Kapitel 31: Gemeinsame Annäherung: Abschied von der mechanistischen Sichtweise auf unseren Körper (die erweiterte Stadt)

Die erweiterte Stadt steht für jenen Teil des Ego-Programms, der Hemmnisse für den Heilungsprozess beinhaltet. Dies ist auch der Ort, wo es darum geht, die Zusammenarbeit der verschiedenen Helfer unserer Natur zu gewinnen, um den Heilungsprozess zu vollenden. Im I Ging wird diese Zusammenarbeit zwischen unserem bewussten Denken und unseren Selbstheilungskräften als »gemeinsame Annäherung« bezeichnet.

Gemeinsame Annäherung bezieht sich auch auf die Verbundenheit und Zusammenarbeit der verschiedenen Teile einer Zelle, die deren Funktionieren ermöglicht. Bezogen auf die Zellebene findet die Erneuerung und Heilung des Körpers dank der Fähigkeit der Zellen, sich zu teilen und dadurch neue Zellen zu produzieren, statt. Während dieses Vorgangs der Zellteilung werden die verletzten, alten oder dysfunktionalen Zellen durch neue Zellen ersetzt. Die Heilung findet somit innerhalb der Zellen, im Reich des Atoms, das heißt im Reich des Bewusstseins statt. Die Rolle, die das Bewusstsein bei diesem Vorgang spielt, erfordert die Bereitschaft unseres Verstandes zur Mitarbeit.

Um eine gemeinsame Annäherung an die Heilung zu ermöglichen, muss der Geist erkennen, dass die Ausrichtung seines Denkens zu Leiden und Schmerz oder zu Freude und Wohlbefinden führt. Leiden und Schmerz sind die Wirkung von Gedanken, die der harmonischen Struktur unserer ganzen funktionalen Beschaffenheit widersprechen. Freude und Wohlbefinden sind das Ergebnis, wenn unser Geist die harmonische Struktur unseres natürlichen Programms versteht und sie unterstützt.

Der erste Schritt im *normalen* Heilungsprozess ist das Entfernen der krankmachenden Gedanken im Reich des Atoms; dies geschieht durch Deprogrammieren. Dieser Vorgang braucht gewöhnlich drei Tage. In Hexagramm 18, *Die Ursachen des Niedergangs beseitigen*, spricht das I Ging von »Vor dem Anfangspunkt drei Tage, nach dem Anfangspunkt drei Tage.«[52] Die drei Tage nach dem Anfangspunkt beziehen sich auf die Tätigkeit des Helfers der Transformation, der auch unter dem Namen »Helfer der Vollendung« bekannt ist. Wir haben erwähnt, dass dieser Helfer durch Giftpfeile teilweise oder vollständig blockiert werden kann. Es sind dies die gleichen Giftpfeile, die die Krankheit verursacht haben. Glücklicherweise kann dieser Helfer vorübergehend aktiviert werden, wenn wir die Giftpfeile deprogrammieren, die uns für Krankheit anfällig gemacht haben. Wir haben sie oben in Kapitel 26 zusammengestellt. Wenn wir sie bereits deprogrammiert haben, ist der Helfer der Transformation befreit, seine Funktion zu erfüllen.

Kapitel 32: Der Kern des Programms der Krankheit (der Stadtkern)

Der Kern des Programms der Krankheit besteht aus den primären Krankheitsursachen in Form von fehlgeleiteten Glaubensvorstellungen oder Selbstbildern, die zur Entwicklung von Ego-Komplexen geführt haben. Dies ist der Teil des Programms, den das Ego mit allen Mitteln vor uns zu verbergen sucht; daher wird er hier mit dem Zentrum der verbotenen Stadt verglichen.

---

52 Ebenda, S. 267.

Die primäre Ursache für die Krankheit ist gewöhnlich eine falsche Gedankenform (Projektion, falsche Zuschreibung oder Giftpfeil), mit der wir das Leben, die menschliche Natur, das Wesen des Kosmos oder unsere Beziehung zum Kosmos belegt haben. Mit diesem Wissen ausgestattet brauchen wir nicht allzu weit weg nach der Ursache zu suchen.

Die folgende Aufstellung ist eine recht erschöpfende Übersicht über die möglichen primären Ursachen (falschen Zuschreibungen und Giftpfeile), die im Laufe der Zeit zu Bestandteilen von größeren Strukturen geworden sind, die wir Ego-Komplexe nennen. Diese Ego-Komplexe sind in Kapitel 33 beschrieben. Wenn wir die primäre(n) Ursache(n) für eine spezifische Krankheit herausfinden möchten, gehen wir zuerst die folgende Aufstellung mit Hilfe der DMR-Methode durch. Nachdem wir alle auf unseren spezifischen Fall zutreffenden falschen Gedankenformen ermittelt haben, gehen wir zu Kapitel 33, um die Ego-Komplexe zu ermitteln, die mit den unten genannten Ursachen verbunden sind.

(1) Verleumdungen des Wesens des Kosmos

a) »Der Kosmos ist in Gut und Böse geteilt.«

b) »Der Kosmos benutzt Macht.« Oder: »Der Kosmos ist allmächtig.«

c) »Der Kosmos ist unserem Leiden gegenüber gleichgültig und überlässt uns uns selbst.«

(2) Verleumdungen des Lebens

a) »Das Leben ist ungerecht.«

b) »Das Leben ist schlimm« oder ähnliche Behauptungen

(3) Verleumdungen der menschlichen Natur

a) »Der Mensch ist mit einer Erbschuld/Erbsünde geboren.«

b) »Die Tiernatur des Menschen ist die Quelle des Bösen.«

(4) Selbstbilder, wie zum Beispiel

a) das Selbstbild des »Heiligen«, der glaubt, dass sein Selbstopfer (selbst wenn es den Tod bedeutet) ihn direkt in den Himmel bringt

b) das Selbstbild des »Sünders«

c) das Selbstbild des Menschen, der »willig sein Kreuz trägt«
d) das Selbstbild des »hilflosen Menschen« oder des »Opfers«
e) das Selbstbild des Menschen, der »vom Schicksal benachteiligt ist«

(5) Verleumdungen der Beziehung zwischen dem Menschen und dem Kosmos

a) »Der Mensch nimmt eine Sonderstellung in der Schöpfung ein.«
b) »Wir Menschen müssen alles selber tun.«
c) »Der Mensch hat die Aufgabe, die Natur zu ordnen.«
d) »Ich verdiene es, bestraft zu werden, weil ich gesündigt habe.«

Alle genannten Verleumdungen beschädigen unsere DNA, weil sie Zweifel an der grundlegenden Güte des Kosmos, des Lebens und der menschlichen Natur beinhalten. Diese Schäden können über viele Jahre schlummern, bis sie eines Tages einen »Auslöser« anziehen, der sie dazu bringt, sich als Krankheit zu manifestieren.

Die häufigsten Auslöser sind:

- die Angst, eine bestimmte Krankheit zu bekommen
- die Angst, Opfer einer Epidemie zu werden, die sich ausdehnt
- Schuldgefühle für etwas, das man getan hat und für das man erwartet, auf die eine oder andere Weise bestraft zu werden

Obwohl die Liste der wichtigsten krankmachenden Glaubensvorstellungen und der Ego-Komplexe, die sich aus ihnen entwickeln, umfangreich erscheinen mag, ist sie doch recht kurz, wenn wir sie mit dem Katalog von Symptomen und Krankheitsursachen vergleichen, mit denen uns die Medizin konfrontiert. Und was am meisten zählt: Wenn wir uns erst einmal mit den wichtigsten kosmischen Harmonieprinzipien vertraut gemacht haben, dann erkennen wir rasch die wichtigsten krankmachenden Glaubensvorstellungen und können sie deprogrammieren. Im Besitz der nötigen Deprogrammierungsmethoden werden wir unabhängig von der Notwendigkeit, äußerlich zu handeln. Die notwendige Hilfe ist jederzeit im Wissen unseres Körpers und in den Hexagrammen des I Ging vorhanden. Mit diesem Wissen können wir auch noch so komplex erscheinende Krankheiten untersuchen. Ohne Zweifel ist dazu ein gewisses Maß an Studium erforderlich. Wenn wir jedoch erst einmal die Art von Gedanken und Tricks, die das Ego benutzt, kennengelernt haben, brauchen wir in Sachen Gesundheit nicht mehr verletzlich zu sein. Wenn wir aus einer wahrhaftigen Haltung heraus den Weisen um Hilfe bei dieser Arbeit bitten, dann erhalten wir immer eine verlässliche Antwort.

Kapitel 33: Ego-Komplexe

In Kapitel 32 haben wir die primären krankmachenden Ursachen benannt, die an der Wurzel unserer Trennung vom Kosmos, von der Natur und von unserer eigenen Natur liegen. Sie sind dafür verantwortlich, dass ein großer Teil der Hilfe, die wir normalerweise aus all diesen Bereichen anziehen, blockiert ist.

Im Folgenden präsentieren wir die Ego-Komplexe, die sich aus den in Kapitel 32 genannten primären Ursachen entwickelt haben, sowie eine Reihe weiterer Komplexe, die oft mit Krankheiten verbunden sind. Die Buchstaben in Klammern beziehen sich auf die in Kapitel 32 genannten primären Ursachen, denen der betreffende Ego-Komplex zugeordnet ist.

Da Ego-Komplexe häufig eine ganze Ansammlung von Glaubenssätzen und Bildern enthalten, die als Einheit deprogrammiert werden können, entsteht leicht die Versuchung, sie rein mental zu deprogrammieren – was aber nicht wirksam wäre. Wir müssen die Glaubenssätze und Bilder im Einzelnen durchgehen und hinspüren, welche von ihnen auf uns persönlich zutreffen. Wir müssen uns deutlich machen, wie sie unser Handeln in der Vergangenheit beeinflusst haben. Wenn wir im Zweifel sind, ob ein Glaubenssatz auf uns zutrifft, können wir die DMR-Methode benutzen. (Anweisungen zum Deprogrammieren von Ego-Komplexen befinden sich am Ende von Kapitel 21.)

Die Beschreibung der einzelnen Ego-Komplexe ist nicht notwendigerweise erschöpfend. Es kann sein, dass Sie weitere Glaubenssätze oder Selbstbilder herausfinden müssen, die Sie persönlich betreffen.

Die primären Ursachen (1a) bis (1c) aus Kapitel 32 haben den Kosmosverleumdungskomplex hervorgebracht.

Dieser beruht auf folgenden Verleumdungen:

– »Der Kosmos ist in Gut und Böse geteilt.«
– »Der Kosmos benutzt Macht« oder »Der Kosmos ist allmächtig.«
– »Der Kosmos ist unserem Leiden gegenüber gleichgültig und überlässt uns uns selbst.«

Weitere, untergeordnete Glaubenssätze sind: »Der Kosmos ist in gegensätzliche Kräfte aufgeteilt« und »Der Kosmos ist seiner eigenen Schöpfung gegenüber gleichgültig.«

(Anmerkung: Der Glaube, der Kosmos sei in Gut und Böse geteilt, impliziert die irrige Vorstellung, das Böse sei ein integraler Bestandteil des Kosmos. Das I Ging stellt klar, dass das, was als »das Böse« bezeichnet wird, ausschließlich eine Schöpfung des kollektiven Ego ist, die aus seinem Denken in Gegensatzpaaren entstanden ist. *Der Kosmos als ein integriertes System von Harmonieprinzipien schließt das Ego und die von ihm erschaffene Parallelwirklichkeit des dämonischen Bewusstseins nicht ein.* Wenn wir uns die Ansicht zu eigen machen, das Böse sei Bestandteil des Kosmos, dann erlauben wir es dem kollektiven Ego, die Ursache für das Leiden, das es selbst erzeugt, dem Kosmos in die Schuhe zu schieben.)

Zusammen mit dem Geschenk der Kreativität ist dem Menschen die Freiheit gegeben wurden, zu denken und Bilder in seinem Geist zu formen. Der Zweck dieses Geschenks ist es, dem kosmischen Ganzen zu dienen. Die Menschheit hat diese Freiheit jedoch dazu missbraucht, das Geschenk zu ihrer eigenen Überhöhung zu benutzen; damit hat sie die Grenzen überschritten, die uns gesetzt sind. Wenn ein Mensch diese Grenzen überschreitet, setzt ein widriges Schicksal ein, um ihn zu seiner wahren Natur zurückzubringen. Das Gesetz des widrigen Schicksals ist auch das Mittel, um das kollektive Ego und seine Parallelwirklichkeit in Schranken zu halten. Es steht wie eine Mauer um die kosmische Harmonie und bewahrt sie vor Störungen. Die Mythen, die behaupten, das Böse existiere, um die Tugend der Menschen zu prüfen, sind schlichtweg falsch. Das Böse hat keinerlei kosmische

Funktion. Das Ego benutzt das Argument, das Böse habe einen Zweck, um seine eigene Existenz zu rechtfertigen und aufrechtzuerhalten.

In gleicher Weise benutzt das kollektive Ego den Irrglauben, der Kosmos sei allmächtig, um seinen eigenen Gebrauch von Macht zu rechtfertigen. Das I Ging zeigt uns, dass die ganze Idee von Macht als Mittel zur Erreichung eines Ziels der Art und Weise, wie der Kosmos seine Ziele erreicht, widerspricht. Der Kosmos operiert mittels Transformationen im Reich des Atoms, wo Widerstand, wie er im Konzept von Macht impliziert ist, nicht existiert. Transformationen werden durch die Kraft der Anziehung zwischen komplementären Aspekten des Kosmos eingeleitet. Diese Anziehung fühlen wir als Liebe.

Die verleumderische Behauptung, der Kosmos sei seinen eigenen Geschöpfen gegenüber gleichgültig, ist eine falsche Schlussfolgerung, die aus der beschränkten Perspektive der rein oberflächlichen Betrachtung der Dinge gezogen wurde. In vielen seiner Hexagramme zeigt uns das I Ging das liebende und fördernde Wesen des Kosmos. Allerdings lässt der Kosmos seine Liebe und Förderung aus den oben genannten Gründen dem Ego nicht zuteil werden.

Die primären Ursachen (1a) und (1c) in Kapitel 32 haben auch den Urteilskomplex hervorgebracht.

Dieser beruht auf den falschen Zuschreibungen:

- »Der Mensch hat das Recht, die Dinge zu beurteilen.«
- »Der Mensch hat die Pflicht, die Dinge zu beurteilen.«
- »Der Mensch ist das einzige Wesen, das die Fähigkeit hat, die Dinge zu beurteilen.«
- »Wir müssen entsprechend unserem Urteil handeln und Macht gebrauchen, um aus der Ordnung geratene Dinge richtigzustellen«, »Der Gebrauch von Macht ermöglicht es uns zu überleben.«
- »Wir müssen rücksichtslos sein, bereit sein zu betrügen und wenn nötig, über Leichen zu gehen.«
- »Es gibt eine höhere Macht; wir müssen sie auf unserer Seite haben.«

Die primären Ursachen (1b) und (1c) in Kapitel 32 haben auch den Naturverleumdungskomplex hervorgebracht.

Dieser beruht auf Behauptungen wie:
- »Die Natur ist wild und gefährlich.«
- »Die Natur ist chaotisch und muss daher geordnet werden.«
- »Der Mensch hat Rechte über die Natur.«
- »Die Natur ist dem Menschen feindlich gesonnen und muss daher beherrscht werden.«
- »Wir sind von der Natur abhängig, obwohl die Natur grausam und unerbittlich ist.«
- »Die Natur ist unpersönlich.«
- »Die Natur ist furchterregend, ehrfurchtgebietend und daher unergründlich.«
- »Raubtiere sind böse.«
- »Der Tod ist der Feind des Lebens.«
- »Der Tod ist böse.«

Da unsere eigene Natur Teil der Gesamtnatur ist, gilt es auch alle Gedanken zu deprogrammieren, die unsere eigene Natur als böse, schlecht, minderwertig oder verabscheuungswürdig hinstellen, und alle Behauptungen, die implizieren, wir stünden außerhalb der Natur. Beispiele dafür sind:
- »Meine eigene Natur ist wild und gefährlich.«
- »Meine Sexualität ist schlecht (und macht mich schuldig).«
- »Die Funktionen meines Unterleibs sind verabscheuungswürdig.«
- »Unsere Natur ist in Gut und Böse geteilt.«

Die primären Ursachen (2) aus Kapitel 32 haben den »Wir-können-dem-Leben-nicht-vertrauen«-Komplex hervorgebracht.

Wenn dieser Komplex als primäre Ursache der Krankheit ermittelt wurde, gilt es herauszufinden, welche der folgenden Sätze in unserer Psyche gespeichert sind, und gegebenenfalls weitere von ähnlicher Art hinzufügen:
- »Das Leben ist ungerecht« oder »Das Leben ist schrecklich.«
- »Das Leben ist eine ewige Folge von Auf und Ab; auf gute Zeiten folgen (unweigerlich) schlechte Zeiten.«

- »Manchmal bekommen wir, was wir brauchen, manchmal nicht.« (Dieser Komplex bewirkt auch, dass wir unser Misstrauen auf die Helfer und den Kosmos als Ganzes ausdehnen.)
- »Das Leben ist Leiden« oder »Die Erde ist ein Jammertal.«
- »Das Leben ist kein sanftes Ruhekissen« oder »Das Leben ist hart.«
- »Dem Leben kann man nicht trauen« oder »Das Leben ist ein unfairer Handel.«
- »Das Leben verlangt viel von uns« (Geduld, ständiges Bemühen, unsere Ängste zu konfrontieren und sie zu besiegen, ohne zu wissen wie, und so fort)

Wenn wir das Leben als Feind betrachten, dann werden die Helfer eingesperrt, die uns frohgemut durchs Leben tragen würden.

Die primären Ursachen (3a) und (3b) aus Kapitel 32 haben den Schuldkomplex und den Sühnekomplex hervorgebracht.

Der Schuldkomplex beruht auf den falschen Zuschreibungen:
- »Der Mensch ist mit einer Erbschuld/Erbsünde geboren.«
- »Der Mensch ist schuldig, weil er eine Tiernatur hat.«
- Der Komplex ist von dem Bild von »Schuld als unauslöschlichem Fleck auf unserer Natur« begleitet.

Solange ein Mensch unter dem Schuldkomplex leidet, fühlt er sich für alles schuldig, was mit seiner wahren Natur zu tun hat. Wir können uns von diesem Komplex erst befreien, nachdem wir uns vom falschen Schuldkonzept des Ego (siehe Kapitel 21) befreit haben. Anderenfalls würden wir uns schuldig dafür fühlen, den Schuldkomplex deprogrammiert zu haben. Mögliche weitere Komponenten des Schuldkomplexes sind:
- »Was ich fühle ist falsch.«
- »Ich bin nicht liebenswert.«
- das Selbstbild des Sünders, der für seine Sünden leiden (das Kreuz tragen) muss.
- »Um dich von deiner Schuld zu befreien, musst du in den Augen Gottes Buße tun.«

Der ***Sühnekomplex*** wurde als »Fluchtmöglichkeit« aus dem Schuldkomplex und dem Selbstbestrafungskomplex erfunden. Er beruht auf der falschen Zuschreibung: »Du musst deine Schuld sühnen, indem du deine schuldige Tiernatur opferst.«

Die primären Ursachen (4a) bis (4c) aus Kapitel 32 haben den Selbstbestrafungskomplex hervorgebracht.

Wenn die Selbstbilder des »Heiligen«, des »Sünders« oder des »Menschen, der bereitwillig sein Kreuz trägt« als primäre Ursache für die Krankheit angezeigt wurden, dann muss zusätzlich der Schuldkomplex deprogrammiert werden, da der Selbstbestrafungskomplex auf dem Schuldkomplex basiert.

Wir können uns den Selbstbestrafungskomplex im Bild eines »Obersten Gerichtshofes« vorstellen, der sich in der Psyche etabliert hat. Er besteht aus den folgenden dämonischen Elementen: einem Obersten Richter, einem Staatsanwalt/Ankläger, einem Verteidiger, der Entschuldigungen vorbringt, einer Jury, die ihr Urteil gemäß der »Konvention« bildet, Augenzeugen, die sagen: »Das kann man doch sehen, dass sie schuldig ist«, und einem Folterknecht.

Wir müssen uns klar machen, dass es das Ego ist, das alle diese Rollen ausübt, indem es uns anklagt, verurteilt und foltert. Das Ego hat unser wahres Selbst für schuldig erklärt, bevor es überhaupt den Gerichtshof betreten hat.

(Vorschlag zum Deprogrammieren dieses Komplexes: Wir können uns den gesamten Gerichtshof, mitsamt dem Gebäude und seinen dämonischen Gestalten als ein Gemälde vorstellen, das wir dem Feuer übergeben.)

Die primären Ursachen (4d) aus Kapitel 32 haben den Opferkomplex hervorgebracht. Dieser ist mit dem Minderwertigkeits- und dem Überlegenheitskomplex verbunden.

Der Opferkomplex oder Hilflosigkeitskomplex besteht aus dem Selbstbild des Opfers beziehungsweise des »hilflosen Menschen« und den folgenden fehlgeleiteten Glaubensvorstellungen:

- »Dagegen kann man nichts machen.«
- »Alle sind gegen mich – selbst Gott.«
- »Ich bin ein Opfer der Umstände.«
- »Ich kann mir nicht einmal selber helfen.«

Diese jammervollen Bemerkungen sind leise und voller Selbstmitleid im Halbbewusstsein zu hören. Sobald wir ihnen jedoch Gehör schenken, verwandeln sie sich unversehens in einen fordernden, uns herumkommandierenden Dämon, der uns drängt, etwas gegen die Lage zu tun, ganz gleich was. Er unterstreicht seine Forderung mit dem Argument: »Gott (oder der Kosmos) ist mir etwas schuldig dafür, dass er mich so verraten hat!« Wenn wir unter dem Einfluss dieses Komplexes sind, versuchen wir, anderen Schuldgefühle zu machen, um sie dazu zu bringen, ihren Besitz, ihre Zeit und ihre Energie mit uns zu teilen. Lassen sie sich darauf ein, so erzeugt dies ein widriges Schicksal für sie, weil sie es versäumt haben, Nein zum Ego in uns zu sagen; außerdem handeln sie aus der Vorstellung heraus, es gebe für uns keine Hilfe vom Kosmos. Diese Vorstellung hält uns in unserer Armut gefangen und hält uns außerdem davon ab, den Kosmos um Hilfe zu bitten.

Der Minderwertigkeitskomplex. Wenn das Selbstbild des »hilflosen Menschen« die primäre Krankheitsursache ist, müssen wir auch diesen Komplex deprogrammieren. Er beruht auf den falschen Zuschreibungen:

- »Du kannst dir noch so sehr Mühe geben, du wirst nie genügen.«
- »Du bist von Geburt mit einem Fehler behaftet.«

Diese Ideen erzeugen ein unbewusstes negatives Selbstbild, das nach der Erfüllung eines kompensatorischen positiven Selbstbildes verlangt; letzteres führt zur Entwicklung des Überlegenheitskomplexes.

Der Überlegenheitskomplex beruht auf den falschen Zuschreibungen:

- »Der Mensch ist die Krone der Schöpfung.«
- »Der Mensch ist an der Spitze der evolutionären Entwicklung.«
- »Der Mensch ist überlegen.«
- »Der Mensch nimmt eine Sonderstellung ein.«
- »Die ganze Schöpfung ist dazu da, dem Menschen zu dienen.«

Der Minderwertigkeits- und der Überlegenheitskomplex müssen als Einheit deprogrammiert werden, anderenfalls würde der nicht deprogrammierte Komplex sein Gegenstück wiederinstallieren.

Die primäre Ursache (4e) aus Kapitel 32 hat den Achillesfersenkomplex hervorgebracht.

Dieser Komplex ist zu deprogrammieren, wenn das Selbstbild des »Menschen, der vom Schicksal benachteiligt ist« die primäre Krankheitsursache ist. Er basiert auf dem Giftpfeil »Jeder Mensch ist mit einem tödlichen Fehler (einer Schwachstelle) geboren.« Dieser Giftpfeil kann unser Versagen im Augenblick unseres größtmöglichen Erfolgs verursachen. Der Rat des Ego angesichts dieser angeblichen Lebenstatsache lautet: »Es gibt zwei Möglichkeiten, mit dieser Tatsache des Lebens umzugehen: Du kannst sie entweder akzeptieren oder sie bekämpfen. Wenn du Frieden schließen willst mit den Göttern, dann fügst du dich am besten in dein Schicksal.« Diese Sätze sind ebenfalls zu deprogrammieren, weil sie dafür sorgen, dass sich unsere Versagenserfahrungen wiederholen.

Die primäre Ursache (5a) aus Kapitel 32 hat den Überlegenheitskomplex (siehe oben) hervorgebracht.

Die primäre Ursache (5b) aus Kapitel 32 hat den Helfer- oder Pflichtkomplex hervorgebracht.

Dieser Komplex beruht auf der verleumderischen Behauptung: »Der Mensch muss alles selber tun« (eine Idee, die die Helfer ausklammert). Außerdem besteht er aus folgenden fehlgeleiteten Glaubensvorstellungen, von denen nur diejenigen zu deprogrammieren sind, die auf den Fragesteller zutreffen. Um dies zu prüfen, verwenden wir die DMR-Methode:

- »Es gibt niemanden, der es tun könnte, außer mir.«
- »Alles hängt von mir ab.«
- »Wenn ich es nicht mache, bricht alles zusammen.«
- »Die Leute können sich nicht selber helfen.«
- »Ich bin ein verantwortungsbewusster Mensch« (Das heißt: »Ich trage unbegrenzte Verantwortung.«)
- »Du bist für deine Eltern, Geschwister, Kinder, Freunde und Nachbarn (unbegrenzt) verantwortlich.«
- »Es ist meine Pflicht, meine Bedürfnisse denen anderer Menschen (unbegrenzt) zu opfern.«

Der Helfer- oder Pflichtkomplex kann dazu führen, dass sich ein Mensch für alles, was in der Familie schief geht, verantwortlich fühlt, oder für alles, was die Menschheit dem Planeten, anderen Spezies und so weiter angetan hat. Der Betreffende wirft sich vor, »nicht zur rechten Zeit« da gewesen zu sein oder »nicht das Richtige« getan zu haben. Diese Selbstbeschuldigungen führen auch dazu, dass er am Ende den Kosmos anklagt, uns Menschen »ungenügend« oder »fehlerhaft« erschaffen zu haben.

Eine leicht abgewandelte Version dieses Komplexes beginnt mit dem Satz: »Ich bin der Einzige, der helfen kann, weil ich am besten qualifiziert bin.« Dahinter steht die schmeichelhafte Idee, der »überlegene Mensch habe die Pflicht zu helfen«. Alle genannten Ideen produzieren einen Greifer, ein dämonisches Element, das unserem Geist unlösbare Probleme stellt, in die er sich verwickelt in dem Versuch, ihre vielfältigen Aspekte zu untersuchen. Das geht so lange, bis wir schließlich erkennen, dass wir in eine Sackgasse nach der anderen geraten, weil das Problem unlösbar, also nicht ohne die Unterstützung der Helfer zu lösen ist. (Eine Beschreibung des Greifers befindet sich in Anhang 2, Anleitungen zu seiner Deprogrammierung siehe Kapitel 21.)

Die primäre Ursache (5c) aus Kapitel 32 hat den Naturkomplex und den Machtkomplex hervorgebracht.

Der Naturkomplex beruht auf der fehlgeleiteten Idee, die Natur sei wild. Diese Idee ist eine Erfindung des Ego, um uns von der uns umgebenden Natur und auch von unserer eigenen Natur zu trennen. Auf ihr beruht die weitergehende Idee, »der Mensch habe die Aufgabe, die Natur zu kontrollieren«.

Der Machtkomplex enthält zusätzlich folgende fehlgeleitete Glaubensvorstellungen:

- »Die Natur ist machtvoll.«
- »Der Gebrauch von Macht ermöglicht unser Überleben.«
- »Es gibt eine höhere Macht; wir müssen sicherstellen, sie auf unserer Seite zu haben.«
- »Wenn man keine Macht hat, ist man verletzlich.«

Andere Ego-Komplexe, die möglicherweise zu deprogrammieren sind

Wenn wir die Ego-Komplexe herausgefunden haben, die die primären Krankheitsursachen waren, prüfen wir, ob zusätzliche Ego-Komplexe aus der folgenden Aufstellung ebenfalls zu deprogrammieren sind. Sie können eine Rolle spielen, indem sie den Krankheitszustand aufrechterhalten.

Der Heldenkomplex. Dieser ist ein Ableger des Überlegenheitskomplexes (siehe oben). Er beruht auf dem uralten Glauben, es brauche Helden, um das Böse in der Welt zu bekämpfen, obwohl der Titel des Helden oft verlangt, das eigene Leben (oder seine Lebenskräfte), die eigene Gesundheit oder sein Wohlbefinden zu opfern.

Der Haken an dieser Idee ist, dass der Held nur dann ein Held sein kann, wenn er etwas zu bekämpfen hat (den Drachen/das Böse). Wer unter dem Heldenkomplex leidet, hält ständig Ausschau nach einem Gegner, den er bekämpfen kann, sei es in einem persönlichen, sportlichen, geschäftlichen, religiösen oder kulturellen Wettbewerb. Die Rolle des Helden kann auch in einer Ersatzwirklichkeit ausgetragen werden, wie etwa durch besessenes Lesen von Heldenromanen oder das Fokussieren auf negative Nachrichten in den Medien, die dann mit dem Kommentar versehen werden: »Die Welt geht vor die Hunde.«

Die größte Art von Heldentat besteht darin, etwas zu überwinden – sei es durch Kampf, durch Ertragen oder durch endloses Warten und Ausharren. All diese Eigenschaften des Helden überschreiten die Grenzen des gesunden Menschenverstandes. Normalerweise verwickeln sie uns in einen Widerstreit und in das Opfern unseres wahren Selbst.

Wenn wir unter einem Heldenkomplex leiden, müssen wir diesen zusammen mit dem »Komplex des Bösen« deprogrammieren. Darunter verstehen wir den ganzen Katalog von verleumdeten Teilen der Natur, einschließlich unserer menschlichen Natur. Er besteht aus all jenen Dingen, die als böse angesehen werden und die der Held bekämpfen will. Das Vorhandensein des Heldenkomplexes setzt nicht nur den Komplex des Bösen voraus, sondern er ist seine Ursache und erhält ihn am Leben.

Um den Komplex des Bösen und den Heldenkomplex zu deprogrammieren, erstellen wir eine Liste aller Dinge, die wir persönlich als böse erachten. Diese Liste muss dann zusammen mit dem »Drachen des Helden« als Einheit deprogrammiert werden.

Der Abhängigkeitskomplex. Dies ist einer der wichtigsten Ego-Komplexe, weil er uns vom Erkennen der wahren Quelle aller Hilfe, Heilung, Nahrung und allen Schutzes trennt. Er beruht auf drei falschen Zuschreibungen:
- »Du kannst deinen Gefühlen nicht trauen.«
- »Du kannst dich nur auf das verlassen, was du sehen und anfassen kannst.«
- »Wir sind von den Institutionen der Gesellschaft abhängig, um unsere Bedürfnisse zu befriedigen.«

Der Satz »Du kannst deinen Gefühlen nicht trauen« verleumdet unsere Gefühle und macht dadurch die Mehrzahl unserer körperlichen Helfer, die ein Fühlbewusstsein haben, dysfunktional. Außerdem produziert dieser Satz ein dämonisches Element in der Psyche, das wir den »Drachen der lebensnotwendigen Dinge« genannt haben. Dieser Drachen wartet mit einer Liste anerkannter Hilfsquellen auf, an die wir uns wenden müssen, wenn wir Bedürfnisse haben.

Was unsere allgemeinen Bedürfnisse angeht, so sagt dieser Drache:
- »Es ist notwendig, Geld zu haben.«
- »Es ist notwendig, einen guten Anwalt, Arzt, Steuerberater und so weiter zu haben.«
- »Im Geschäftsleben ist es notwendig, Kunden oder Klienten zu haben.«
- »Für unsere Sicherheit ist es notwendig, etwas zu haben, auf das wir im Notfall zurückgreifen können (Ersparnisse, ein Erbe, eine Versicherungspolice, bestimmte Menschen, Familie)

Zum Zweck des Deprogrammierens müssen Sie diese Liste gegebenenfalls durch weitere Dinge ergänzen, die Sie für unbedingt notwendig erachten.

Es soll hier nicht bestritten werden, dass wir Geld, Kunden, Ärzte und andere Dinge benötigen. Der springende Punkt ist die Art unserer Beziehung zu diesen Dingen, wie zu allen Dingen des Lebens. Das I Ging macht uns darauf aufmerksam, dass wir an erster Stelle von den unsichtbaren Helfern abhängig sind, die unsere Existenz unterstützen. Die Helfer sind es auch, die uns auf unsere Bitte hin die richtigen Kunden oder das nötige Geld schicken oder uns auf den richtigen Arzt aufmerksam machen, durch den uns der Kosmos helfen kann, wenn wir ärztliche Hilfe brauchen.

Problematisch ist es, wenn wir den Arzt oder die Medizin als die wahre und einzige Quelle der Heilung betrachten, weil diese Sichtweise die unsichtbaren Helfer und die unbegrenzten Möglichkeiten ihrer Hilfeleistungen verschleiert und blockiert. Wir haben keine Vorstellung davon, auf wie viele Art und Weisen sie uns helfen können. Und es bedarf nur wenig, um ihre Hilfe zu erlangen: Wir brauchen nur die Bescheidenheit, die notwendig ist, um ihre Existenz zu erfahren, und die Aufrichtigkeit, sie um Hilfe zu bitten. Diese einfachen Voraussetzungen erzeugen die Anziehungskraft, die sie in unser Leben zieht. Es muss allerdings gesagt werden, dass diese Kraft durch Glaubensvorstellungen, die uns unserer natürlichen Bescheidenheit berauben, blockiert sein kann. Das Misstrauen und die falschen Unterstellungen, die sie säen, halten die Helfer fern.

Der Abhängigkeitskomplex besteht aus unbescheidenen und verleumderischen Sätzen und Ansichten, die verhindern, dass wir die Existenz der Helfer anerkennen. Sie wurzeln in der weit verbreiteten Ansicht, das Universum drehe sich um den Menschen; wenn wir diese Ansichten teilen, neigen wir auch dazu, alles, was uns hilft, als »uns zu Diensten« zu betrachten.

Um unsere Beziehung zu den Helfern zu berichtigen, müssen wir den Abhängigkeitskomplex deprogrammieren und uns beim Kosmos entschuldigen, falls wir uns die Idee zu eigen gemacht haben, der Mensch stehe im Mittelpunkt des Universums.

Der Selbstzweifel- oder Depressionskomplex. Dieser Komplex beruht auf den Giftpfeilen:

– »Die Natur des Menschen ist in Gut und Böse geteilt.«

– »Der Mensch weiß nicht, was gut und was böse ist.«

Bisweilen ist der folgende Giftpfeil ebenfalls Bestandteil dieses Komplexes: »Du musst gut sein, um das Böse zu meiden.« (»Gutsein« im Sinne dieses Satzes ist etwas Absolutes, weshalb es eine *per definitionem* unerreichbare Norm setzt.)

Der erstgenannte Giftpfeil teilt unser Herz in zwei Teile und flößt uns den grundlegenden Zweifel an der Güte unserer Natur und am Besitz der in jede Körperzelle eingeprägten kosmischen Wahrheit ein. Sobald wir erst einmal die vollkommene Güte unserer Natur und unseren Besitz der kosmischen Wahrheit verleugnen, können leicht weitere Zweifel eingeführt werden, wie zum Beispiel der Zweifel daran, dass unser Leben gültig oder wertvoll ist, es sei denn das kollektive Ego hat es für gültig erklärt. Folgende verleumderische Sätze gehören in diesen Zusammenhang:

– »Du kannst deinen Gefühlen nicht trauen.«
– »Niemand hat autorisiert, was du sagst.«
– »Wer bist du schon, das zu behaupten?« (ein Kommentar, der gemacht wird, wenn wir etwas sagen, das von unserem Gefühl kommt)
– »Du musst begründen können, was du sagst.« (Gefordert werden Begründungen, die die Zustimmung anderer finden.)
– »Woher weißt du, dass der Kosmos dir zu Hilfe kommt, wenn du deiner inneren Wahrheit folgst?«

»Woher weißt du, dass der Kosmos dir rechtzeitig zu Hilfe kommt?«

Ferner gehören zu diesem Komplex ein »Kobold und ein Dämon des Vergessens«; diese bedecken die Erinnerung an Hilfe, die wir genau dann vom Kosmos erhalten haben, als wir sie brauchten, mit einem Schleier des Vergessens. Das I Ging spricht von dieser Art von Hilfe in Hexagramm 29, *Das Abgründige*, auf Platz 4 in den Worten: »Ein Krug Wein, eine Reisschale als Zugabe, Tongeschirr, einfach zum Fenster hineingereicht.«[53]

Zwei Selbstbilder gehören zum Selbstzweifelkomplex: das des »Entscheidungsfreudigen« (womit jemand gemeint ist, der die

53 Ebenda, S. 371.

Pflicht hat, die notwendigen Entscheidungen zu treffen), und das Selbstbild des »unsicheren Menschen«. Typisch für diese Selbstbilder ist es, uns im Voraus zu überlegen, was wir sagen werden, wenn wir gefragt werden, obwohl die Situation, auf die wir uns vorbereiten, häufig gar nicht eintritt. Diese Art von geistiger Betriebsamkeit verbraucht eine Menge Energie, die ausschließlich dem Ego zugute kommt.

Wenn wir den Selbstzweifelkomplex deprogrammieren, wird die Verbindung zwischen unseren Gefühlen und unserem Geist befreit, so dass unser Geist in die Lage versetzt wird, Entscheidungen auf der Grundlage dessen zu treffen, was sich zum Zeitpunkt der Entscheidung richtig und angemessen anfühlt. Was wir sagen oder tun, ist dann nicht einem zuvor geschriebenen Skript entnommen.

Das Selbstbild des entscheidungsfreudigen Menschen ist oft von der falschen Zuschreibung begleitet: »Ich muss die Situation im Griff haben, sonst herrscht Chaos. Ich bin verantwortlich für das, was geschieht. Alles hängt von mir ab.«

Der Eigensabotage- oder Selbstvernichtungskomplex. Dieser Komplex besteht aus einem (oder mehreren) selbstvernichtenden Selbstbildern und der Projektion: »Die Lage wird sich nie verbessern.« Er kann auch einen negativen Satz mit dem Wort »immer« beinhalten, wie zum Beispiel: »Es wird immer so sein.«

Der Emotionserpressungskomplex. Das Muster, das diesem Komplex zugrunde liegt, ist eines, in dem wir zu Unrecht für etwas beschuldigt wurden, das sich außerhalb unserer Kontrollmöglichkeit befand. Die Tatsache, dass wir die Schuld akzeptiert haben, ermöglicht es dem Ego, uns damit zu erpressen, dass es uns das Ereignis und die Schlussfolgerungen, die wir daraus gezogen haben, als ständige Quelle für Selbstvorwürfe und inneren Konflikt vor Augen hält. Unsere Bemühungen, unsere Schuldgefühle zu verbergen (weil sie für die Psyche unerträglich sind), sind eine ständige Energiequelle für das Ego. Sie geben ihm das perfekte Versteck in unserer Psyche, von dem aus es seine Kontrolle über uns ausüben kann, indem es uns dazu bringt, andere zu beschuldigen.

Wer diesen Komplex hat, muss das Ereignis identifizieren, in dem die Schuldgefühle ihre Wurzel haben, und sich klar machen, dass die Begründungen für diese Schuldgefühle unwahr ist.

In unserer Praxis sind wir folgendem Beispiel für einen Emotionserpressungskomplex begegnet, in dem das Ego unseren Klienten mit folgender Begründungskette erpresste:

»Du bist daran schuld, was mit X (es handelte sich um ein Haustier) passiert ist. Jetzt ist es deine Aufgabe, die Sache in Ordnung zu bringen. Du kannst sie sowieso nicht in Ordnung bringen. Du sitzt in der Falle. Versuche nicht, anderen die Schuld in die Schuhe zu schieben. Du hättest X gar nicht erst anschaffen sollen.«

Als sich unser Klient daran erinnerte, dass es sein Vater war, der die Idee hatte, dieses Tier ins Haus zu holen, schaltete sich rasch ein Wechselbalg mit dem Namen »der Entschuldiger« ein und verschob die Schuld auf seinen Vater. Die Gewohnheit, andere zu beschuldigen, kann ihren Ursprung in diesem Ego-Komplex haben.

Schlussbemerkung

Das Enthüllen des Ego-Programms einer langwierigen oder chronischen Krankheit erfordert Zeit und Beharrlichkeit. Doch unsere Zeit kann gar nicht besser genutzt werden. Berücksichtigen Sie nur die beglückenden Fakten, die wir über unsere wahre Natur lernen, während wir die obigen Abschnitte durchwandern und die Gelegenheit nutzen, uns von der Unterdrückung durch das Ego zu befreien. Das Deprogrammieren der Dinge, die wir auf unserem Weg entdecken, tut mehr für uns als uns nur von der Krankheit zu befreien: Es befreit uns von den Schlacken, die sich über einen langen Zeitraum angesammelt und uns daran gehindert haben, uns frei an unserem Leben zu erfreuen.

Das heißt nun wiederum nicht, dass wir in unseren Bemühungen ehrgeizig zu Werke gehen sollen. Ehrgeiz ist sogar kontraproduktiv, weil er ein Zeichen dafür ist, dass sich das Ego des Prozesses unserer Selbstberichtigung bemächtigt hat. Unter diesen Umständen gelingt es ihm zu entkommen – und es findet keine Heilung statt. Es gibt einen merklichen Unterschied zwischen Bemühungen unter der Führung des Ego und solchen unter der Führung der Helfer. Im ersten Fall fühlt sich unsere Arbeit hart und schwer an. Wenn wir hingegen die Helfer einbeziehen, fühlen wir uns unterstützt und von einer Einsicht zur nächsten getragen, während wir aus unseren Schwierigkeiten herausgehoben werden.

Ganz gleich, ob wir krank sind oder nicht, es lohnt sich, sich vom Ego zu befreien, dessen Geheimnis im Programm einer langwierigen Krankheit enthüllt wird.

Anhang

Anhang 1: Die verschiedenen Arten krankmachender Gedanken

Nach unserem derzeitigen Kenntnisstand unterscheidet das I Ging zwischen drei grundlegenden Arten von *falschen Gedankenformen*: falschen Zuschreibungen, Giftpfeilen und Projektionen. Wenn alle drei kombiniert im Körper gespeichert sind, sprechen wir von einem »körperlichen Erinnerungs-Chip«. Wir werden häufig gefragt, warum es wichtig ist, diese Unterscheidungen zu treffen. Die Antwort wird deutlich, wenn wir die unterschiedliche Beschaffenheit der falschen Gedankenformen verstehen.

Falsche Zuschreibungen

Eine falsche Zuschreibung ist eine schädliche Gedankenform, deren Wirkung darin besteht, *einen Menschen oder eine Sache in einem unnatürlichen Verhalten zu fixieren*. Dies schließt Gegenstände wie Autos, Computer sowie Nahrungsmittel und andere Substanzen ein. Selbst die Erde, das Wetter, Wasser, Luft usw. können durch falsche Zuschreibungen beeinflusst werden. Der Grund dafür ist, dass das Bewusstsein in allen Dingen durch die bewussten Gedanken, die wir auf sie richten, beeinflusst wird. Dies zeigt sich zum Beispiel bei Allergien, wo es um eine negative Interaktion zwischen uns und einem bestimmten Nahrungsmittel geht oder um unsere Interaktion mit der Natur im Allgemeinen.

Auf den Menschen bezogen bestehen falsche Zuschreibungen aus Sätzen, die unserer Natur fälschlicherweise bestimmte Eigenschaften zuschreiben. Gewöhnlich verwenden solche Sätze die Verben »sein« oder »haben«, oder sie beinhalten »immer« oder »nie«. Beispiele dafür sind: »Er *hat* eine schwache Konstitution«, »Sie wird sich *nie* davon erholen.« Da solche Sätze absolute Behauptungen nicht nur über das, was wir tun, sondern über unsere Natur aufstellen, sperren sie unsere Psyche und unseren Körper in das Muster ein, das der Satz beschreibt. Dies geschieht nicht, wenn wir ein entschiedenes inneres Nein zu solchen Sätzen sagen. Ein anderes Beispiel ist ein Kind, dem gesagt wird: »Du bist ein böses Kind.« Der springende Punkt ist, dass die Natur dieses Kindes als böse abgestempelt wird, anstatt das, was es getan hat, als Fehler zu betrachten. Die falsche Zuschreibung bewirkt, dass eine bestimmte psychische Funktion in dem Kind verdreht wird. Viele Arten von Zwangsverhalten deuten auf die Anwesenheit einer falschen Zuschreibung hin. Falsche Zuschreibungen, die uns kategorisieren im Sinne von »So ist sie«, können die Kombinationsfunktionen unserer Gene verletzen und dadurch zu Gesundheitsschäden führen.

Wenn uns jemand mit einer falschen Zuschreibung belegt, die unserer Natur eine negative Eigenschaft zuschreibt, so hat dies eine erstarrende Wirkung auf alle möglichen Arten von Körperzellen, so dass ihr gesundes Funktionieren beeinträchtigt wird; dies kann sich auf ganze Körpersysteme, Organe oder das Lymphsystem beziehen. Die Erstarrung von Körperzellen verursacht Missverständnisse in der Kommunikation zwischen Zellen, was gesunde Zellen dazu bringen kann abzusterben, wodurch die betroffenen Körperteile allmählich zu schrumpfen beginnen. Bei den betroffenen Zellen kann es sich um Gehirnzellen (insbesondere Zellen des Hirnstammes), Nervenzellen, Knochenzellen, weiße Blutkörperchen, Lymphzellen oder Hautzellen handeln.

Falsche Zuschreibungen können auch Blockierungen zwischen Synapsen im Gehirn erzeugen, dadurch Teile unseres Denkvermögens beeinträchtigen und blinde Flecken in unserer Wahrnehmung erzeugen. Wegen der Verbundenheit aller Körperteile geht die negative Auswirkung einer falschen Zuschreibung weit über den spezifischen Körperteil hinaus, der damit belegt wurde. Bei Krankheiten können falsche Zuschreibungen einen Zustand chronisch machen, wenn der Satz das Wort »nie« enthält wie in der Feststellung: »Sie wird sich nie mehr davon erholen.«

Falsche Zuschreibungen, mit denen unsere Tiernatur belegt ist, wirken sich auf den ganzen Körper aus, einschließlich des Geists, der die falsche Zuschreibung ausspricht. Das liegt daran, dass unser ganzes Wesen Teil des Tierreiches ist. Ein Beispiel ist die fehlgeleitete Idee, alles werde durch den Gebrauch von Macht erreicht oder bewegt. Wenn diese Idee unserem Handeln zugrunde liegt, dann muss unser Verstand ständig Druck auf unseren Willen ausüben; unter gesunden Verhältnissen würde unser Wille, ganz im Gegenteil, von der Energie, die von unserer inneren Wahrheit kommt, unterstützt und gestärkt.

Falsche Zuschreibungen können von so umfassender Natur sein, dass sie unser gesamtes Leben beeinflussen. Ein Beispiel dafür sind verallgemeinernde Schlussfolgerungen darüber, wie unser Leben »ist« oder »wie es sich entwickeln wird«. Solche falschen Zuschreibungen spiegeln eine allgemeine Haltung wider, die den Verlauf unseres eigenen Lebens und des Leben derer, die von uns abhängig sind, entscheidend beeinflusst. Kurzum, unsere Gedanken sind keineswegs passiv, und sie sind besonders schädigend, wenn sie falsche Zuschreibungen beinhalten.

Die folgende Aufstellung beschreibt die am häufigsten vorkommenden Arten von falschen Zuschreibungen:

– *Falsche Zuschreibungen, die der Natur einer Sache falsche Eigenschaften zuschreiben im Sinne von »So ist es«*

Beispiele: »Das Leben ist Leiden«, »Der Kosmos bestraft uns für unsere Sünden«, »Wir werden ohne Hilfe vom Kosmos in dieses Leben geboren.«

– *Falsche Zuschreibungen, die jemanden als einen bestimmten »Menschentyp« festschreiben*

Beispiele: »Er ist ein melancholischer Typ« oder »Sie ist ein Löwe« (Sternzeichen). Beide Feststellungen belegen die Person mit einem bereits definierten Bild, das für sie zum Gefängnis wird und kaum Raum für ihre Einzigartigkeit und Selbstverwirklichung lässt.

– *Falsche Zuschreibungen in Form von Selbstbildern*

Im Zusammenhang mit Krankheiten schenken wir bestimmten Selbstbildern besondere Beachtung, wie zum Beispiel dem des Menschen, »der mehr erdulden kann als andere«, oder des Menschen »mit der rätselhaften Krankheit« oder des Menschen, »der das Mitleid anderer verdient« oder »einen heroischen Kampf gegen die Krankheit führt«, um nur einige zu nennen. Alle diese Selbstbilder erzeugen einen meist unbewussten Widerstand gegen das Gesundwerden. Auf die eine oder andere Weise sorgen diese Selbstbilder dafür, dass der Betroffene seine Krankheit als etwas ansieht, das ihm Aufmerksamkeit und Anerkennung einträgt, die er anders nicht bekommen würde. Daher sieht er die Krankheit unbewusst als ein willkommenes Geschenk an. (Vgl. die ausführlichere Darstellung dieses Themas in Kapitel 24.)

– *Falsche Zuschreibungen, die die Worte »immer« oder »nie« enthalten*

Beispiele: »Sie wird nie wieder gesund werden«, »Er wird immer Schwierigkeiten mit der Leber haben«, »Er wird sich nie ändern.« Solche falschen Zuschreibungen fixieren den Betroffenen in dem beschriebenen Zustand.

– *Falsche Zuschreibungen in Form von tief verwurzelten Glaubensvorstellungen, die Hoffnungen oder Ängste wecken*

Hoffnungen und Ängste werden hier im selben Atemzug genannt, weil jeder Satz, der eine Hoffnung zum Ausdruck bringt, in Wirklichkeit auf einer Angst beruht. Hinter dem Satz: »Ich hoffe, dass ich nicht krank werde«, steht die Angst: »Ich könnte krank werden« sowie das Bild der lauernden Krankheit. Letzteres gibt der gefürchteten Krankheit Macht und kann sie faktisch an die Person heranziehen. Beide falschen Zuschreibungen müssen zusammen deprogrammiert werden.

– *Falsche Zuschreibungen, die dadurch erzeugt werden, dass wir entweder wie jemand anderes werden möchten oder nicht wie jemand anderes werden möchten*

Beispiel: »Ich hoffe, ich werde einmal genauso erfolgreich wie A.«

Diese falsche Zuschreibung erzeugt eine Identifikation mit A., die sich nicht nur auf dessen Erfolge erstreckt, sondern auch auf die möglichen widrigen Schicksale, die A. erschafft, indem er seine Erfolge beispielsweise zulasten seines Körpers erzielt. Ein anderes Beispiel ist die falsche Zuschreibung: »Ich hoffe, dass ich nie Krebs bekommen werde wie meine Mutter.« Auch hinter diesem Satz steht eine Angst, die, wie oben beschrieben, die Öffnung für die Krankheit erzeugt. Alle falschen Zuschreibungen, die Vergleiche mit anderen Menschen beinhalten, verletzen das kosmische Prinzip der Einzigartigkeit jedes Individuums.

Giftpfeile

Giftpfeile sind eine bestimmte Form von falschen Zuschreibungen, mit denen wir unsere Psyche und unseren Körper belegen; die Gefahr, die von ihnen ausgeht, ist, dass sie Gift in unsere Körperzellen einführen. Wir spüren sie sofort als akuten Schmerz, beispielsweise als stechenden Schmerz, Hexenschuss, Kopfweh oder Herzstiche. Manche Giftpfeile gehen auf die Zeit im Mutterleib zurück. Werden sie nicht entfernt, dann verursachen sie unweigerlich körperliche Beschwerden.

Giftpfeile erreichen ihren Empfänger unabhängig von der geografischen Entfernung. Wir können sie von jemandem am entgegengesetzten Punkt der Erde empfangen, wenn wir eine Verbindung zu dieser Person haben. Sie werden uns in dem Augenblick übermittelt, da sie dem Absender in den Sinn kommen.

Ein Giftpfeil kann auch aus der Zeit unserer Kindheit oder Jugend im Körper gespeichert sein und wiederholtes Unwohlsein verursachen. In einem solchen Fall sprechen wir von einem körperlichen Erinnerungs-Chip (zur näheren Erklärung siehe unten).

Wie ihr Name andeutet, enthalten Giftpfeile ein bestimmtes Gift, das das Bewusstsein der Zellen beeinträchtigt, auf die sie gerichtet sind; das Wort »Pfeil« deutet auf ihre aggressive Qualität hin. Giftpfeile haben dieselben Wirkungen wie falsche Zuschreibungen, doch bringen sie die Körperzellen nicht nur zum Erstarren, sondern führen zusätzlich noch Gift in sie ein. Dieses Gift bewirkt, dass die normalerweise gutmütigen Körperzellen teilweise verteufelt werden, was sie aggressiv werden lässt. Wenn die verteufelten Teile ihre Aggression gegen die anderen Teile derselben Zelle oder gegen andere Zellen richten, spüren wir dies als Schmerz. Bestimmte Giftpfeile haben auch eine direkte Wirkung auf bestimmte Gene in unserer Kern-DNA. Wenn diese Gene nicht mehr gesund funktionieren, ist unser ganzer Organismus beeinträchtigt.

Giftpfeile werden durch verschiedene Arten von Gedanken und durch Ego-Emotionen verursacht. Die häufigsten Arten sind:

Schuldgefühle
Beispiel: »Ich sollte nicht krank sein«, wobei der Satz impliziert »weil sich dann andere um mich kümmern müssen und ich ihnen zur Last falle.« Das Schuldkonzept des Ego, das jeder kosmischen Grundlage entbehrt, erzeugt Schuldgefühle (eine Ego-Emotion), wann immer wir dem uns anerzogenen Verhalten zuwiderhandeln. Diese Giftpfeile verletzen unsere DNA, indem sie das Gen, das für unsere Selbstheilungskräfte zuständig ist, blockieren (siehe Glossar: Schuld).

Vergleiche mit kranken Menschen
Beispiel: »Weil ich über 50 bin, beträgt die Wahrscheinlichkeit, an Brustkrebs zu erkranken, 30 Prozent.« Diese Art von Giftpfeil erzeugt im Körper eine Angst, die seine natürliche Schutzfunktion schwächt.

Verbreitete Meinungen darüber, was »typisch« ist
Beispiel: »Wenn du erst einmal die 50 erreicht hast, geht es nur noch bergab.« Dieser Giftpfeil erzeugt ein Bild vom Körper, in dem seine Fähigkeiten beständig abnehmen. Wenn er nicht deprogrammiert wird, wird der Körper diesem Bild entsprechen.

So genannte Erbkrankheiten, wenn sie einen Vergleich beinhalten
Beispiel: »Du hast das Herzproblem deines Vaters geerbt.« Ein solcher Giftpfeil kann sage und schreibe die Fähigkeit der Chromosomen zur harmonischen Paarung verändern. Wenn »defekte« Gene in einem Kind gefunden werden, das sich noch im Mutterleib befindet, so können diese die Wirkung eines Giftpfeils sein,

mit dem das Ungeborene belegt wurde. Es könnte zum Beispiel die Angst der Mutter sein, sie könne ihr ungeborenes Kind durch Alkoholgenuss oder Rauchen geschädigt haben, oder auch ihre Einstellung, sie könne so viel trinken oder rauchen, wie es ihr gefällt.

Wenn wir Körperteilen und ihren Funktionen falsche Namen geben
Beispiel: Die Ansicht, der Körper sei eine Maschine mit mechanischen Funktionen, wobei das Herz die »Pumpe« sei. Eine solche mechanistische Sichtweise blockiert den Helfer des Herzens und macht es ihm unmöglich, Chi-Energie vom Kosmos heranzuziehen. Ein Giftpfeil wird auch erzeugt, wenn wir das Herz als die Quelle der Liebe, die wir jemandem schenken, ansehen. Dieser Giftpfeil erlaubt es dem Ego, die Gefühle, die durch das Herz fließen, zu beherrschen – dies führt zur Verhärtung des Herzens.

Wenn wir von der Krankheit oder einer Behinderung sprechen, als gehöre sie zu unserer Natur
Beispiel: Wir sagen »meine« Arthritis oder »mein« Gehörverlust. Doch die Behinderung ist nicht Teil unserer Natur; sie ist durch ein fremdes Element verursacht, das durch die Sprache in unseren Körper und unsere Psyche eingeführt wurde.

Wenn wir wütend auf unseren Körper sind
Beispiel: Wir sind wütend auf unseren Körper, weil er schmerzt oder krank geworden ist. Dieser Giftpfeil muss nicht unbedingt die Form eines Satzes haben, aber er enthält *immer* das Bild unseres Körpers als Feind. Dieser Giftpfeil macht die Schmerzen schlimmer, weil er weiteres Gift zu dem ursprünglichen Giftpfeil hinzufügt, der den Körper krank gemacht hat.

Wenn wir die Krankheit oder den Körper beschuldigen
Beispiele: »Die Krankheit ist schuld daran, dass ich leide«, »Mein Körper ist schuld daran, dass ich krank bin.« Solche Giftpfeile tragen zur Verschlimmerung des Krankheitszustands bei. Der Fehler liegt darin, dass wir die Krankheit oder den Körper als Ursache des Leidens betrachten, anstatt zu erkennen, dass die Krankheit von krankmachenden Gedanken verursacht wurde.

Schuldgefühle, Gefühle der Abscheu bezüglich der Krankheit sowie Ängste vor negativen Krankheitsfolgen
Beispiele: Sich schuldig fühlen, weil man dick ist; bestimmte Körperteile als hässlich, abstoßend oder schwach verdammen. (Die verurteilten Körperteile empfangen das Gift über das Bild eines dämonischen Kopfes, der die Spitze des Pfeils bildet.) Der angsterregende Gedanke »Ich könnte die Grippe bekommen« ist ein typischer Giftpfeil. Wir können auch andere mit Giftpfeilen belegen, wenn wir negative Gedanken sie betreffend pflegen, wie zum Beispiel Neid- oder Hassgedanken, Gedanken der Rachsucht, des Trotzes oder der Verurteilung, aber auch wenn wir uns um sie ängstigen.

Flüche
Beispiel: Die Äußerungen »Verdammt nochmal!« oder »Sie sollen verdammt sein!« sind typische Giftpfeile, mit denen eine Einzelperson oder eine ganze Gruppe belegt werden kann.

Giftpfeile als Ergebnis von traumatischen Erlebnissen
Beispiel: Eine Frau war als Kind bestraft worden, indem ihre Beine mit einer Rute geschlagen wurden. Dazu wurde sie ermahnt: »Tu das nie wieder!« Diese Erfahrung war als körperlicher Erinnerungs-Chip in ihren Beinen gespeichert, was zum unwillkürlichen Ausschlagen der Beine führte, wenn sie nervös war oder befürchtete, für irgendetwas kritisiert zu werden. Wenn sich ein Erinnerungs-Chip dieser Art bildet, dann wird die Angst in die Erinnerung der Zellen des bestraften Körperteils eingefroren und blockiert den ungehinderten Fluss von *Chi*-Energie; außerdem möchte der Körper sich wehren, was sich in dem unwillkürlichen Zucken äußert. Darüber hinaus können sich die betroffenen Körperteile Entzündungen zuziehen, weil sie erwarten, bestraft zu werden. Derartige traumatische Erlebnisse können gleichzeitig zur Entwicklung eines psychischen Erinnerungs-Chips führen. Ein höchst traumatisches Erlebnis für den Körper ist es, wenn uns als Kind zum ersten Mal mit aller Deutlichkeit gesagt oder durch Bestrafung impliziert wird, dass unsere Gefühle nicht zählen. (Die Folgen eines solchen Giftpfeils sind ausführlich in Kapitel 29, *Ängste in Verbindung mit der Krankheit,* beschrieben.)

Ein Giftpfeil beeinträchtigt jeweils den Teil des Körpers, auf den er gerichtet ist: Wenn jemand von uns sagt, wir seien »eine Last auf seinen Schultern«, dann spüren wir den Giftpfeil in unseren Schultern. Wenn uns jemand als »einen Dorn in seinem Fleisch« sieht, kann sich der Schmerz irgendwo in unserem Körper zeigen.

Auch unsere Haustiere können mit Giftpfeilen oder falschen Zuschreibungen belegt werden. Dasselbe gilt für Gegenstände aller Art, unser Haus und Grundstück, das Wetter und so weiter. Wenn ein Nahrungsmittel oder Getränk mit einem Giftpfeil belegt wird, dann wird davon sowohl das Nahrungsmittel als auch unser Verdauungssystem beim Verzehr beeinträchtigt, wie die zwei Fälle zeigen, die wir in Kapitel 11, *Eine Sprache, die heilt,* beschrieben haben.

Projektionen

Diese Art von falschen Gedankenformen verdankt ihren Namen der Tatsache, dass es sich dabei überwiegend um Feststellungen handelt, durch die wir der festen Überzeugung Ausdruck geben, etwas werde aller Voraussicht nach geschehen oder nicht geschehen. Zu ihnen gehören medizinische Diagnosen und Prognosen.

Obwohl Projektionen nicht zu den eigentlichen Ursachen von Krankheiten zählen, können sie einen Menschen für Schaden anfällig machen oder den Verlauf einer Krankheit beeinflussen. Projektionen entstehen automatisch, wenn wir Erwartungen hegen – ganz gleich, ob dies bewusst oder unbewusst geschieht. Projektionen beeinflussen die *Neuronen* in jenen Teilen des Körpers, auf die die Erwartung projiziert wurde. Neuronen sind Nervenzellen, die Informationen durch den ganzen Körper übermitteln. Ihre normale Funktion besteht darin, unsere wahren Gefühle zu übermitteln. Unter dem Einfluss einer Projektion werden die Neuronen jedoch durch die mentalen Erwartungen verwirrt, die dem widersprechen, was die Gefühle sagen.

Das I Ging macht uns auf die verborgene Gefahr aufmerksam, die von Projektionen ausgeht. In Hexagramm 25, *Die Unschuld,* spricht es von der Notwendigkeit, unseren Geist unschuldig zu halten, indem wir »keine Projektionen/keine Erwartungen« zulassen. Hoffnungen ebenso wie Ängste enthalten Erwartungen, die sowohl Projektionen als auch Giftpfeile sind.

Folgende Arten von Projektionen können unterschieden werden:

– *Erwartungen, die eine Krankheit oder ein gesundheitliches Problem aufgrund einer Prognose aufrechterhalten, welche die Möglichkeit kosmischer Hilfe ausschließt.*

Beispiel: »Es wird immer ein wenig wehtun«, »Dafür gibt es kein Heilmittel.«

– *Erwartungen in Form von Hoffnungen oder Ängsten*

Beispiele: »Das Wichtigste ist, dass du die Hoffnung nicht aufgibst.« Diese Projektion erzeugt Resignation in der Psyche des Betroffenen, die sich dem verletzten Körperteil mitteilt, der dann ebenfalls in Resignation verfällt. »Wir müssen das Schlimmste befürchten.« Diese Projektion zieht das Schlimmste an.

– *Erwartungen, die eine Öffnung für Krankheit erzeugen*

Beispiel: »Du wirst dich erkälten!« Dieser Satz projiziert ein Bild von Krankheit und erschafft damit eine potenzielle Wirklichkeit, indem er das natürliche Schutzsystem des Betroffenen verletzt.

– *Erwartungen (Ängste), die eine Verschlimmerung des Zustands verursachen*

Beispiel: »Angesichts der Ernsthaftigkeit Ihres Zustandes haben Sie noch etwa drei Monate zu leben.« Diese Projektion gibt dem Körper die klare Botschaft, dass es nutzlos ist, seine Selbstheilungskräfte zu mobilisieren, weil der Zustand »zu ernst« ist.

– *Projizieren durch positives Denken*

Diese Art des Projizierens ist harmlos, doch erfordert sie ständige Anstrengung, weil die darunter liegende Angst oder der darunter liegende Zweifel nicht beseitigt wird.

Beispiel: Ein Mensch mit einer Rückenverletzung projiziert den positiven Gedanken: »Meinem Rücken fehlt nichts. Er ist stark und gesund.« Das Problem liegt darin, dass ein positiver Satz allein

ein Problem nicht überwinden kann. Für eine Weile mag er erfolgreich sein, doch der Druck des darunter liegenden Zweifels erfordert ständiges Bemühen, ihn zu unterdrücken.

Körperliche Erinnerungs-Chips

Ein körperlicher Erinnerungs-Chip enthält die Erinnerung an ein traumatisches Erlebnis. Er kann im Muskelgewebe, im Darm, im Herzen oder einem anderen Organ ebenso wie im Blut oder im Lymphsystem gespeichert sein. Körperliche Erinnerungs-Chips manifestieren sich als Knoten, Arterienverkalkung, Ticks, nervöses Zucken und anderes.

Sie entstehen aus der Kombination einer Projektion mit einer falschen Zuschreibung und einem Giftpfeil. Wenn ein körperlicher Erinnerungs-Chip die falsche Zuschreibung enthält: »Da kann man nichts machen«, dann sterben die kranken Zellen in dem betroffenen Bereich, und an ihrer Stelle formiert sich ein Knoten oder Klumpen aus kranken Zellen, die die Projektion, die falsche Zuschreibung und den Giftpfeil enthalten. Diese Klumpen sind eine weise Einrichtung, da sie den Schaden, der sich sonst auf den ganzen Körper ausweiten würde, begrenzen.

Beispiel: Eine Frau hat sich mit der falschen Zuschreibung belegt: »Ich bin eine Sünderin.« Wenn nun jemand die Drohung (ein Giftpfeil und eine Projektion) auf diese Frau projiziert: »Wenn du deine Sünden nicht bereuest, dann wirst du in die Hölle kommen«, bildet sich ein körperlicher Erinnerungs-Chip in dem Teil ihres Körpers, der für die Sünde verantwortlich gemacht wird. (Meist ist eine solche Drohung auf den Unterleib, insbesondere den Sexualbereich gerichtet.) Der Erinnerungs-Chip enthält eine Kombination aus einer falschen Zuschreibung, einer Projektion und einem Giftpfeil. Ihre kombinierte Wirkung auf die Sexualität dieser Frau ist verheerend, weil bestimmte Neuronen nicht nur verwirrt werden, sondern vor Angst erstarren. Solche körperlichen Erinnerungs-Chips sind die primäre Ursache für Krebs in den Sexualorganen. Seine äußere Manifestation kann Jahre dauern; unter Umständen beginnt die Manifestation, wenn eine weitere Projektion angenommen wird, zum Beispiel wenn diese Frau eine Krebsstatistik hört, deren Parameter auf sie zutreffen. Wenn diese Projektion die Angst in ihr auslöst, Krebs zu bekommen, dann erfüllen die Körperzellen die Projektion.

Anhang 2: Dämonische Elemente in der Psyche, die Krankheiten verursachen

Dieser Abschnitt ist den dämonischen Elementen in falschen Zuschreibungen und Giftpfeilen gewidmet, die Krankheit verursachen können.

Wann immer ein Vorurteil oder eine endgültige Schlussfolgerung über das Leben, den Kosmos oder unsere menschliche Natur getroffen und als wahr akzeptiert wird, werden die Worte und die sie begleitenden Bilder mit Leben erfüllt. Dies geschieht, weil wir beginnen, an sie zu glauben, und dadurch dem Satz oder Bild *Energie* zuführen. Wann immer wir falschen Worten und Bildern Energie geben, manifestieren sie sich in unserer Psyche und/oder im Körper als dämonische Elemente, die vielen unserer Gedanken eine falsche Färbung verleihen. Sie können uns in Träumen oder in der Meditation erscheinen. Diese dämonischen Figuren sind auch der Gegenstand einiger Romane und Erzählungen, von Filmen und seit kurzem auch von Büchern über psychologische Themen.[54] Leider sind diese dämonischen Elemente in unserer Psyche nicht immer verstanden worden. Man hat sie irrtümlich für Teile unserer Natur, insbesondere unserer Tiernatur gehalten. Das I Ging hat uns gezeigt, dass sie unter keinen Umständen Teil unserer Psyche oder unserer Körpernatur sind; sie sind Eindringlinge, die hinausgeworfen werden müssen. Das lässt sich machen, indem wir die Wörter, Sätze und/oder Bilder, denen sie ihre Existenz verdanken, identifizieren und deprogrammieren. Sie können sich als harmlos ausgeben, indem sie beispielsweise zu uns sagen: »Es ist ja nur ein

---

54 Baer, Lee, *The Imp of the Mind. Exploring the Silent Epidemic of Obsessive Bad Thoughts,* Dutton, New York 2001. Lee Baer ist Doktoratsassistent an der Harvard Medical School und Forschungsleiter für die Abteilung »Zwanghafte störende Gedanken« (Obsessive Compulsive Disorder) an den Massachusetts General and McLean Hospitals.

Gedanke«, oder indem sie uns scheinbar harmlose Ausflüchte eingeben wie: »Man muss wenigstens 10 Prozent sündigen, sonst ist man zu intolerant.« Ansonsten äußern sie sich als Stimmen, die uns schmeicheln, entwerten, selbstbemitleiden, beschuldigen oder Angst machen; oder sie nehmen einen autoritären oder drohenden Ton an, als ob sie allwissend wären. Sie können sich in menschlicher oder Tiergestalt oder in den mythischen Formen, die wir aus der Volkskunde und Literatur kennen, zeigen.

Der Weise hat uns darauf aufmerksam gemacht, dass es einerseits zwar notwendig ist, diese dämonischen Elemente zu kennen, wir ihnen andererseits jedoch aktiv ihren Platz zuweisen müssen. Dies geschieht, indem wir uns klar machen, dass sie ihre Existenz ausschließlich dem falschen Gebrauch von Sprache verdanken. Sie zu »töten« heißt: Wir löschen dadurch die angsterregenden Bilder, die durch diesen falschen Gebrauch von Sprache erschaffen wurden, aus unserem Geist und aus unserer Psyche. Wenn uns diese Kenntnis fehlt, dann besteht die Gefahr, dass sie noch mehr Realität gewinnen, indem wir sie als »real existierend« fürchten. Sie gewinnen tatsächlich mehr Realität, wenn wir befürchten, dass sie eines Tages unser Bewusstsein vollständig beherrschen und wir die Kontrolle über sie verlieren könnten. In diesem Zusammenhang muss erwähnt werden, dass sie es mögen, wenn man über sie spricht, ganz gleich, ob sie dabei als mächtig und gefährlich oder als harmlos und witzig hingestellt werden. Das Märchen »Der Zauberer von Oz« zeigt beispielhaft den rechten Umgang mit ihnen: Sie verlieren ihre Macht, wenn wir sie beim Deprogrammieren in der Meditation mit ein wenig Wasser bespritzen.

Das I Ging unterscheidet zwischen drei Hauptarten von dämonischen Elementen: *Kobolden, Dämonen und Drachen.* Kobolde fungieren als Wächter über die wichtigsten fehlgeleiteten Ideen, die den Einzelnen an das kollektive Ego binden. Wir hören sie daher in unserer Psyche in Sätzen sprechen, die uns sagen, was wir denken, fühlen und tun *sollten* oder *müssten*, um uns konform zu verhalten. Kobolde sind die Grundform der meisten übrigen dämonischen Elemente und können sich zu Drachen auswachsen. Diese Drachen übernehmen eine Kontrollfunktion in der Psyche. Dämonen werden von Kobolden produziert, um unsere Energie zu stehlen; dies gelingt ihnen, indem sie uns Ängste, Selbstzweifel und Schuldgefühle einflößen oder uns dazu bringen, Dinge zu begehren, uns dann zu wundern, dass sie nicht zu uns kommen, und uns dann Sorgen zu machen. Auf diese Weise stellen sie sicher, dass das ganze dämonische Theater mit Energie versorgt und am Leben gehalten wird.

Zum Beispiel: Ein Kobold, ein Dämon und ein Drachen

Eine einzige falsche Zuschreibung, wie zum Beispiel »Es gibt keine Hilfe vom Kosmos«, kann das Fundament für eine dämonische Wirklichkeit in unserer Psyche legen, die von monumentalen Ängsten beherrscht ist. Die falsche Zuschreibung als solche erscheint harmlos, wenn wir bedenken, dass sie »nur« einen Kobold enthält, der sagt: »Es gibt keine Hilfe vom Kosmos.« Doch man mache sich klar, dass diese Worte den Kobold erzeugt haben. Wenn wir im Kindesalter mit dieser falschen Zuschreibung belegt wurden, dann wächst der Kobold sich im Laufe der Jahre zu einem Drachen aus. Er hat das Stadium eines Drachen erreicht, wenn wir aktiv Sätze benutzen, mit denen wir den Gebrauch von Macht rechtfertigen. Wir können diesem Drachen den Namen geben »Drache der Abhängigkeit vom kollektiven Ego«. Während der Kobold sich zu einem Drachen entwickelt, wird ein Dämon ins Leben gerufen: der »Dämon der Angst vor dem Unbekannten«. Dieser Dämon treibt uns dazu an, »die Dinge unter Kontrolle halten zu wollen«, ein Drang, der einen weiteren Drachen erzeugt: den »Drachen der Kontrolle durch den Geist«. Hat sich dieser Drache erst einmal auf dem Thron des Geistes installiert, dann erklärt er die Weisheit des Körpers für unzuverlässig. Damit ist die Bühne für den Konflikt zwischen unserem Denkvermögen (unter der Kontrolle des Drachen) und dem Fühlbewusstsein des Körpers errichtet.

Die Beziehung zwischen Projektionen/Giftpfeilen und dämonischen Elementen

Wenn eine Projektion mit einem Giftpfeil kombiniert ist, dann wird ein Kobold erzeugt, der sich ebenfalls zu einem Drachen und/oder einem Dämon entwickeln kann. Projektionen allein erzeugen keine dämonischen Elemente, obwohl sie eine Öffnung für eine Krankheit hervorbringen oder den Verlauf einer Krankheit beeinflussen können.

Beispiel 1: Der Satz »Sie sind für einen Herzinfarkt anfällig« ist eine Projektion und ein Giftpfeil. Diese Kombination erzeugt einen Kobold in Form der Angst vor einem Infarkt. Wenn nun noch eine falsche Zuschreibung hinzugefügt wird, wie zum Beispiel »…weil Ihr Vater an einem Herzinfarkt gestorben ist«, dann produziert der Kobold einen »Drachen des Vergleichs«. Wie alle dämonischen Elemente benötigen der Kobold und der Drache Energie, um am Leben zu bleiben. Es ist leicht einzusehen, dass diese Energie aus der Angst, einen Infarkt zu bekommen, gezogen wird. Um diese Angst am Leben zu halten, produziert der Kobold einen Dämon, dessen einzige Funktion darin besteht, diese Angst auszulösen. Alle drei dämonischen Elemente setzen sich im Herzen fest und leben von der *Chi*-Energie, die dort gespeichert ist.

Beispiel 2: Die falsche Zuschreibung: »Ich habe es verdient, bestraft zu werden«, kann die Schlussfolgerung aus der Vermutung sein: »Ich könnte einen unverzeihlichen Fehler begangen haben.« Letztere ist eine Projektion und ein Giftpfeil, mit denen sich der Betreffende aufgrund eines traumatischen Ereignisses belegt hat, das Schuldgefühle in ihm hinterlassen hat. Oder es ist möglich, dass er Schuldgefühle seiner Eltern für den Sexualakt, bei dem er gezeugt wurde, übernommen hat. In beiden Fällen hat die falsche Schuldzuschreibung die Funktion, die andere falsche Zuschreibung »Ich habe es verdient, bestraft zu werden«, aktiv zu halten. Letztere erzeugt die Öffnung für eine Krankheit, die der Selbstbestrafung dient. Viele Entzündungskrankheiten gehören in diese Kategorie, weil sie den Körper an den Stellen angreifen, die mit den Schuldgefühlen verbunden sind. Wenn zum Beispiel Arthritis die Fingergelenke angreift, dann ist dies die erwartete Strafe für ein *Handeln*, für das man sich schuldig fühlt. Wenn ein Mensch sich für seine bloße Existenz schuldig fühlt, kann die erwartete Bestrafung jeden beliebigen Körperteil treffen, insbesondere jedoch sein Herz. Ein Herzinfarkt kann darin seine Ursache haben.

Betrachten wir diese Situation unter dem Gesichtspunkt der beteiligten dämonischen Elemente, dann finden wir als Erstes einen Schuldkobold, der das ganze Krankheitsprogramm gestartet hat. Dieser Kobold entwickelt sich allmählich zu einem Schulddrachen, wenn der Betroffene sich die fehlgeleitete Glaubensvorstellung zu eigen macht, er verdiene es, für seine Schuld bestraft zu werden. Die Schuldgefühle und die persönliche Überzeugung, Strafe zu verdienen, erzeugen einen ganzen »inneren Gerichtshof«, der ausschließlich aus dämonischen Elementen besteht: einem Obersten Richter (Drache der Gerechtigkeit), einem inneren Staatsanwalt (ein Drache, der immer aufs Neue begründet, warum wir schuldig sind), einem Anwalt der Verteidigung (ein Dämon der Hoffnung oder ein Dämon lahmer Entschuldigungen, von denen man weiß, dass sie eine schlechte Verteidigung sind) und einem Folterdämon, der immer wieder die Bestrafung ausführt. Wir können uns diesen Gerichtshof leicht vorstellen – möglicherweise hat er sich sogar in unseren Träumen gezeigt. (Vgl. auch *Der Selbstbestrafungskomplex* in Kapitel 33.)

Leider ist dies noch nicht das Ende aller an Beispiel 2 beteiligten dämonischen Elemente. Jeder, der das Phänomen des Hoffens kennt oder schon einmal den Seufzer ausgestoßen hat: »Zumindest kann ich hoffen«, ist mit dem Drachen der Hoffnung vertraut. Auch wissen wir, dass auf Hoffen unweigerlich Hoffnungslosigkeit (ein weiterer Drache) folgt. Diese Drachen werden von Zweifelsdämonen genährt, die in ihrem Dienst stehen. Zur Verdeutlichung dieser Dynamik können wir uns vorstellen, wie die Hoffnung in einem Menschen aufgepumpt wird. Wenn diese Energie einen bestimmten Stand erreicht hat, beginnt sie unter dem Einfluss von Zweifeln abzunehmen. Am untersten Punkt des Zyklus von Hoffnungslosigkeit angelangt, kehrt der Drache der Hoffnung zurück und setzt den Teufelskreis erneut in Gang. Diese Dämonen und Drachen projizieren unterbewusste Bilder vor unser inneres Auge und erzeugen eine verwirrende Vielfalt von Ego-Emotionen, in denen der betroffene Mensch gefangen ist.

Das Beispiel zeigt, wie Kobolde sich zuerst zu Drachen und Dämonen entwickeln, die dann wie eine Diebesbande miteinander kooperieren, um die *Chi*-Energie eines Menschen zu stehlen und sich von ihr zu nähren. Sie sind Parasiten, die sich solange von ihrem Wirt ernähren, bis nichts mehr übrig bleibt. Aus diesem Grunde haben sie sowohl ein Interesse daran, dass der Wirt krank wird, als auch daran, dass dies so bleibt. Das zeigen uns langwierige oder chronische Krankheiten (siehe Teil IV).

Und noch ein weiterer wichtiger Punkt wird hier deutlich: Wann immer Schuldgefühle die primäre Krankheitsursache sind, kann der Betroffene erst dann gesund werden, wenn diese aufgedeckt und deprogrammiert werden. Wie uns das I Ging zeigt, können wir uns nicht dadurch von Schuldgefühlen befreien, dass wir unsere Strafe erdulden. Die Schuldgefühle, von denen hier die Rede ist, sind eine Erfindung des Ego, um sich an der Macht zu halten. Daher kennt das Maß, mit dem uns das Ego bestrafen möchte, keine Grenzen. Die Behauptung des Ego, die Strafe befreie uns von unserer Schuld, steht in krassem Widerspruch zur Definition, die das Ego uns von seinem Schuldbegriff gibt: Danach ist Schuld ein unauslöschlicher Fleck auf unserer Natur. (Siehe Kapitel 21, Abschnitt 1, *Den falschen Begriff von Schuld deprogrammieren.*)

Die Verteufelung von Nahrungsmitteln und Getränken

Wenn wir Nahrungsmittel und Getränke in Kategorien von »gut oder schlecht für uns« einteilen, dann verteufeln wir diejenigen, die wir als schlecht bezeichnen. Die korrekte Unterscheidung, die wir treffen müssen, ist zwischen Dingen, die für die Verdauung eines Individuums geeignet sind, und solchen, die dafür ungeeignet sind. (Vgl. auch Kapitel 13, *Beispiele von Heilungen langwieriger oder chronischer Krankheiten, Abschnitt Nahrungsmittelallergien.*)

Beispiel 1: Wenn wir Zucker als »schlecht für unsere Gesundheit« klassifizieren, erschaffen wir mehrere Dämonen: Der erste wird im Zucker erzeugt, wenn wir ihn kaufen. Der Grund dafür ist, dass Zucker ein Bewusstsein hat, das auf unsere Gedanken antwortet. Der zweite ist ein Schulddämon, der uns Schuldgefühle einflößt, wenn wir den Zucker essen. Ein weiterer Dämon erzeugt in uns das unstillbare Verlangen nach Zucker. Es gilt die Regel: Wann immer wir etwas als »schlecht« abgestempelt haben, das unser Körper braucht, und versuchen, es unserem Körper vorzuenthalten, wird eine negative Anziehung zu dem spezifischen Nahrungsmittel oder Getränk erzeugt, die wir als unstillbares Verlangen erleben. Diese negative Anziehung steckt hinter Suchtverhalten.

Beispiel 2: Wenn wir Wein als »schlecht für unsere Gesundheit« verteufeln, erzeugen wir denselben Schulddämon sowie einen Dämon des unstillbaren Verlangens, wie im ersten Beispiel beschrieben. Es ist durchaus möglich, dass der Genuss von Wein nicht für die Verdauung eines Individuums geeignet ist; der Betreffende wird sich dann normalerweise nicht zu Wein hingezogen fühlen. Unser Körper weiß aufgrund seines Fühlbewusstseins, was für ihn geeignet ist und was nicht. Wenn wir uns jedoch mentale Vorurteile bezüglich Nahrungsmittel und Getränke zu eigen machen, dann wird das Fühlwissen unseres Körpers blockiert.

Die Verteufelung von Suchtmitteln

Was wir hier als Suchtmittel bezeichnen, sind natürliche Produkte, wie Tabak, Hanf und Pilze, die seit alter Zeit entweder für rituelle Zwecke oder zur Herbeiführung von Trancezuständen benutzt worden sind. Wenn sie in kontrollierten Dosen genossen werden, haben diese Produkte keine suchterzeugende Eigenschaft. Allerdings kann das Ego sich ihrer bemächtigen, um einen Menschen zu beherrschen – erst dann werden sie zu Suchtmitteln. Häufig produziert ein Mensch die Sucht, wenn er das Mittel in der stolzen Meinung einnimmt, er könne es kontrollieren. Diese Haltung produziert einen Dämon, der dem Bewusstsein in dem Mittel Macht über ihn gibt.

Ego-Komplexe

Wie uns der Weise gezeigt hat, besteht das voll entwickelte Ego in der Psyche eines Menschen aus einer begrenzten Anzahl von Komplexen. Einige davon haben wir in Kapitel 33 beschrieben. Die Psychologie spricht von »neurotischen Komplexen«; das Wort »neurotisch«, das von *Neuron* (Nervenzelle) abgeleitet ist, erweckt jedoch fälschlicherweise den Eindruck, diese Komplexe seien Teil unserer natürlichen Beschaffenheit. Da sie Produkte des Ego sind, nennen wir sie Ego-Komplexe.

Das Ego ist ein Programm aus fehlgeleiteten Ideen und Glaubensvorstellungen, die im Zuge unserer Kindheitskonditionierung in unserer Psyche verankert wurden. Es besteht aus einer begrenzten Anzahl von falschen Begriffen und Sätzen, die Unwahrheiten über das Wesen des Kosmos, der Natur im Allgemeinen und der menschlichen Natur im Besonderen beinhalten. Außerdem enthält es grundsätzliche Unwahrheiten über die Art unserer natürlichen Beziehungen in den drei genannten Bereichen. Da diese Unwahrheiten die kosmische Ordnung verleumden, erzeugen sie widrige Schicksale. Ein widriges Schicksal soll uns am eigenen Leibe die schädlichen Folgen spüren lassen, wenn wir diese verleumderischen Prämissen akzeptieren, die zu Schmerz und Leiden führen. Das Ego, das seine Existenz diesen Verleumdungen verdankt, hat Begründungen erfunden, die die Ursache für widriges Schicksal beim Kosmos, bei der Natur im Allgemeinen und bei der menschlichen Natur suchen. *Diese falschen Erklärungen für das Phänomen des widrigen Schicksals* führen uns in immer größeren Widerstreit mit dem Kosmos. Das Ego könnte endgültig ausgerottet werden, wenn die Menschen erkennen würden, dass ihr *Widerstreit mit dem Kosmos* das Hauptmittel ist, durch das das Ego am Leben erhalten wird.

Wenn wir bewusst oder unbewusst bestimmte falsche Grundprämissen akzeptieren, dann entwickeln sich diese im Laufe der Zeit zu einem Dickicht von Ego-Komplexen. Einige dieser Komplexe in der Psyche werden autonom, was sich in zwanghaftem Verhalten und Suchtverhalten zeigt.

Andere Arten von dämonischen Elementen in der Psyche

Der Wechselbalg

Mehrere Meditationsbilder machten uns auf den Wechselbalg aufmerksam. Auf der Spur nach weiteren Beschreibungen dieses dämonischen Elements in Enzyklopädien fanden wir die folgenden unter dem Stichwort »Wechselbalg«: »(Im Volksglauben) missgestaltetes, von Zwergen oder bösen Geistern untergeschobenes Kind«; Synomyme: »Ersatz«, »Alternative«, »Verschobenes«, »Entschuldigung«, »Abwechslung«, »Vertretung«, »Stellvertreter«.

In diesem Buch verwenden wir nur den allgemeinen Begriff »Wechselbalg«, mit Ausnahme einiger Stellen, an denen wir die Namen für spezifische Aspekte des Wechselbalgs benutzen, soweit sie mit gesundheitlichen Problemen verbunden sind: »der Identifizierer«, »der Entschuldiger«, »der Ankläger« und »der Projektor angstmachender Bilder« (siehe Teil IV).

Der Name »Wechselbalg« ist eine gute Beschreibung für die Sprachtricks, die dieses dämonische Element verwendet, um kosmische Sprache in Ego-Sprache zu verwandeln. Es nimmt kaum merkliche Veränderungen in der Bedeutung von Wörtern und in der Syntax von Sätzen vor oder es tauscht Wörter aus oder lässt sie einfach weg. Eine andere Aktivität des Wechselbalgs besteht darin, Ego-Komplexe zu erzeugen, die das Ego stützen, indem er die Bedeutung von Wörtern und Sätzen verdreht.[55] Wenn Ego-Komplexe erst einmal in unserer Psyche Fuß gefasst haben, bestimmen sie, wie wir unsere alltägliche Wirklichkeit wahrnehmen, indem sie einen Rahmen erschaffen, durch den alle Erfahrungen durchgeschleust und dabei den bestehenden Ego-Konzepten angepasst werden. Sie können die Wirkung haben, dass wir das Leben durch eine dunkle Brille sehen und alle guten Erfahrungen, die wir gemacht haben, vergessen. Sie können auch bewirken, dass wir in blinde Begeisterung für raffinierte Pläne verfallen, die das Ego ausgeheckt hat.

Alle Ego-Komplexe sind von dem Wechselbalg begleitet, der sie erzeugt hat; wir haben diesen Punkt in den Anleitungen zum Deprogrammieren von Ego-Komplexen erwähnt. Darüber hinaus sind auch alle fehlgeleiteten Glaubensvorstellungen und bestimmte Selbstbilder von einem Wechselbalg begleitet.

Ein herumwandernder Wechselbalg

Wenn wir beim Deprogrammieren einer fehlgeleiteten Glaubensvorstellung, eines Selbstbildes oder Ego-Komplexes übersehen haben, dass ein Wechselbalg damit verbunden war, der ebenfalls deprogrammiert werden müsste, dann beginnt dieser Wechselbalg in unserer Psyche und/oder im Körper herumzuwandern. Er tut dies in der Art eines freien Radikals – auf der Suche nach etwas, mit dem er sich verbinden kann. Seine Anwesenheit verursacht

---

55 Vgl. die Beschreibung des Zustandekommens des Gottes-Schuldkomplexes in Kapitel 9. Weitere Ego-Komplexe sind in Kapitel 33 als Ursachen von Krankheit aufgeführt.

Kopfweh oder scheinbar unzusammenhängende Schmerzen in anderen Teilen des Körpers. Die Schmerzen wandern gewissermaßen ziellos in unserem Körper umher.

Ein Zweifler

Ein Zweifler ist ein dämonisches Element, das aus einem Giftpfeil hervorgegangen ist, der die natürliche Anziehung zwischen Psyche und Körper auflöst und sich im Herzen einnistet. Ein Beispiel für einen solchen Giftpfeil ist der Satz: »Du kannst einer Sache erst trauen, wenn sie bewiesen wurde.« Wenn wir die Wahrheit eines kosmischen Harmonieprinzips erfahren haben, führt der Zweifler die Worte »möglicherweise« oder »vielleicht« ein und sät dadurch Zweifel – die giftige Spitze des Pfeils. Wenn der Zweifler aktiv ist, dann folgt ein Zweifel dem anderen, selbst wenn wir versuchen, sie zu zerstreuen. Der Zweifler bezweifelt alles, was nicht mit den äußeren Augen zu sehen ist, weil er auf der falschen Vorstellung beruht, dass man nur glauben kann, was man sehen kann.

Ein Greifer

Ein Greifer ist ein spezifisches dämonisches Element, das ein Licht auf eine Sorge, eine Angst oder ein Schuldgefühl wirft, um diese in den Vordergrund unserer Aufmerksamkeit zu rücken. Greifer sind überwiegend nachts aktiv und halten uns wach, indem sie uns eine Situation, die Angst, Sorgen oder Schuldgefühle wecken, ins Bewusstsein bringen. Sie bringen uns dazu, die Angelegenheit im Geiste zu wälzen, bis wir merken, dass wir nichts dafür oder dagegen tun können. Dann lassen sie diesen Punkt fallen und bringen einen neuen auf den Tisch, mit dem sie uns solange martern, bis wir wieder merken, dass wir nichts daran ändern können. Kaum haben wir diesen Punkt fallen gelassen, präsentieren sie ein neues, ähnliches Thema und so weiter *ad infinitum*. Greifer sind die Hauptursache für Schlaflosigkeit. Sie sind auch die Ursache für Hitzewellen und nächtliche Schweißausbrüche, die durch Sorgen, Ängste und Gefühle der Hoffnungslosigkeit ausgelöst werden. Der Greifer verfolgt hauptsächlich das Ziel, uns davon abzuhalten, uns zu erinnern, dass die Lösung darin besteht, die kosmischen Helfer zu bitten, uns von unseren Sorgen zu befreien, und die Angelegenheit dann in ihre Hände zu übergeben. Damit dies nicht geschieht, setzt der Greifer alles daran, uns unsere Einheit mit dem Kosmos und die Tatsache, dass wir die Fähigkeit besitzen, um kosmische Hilfe für alle scheinbar hoffnungslosen Situationen zu bitten, vergessen zu lassen. Wenn wir vergessen, dass wir fehlgeleitete Glaubensvorstellungen deprogrammieren und den Kosmos um Hilfe bitten können, dann können sich die Greifer unbegrenzt von unserer Energie nähren.

Typisch für die Dinge, die ein Greifer vorbringt, sind: unhaltbare Situationen in Bezug auf Schäden an unserer Umwelt, Kriege irgendwo auf der Welt, Katastrophen aller Art, die Verschlechterung gesellschaftlicher Verhältnisse und andere negative Nachrichten.

Typisch für die Ängste, die ein Greifer weckt, sind: die Angst, nicht die Hilfe zu erhalten, die wir brauchen, und die Angst vor dem Unbekannten (einer unbekannten Zukunft), die sich in dem Satz ausdrückt: »Man weiß nicht, was geschehen wird.«

Der Greifer ergreift auch Schuldgefühle und quält uns endlos damit; dadurch hält er uns davon ab zu erkennen, dass diese Gefühle auf einem Schuldbegriff beruhen, der vom Ego stammt und samt und sonders deprogrammiert werden muss. Aus kosmischer Sicht ist die Tatsache, dass wir Fehler begehen, Teil unseres Lernprozesses; wir können unsere Fehler berichtigen, indem wir die fehlgeleiteten Ideen, die ihnen zugrundeliegen, herausfinden und deprogrammieren (siehe auch Glossar: Schuld).

Der Greifer benutzt die Energie, die er aus unseren Gefühlen der Hoffnungslosigkeit, Hilflosigkeit oder Schuld gewinnt, um das Ego am Leben zu erhalten.

Anhang 3: Glossar zu in diesem Buch verwendeten Begriffen

Querverweise auf andere in diesem Glossar erläuterte Begriffe sind mit → gekennzeichnet.

***Chi*-Energie:** Im Bereich Gesundheit gilt es verschiedene Arten von *Chi*-Energie zu unterscheiden:

- Die Lebenskraft, die unser Sein ausmacht.
- Herz-*Chi*, das unser Herz direkt vom Kosmos empfängt. Es unterscheidet sich von anderen Arten von *Chi*, die wir durch andere Teile unseres Körpers empfangen, darin, dass es unseren Körper nährt und uns ermöglicht, unser kosmisches Schicksal, das heißt unsere Bestimmung zu erfüllen. Diese Bestimmung liegt darin, unsere Einzigartigkeit zum Ausdruck zu bringen.
- *Chi*-Energie, die wir durch unsere gefühlsmäßige Beziehung zur Natur empfangen. Sie gibt uns physische Kraft und emotionale Energie.
- *Chi*-Energie, die wir vom Sonnenlicht erhalten. Wir brauchen sie für einen gesunden Stoffwechsel.
- *Chi*-Energie, die unmittelbar in unserem Körper erzeugt wird. Diese ist das Produkt unserer gefühlsmäßigen Beziehung zum Kosmos und kommt von unserer inneren Wahrheit (DNA). Wenn wir mit unserer inneren Wahrheit in Verbindung sind, dann nährt dieses *Chi* sowohl unseren Körper als auch unseren Geist. Das I Ging nennt sie »einen klaren, kühlen Quell, den man trinken kann«. Je mehr wir daraus trinken, desto stärker fließt er.[56] Sie ist die einzige verlässliche Quelle der Wahrheit, auf die unser Verstand angewiesen ist.
- Heilendes *Chi*, das direkt vom Kosmos durch folgende Helfer kommt: den Helfer der Heilung, den Weisen, die kosmischen Helfer und den Helfer der Mehrung.

Alle genannten Arten von *Chi*-Energie und weitere, hier nicht erwähnte, sind Teil des kosmischen Bewusstseins und der Natur.

---

56 Anthony/Moog, S. 566f., Hexagramm 48, *Der Brunnen,* Platz 5 und 6.

Ego: Das individuelle Ego ist ein aus verschiedenen mentalen Komponenten zusammengesetztes Gebilde. Es besteht aus Selbstbildern und deren Begründungen sowie aus Ego-Komplexen, die ein Mensch im Verlauf seiner Konditionierung entwickelt. Diese Konditionierung findet durch den falschen Gebrauch von Sprache statt. Die Keime für die Entwicklung des individuellen Ego werden sehr früh in die Psyche des Kindes eingepflanzt, schon bevor das Kind zu sprechen beginnt. So wird ihm bedeutet – nicht nur durch Worte, sondern durch inneren Druck seitens der Eltern –, dass es etwas »werden« müsse. Dies impliziert, dass das Kind so, wie es ist, nicht gut genug ist. Außerdem wird ihm klar gemacht, dass es keine andere Hilfe gibt als die, die es von den Einrichtungen des kollektiven Ego bekommen kann. Auf diese Weise werden wir von früh an zur Abhängigkeit vom kollektiven Ego für die Befriedigung all unserer Bedürfnisse erzogen. Ferner wird uns beigebracht, unsere bloße Existenz bedürfe der Autorisierung durch das kollektive Ego. Das heißt, wir müssen die Regeln verinnerlichen, die uns in den Augen des Kollektivs und seiner Institutionen akzeptabel machen. Zu diesem Zweck wird uns gesagt, wir müssten »unseren Charakter entwickeln« und die Rollen annehmen, die uns als akzeptabel definieren.

Da alle diese Selbstbilder, Rollen, Regelvorgaben, fehlgeleiteten Glaubensvorstellungen und die aus ihnen resultierenden Ego-Emotionen im Widerspruch zu unserer wahren Natur stehen, sind sie die Hauptursachen für Krankheiten und Verletzungen. Da das Ego aus sich selbst heraus keine Lebenskraft besitzt, muss es alle Energie, die es benötigt, von der Lebenskraft stehlen, mit der wir geboren werden. Es erreicht dies dadurch, dass es uns glauben macht, wir seien minderwertig. Als Folge davon streben wir danach, etwas zu werden. In diesem Streben unterdrücken wir unser wahres Selbst, während wir unsere Lebenskraft in den Aufbau des Ego investieren.

Gesunder Menschenverstand: Es handelt sich dabei um die Übereinstimmung aller unserer inneren Wahrnehmungssinne sowie unserer *metaphorischen Sinne*. Unser gesunder Menschenverstand ist der »innere Richter«, der unterscheidet, was mit unserer inneren

Wahrheit (und folglich mit dem Kosmos) im Einklang ist und was nicht. Wir *fühlen* sein Urteil als inneres Ja oder Nein. Unsere inneren Wahrnehmungssinne geben uns Auskunft über die innere Wahrheit einer Situation. So sagt uns zum Beispiel unser innerer Geruchssinn, wenn etwas an einer Sache »stinkt«; unser innerer Geschmackssinn macht uns darauf aufmerksam, dass eine Bemerkung »geschmacklos« ist; unser inneres Gehör meldet uns, dass etwas einen »schlechten Klang« hat; und unser Sinn des inneren Sehens zeigt uns die innere Wahrheit einer Situation in der Meditation oder durch Einsichten; unser innerer Tastsinn sagt uns, dass sich etwas »nicht stimmig« anfühlt. Zu unseren metaphorischen Sinnen gehören unser Sinn für Vorsicht und Umsicht und unser Feingefühl für alles, was uns umgibt.

Eine andere wichtige Funktion unseres gesunden Menschenverstandes besteht darin, Transformationen auszuführen. In diesem Zusammenhang muss daran erinnert werden, dass unser gesunder Menschenverstand, unsere inneren Wahrnehmungssinne und unsere metaphorischen Sinne sämtlich Teil unserer Tiernatur sind; sie werden dysfunktional, wenn wir diese als niedrig oder gar als die Quelle des Bösen betrachten; das Gleiche gilt, wenn wir unsere Gefühle missachten oder fürchten. (Vgl. auch → *Sinne.*)

Giftpfeile, falsche Zuschreibungen, Projektionen: Diese Begriffe bezeichnen verschiedene Arten von falschen Gedankenformen, die nicht im Einklang mit dem → *Kosmos* sind. Aufgrund dieser Eigenart erzeugen sie eine negative Energie, die die Psyche und/oder den Körper eines Menschen, eines Tieres, einer Pflanze oder eines anderen Dinges in der Natur verletzt, sobald sie auf diese gerichtet wird. Falsche Gedankenformen sind die Hauptursachen für Krankheiten; sie können auch ein ganzes »Krankheitsprogramm« in der Psyche eines Menschen bilden. Wir können uns selbst mit falschen Gedankenformen belegen (unsere Psyche und/oder unseren Körper) oder einen anderen Menschen. Ihr schädlicher Einfluss kann dadurch beendet werden, dass wir die Worte, Sätze und/oder Bilder identifizieren, aus denen sie bestehen, und diese dann entschlossen mit kosmischer Hilfe deprogrammieren. Sobald die → *Helfer* sie transformiert haben, ist der Heilungsprozess eingeleitet.

Helfer: Die Helfer, von denen in diesem Buch die Rede ist, sind individualisierte Aspekte des kosmischen Bewusstseins und der Natur. Als solche sind sie meist unsichtbar. Wie jedoch das Foto auf Seite 75 zeigt, sind die Helfer bisweilen bereit, sich auf unsere Bitte hin zu zeigen. Jeder Helfer erfüllt eine spezifische Funktion innerhalb des harmonisches Flusses des Kosmos als eines Ganzen. Die Helfer sind keine Menschen, doch können sie uns ihre Hilfe *durch* Menschen zuteil werden lassen, wie zum Beispiel durch Ärzte, Krankenschwestern, Therapeuten und so weiter. Die Hilfe seitens der Helfer findet überwiegend im Bereich des Atoms in Form von → *Transformationen* statt. Da sie Hilfe in einer Weise bringen können, die außerhalb unserer menschlichen Fähigkeiten liegt, ist es wichtig, dass wir uns nicht vorzustellen versuchen, wie sie ihre Aufgaben erfüllen, wie viel oder wie wenig Zeit sie dafür benötigen und in welcher Form sich das Ergebnis manifestieren wird. (Siehe auch Kapitel 8, *Die helfenden Kräfte des Kosmos und unserer Natur.*)

Kollektives Ego: Das kollektive Ego ist der Erzeuger des individuellen Ego. *Kollektives Ego* ist der Name, den wir den gesammelten fehlgeleiteten Ideen und Glaubensvorstellungen über den → *Kosmos*, die Natur, unsere menschliche Natur und unseren Platz im Ganzen gegeben haben. Es sind diese Ideen und Glaubensvorstellungen, die uns Menschen und unsere Kulturen vom Kosmos und seiner harmonischen Ordnung getrennt haben. Die sichtbare Seite des kollektiven Ego besteht aus jenen Aspekten unserer gesellschaftlichen Strukturen und Einrichtungen, die die menschenzentrierte Sicht auf die Welt unterstützen und daher im Widerspruch zu den kosmischen Harmonieprinzipien operieren. Da das kollektive Ego in seiner Gesamtheit ein falsches Konstrukt ist, das keine Gültigkeit in der kosmischen Wirklichkeit besitzt, ist es vollständig von der Lebensenergie abhängig, die es von der wahren Natur der Menschen stiehlt. Zu diesem Zweck fördert es die Entwicklung des individuellen → *Ego* im einzelnen Menschen von frühester Kindheit an. Dies geschieht durch die Konditionierung mit einem geistigen Programm, das die Werte und Glaubensvorstellungen des kollektiven Ego Satz für Satz und Bild für Bild in die Psyche des

Kindes einpflanzt, wo sie dann beginnen, ein Eigenleben zu führen. (Siehe die ausführlichere Beschreibung in Kapitel 5, im Abschnitt *Das kollektive Ego.*)

Kosmos (aus dem Griech.) bedeutet: »das ganze Universum in seiner harmonischen Ordnung«. Das I Ging zeigt uns den Kosmos als ein System von Harmonieprinzipien. Der Kosmos besteht aus zwei Teilen: dem unsichtbaren kosmischen Bewusstsein und dessen sichtbarem Ausdruck in den Formen der Natur. Das kosmische Bewusstsein setzt sich aus verschiedenen Arten von Bewusstsein zusammen, doch ist es hauptsächlich ein *Fühl*bewusstsein. Das disharmonische Bewusstsein, das durch den falschen Gebrauch von Sprache in die Welt gekommen ist, hat eine Sphäre dämonischen Bewusstseins erschaffen, die nicht Teil des kosmischen Bewusstseins ist. Diese dämonische Bewusstseinssphäre hat sich in Konkurrenz zum kosmischen Bewusstsein etabliert, indem es sich in der Einbildung der Menschen an seine Stelle gesetzt hat. In ihrer hierarchischen, menschenzentrierten Struktur sieht sich der Mensch als die »Krone der Schöpfung«. Von ihrem Platz in der Isolation übt diese Sphäre eine zerstörerische Wirkung auf Mensch und Natur aus. Sie hat sich in Form der so genannten schwarzen Löcher manifestiert. Die sichtbare Seite der dämonischen Bewusstseinssphäre ist die »Parallelwirklichkeit« der Strukturen und Einrichtungen, die das kollektive Ego erschaffen hat. Je mehr wir in der Parallelwirklichkeit gefangen sind, desto anfälliger sind wir für Krankheiten.

Der Kosmos ist nicht mit dem identisch, was die Wissenschaft gemeinhin als »das Universum« bezeichnet. Dieses Universum ist ein Produkt der menschenzentrierten Sichtweise, die, mit Ausnahme der Akzeptanz »dunkler Materie«, alles für unwissenschaftlich erklärt, was für das äußere Auge nicht sichtbar ist.

Psyche: Was wir als Psyche bezeichnen, ist der nicht sichtbare Teil unserer individuellen Existenz. Die Psyche ist die unsichtbare *Ergänzung* zu unserem sichtbaren Körper. Psyche und Körper bilden zusammen eine untrennbare, harmonische Ganzheit. Die Psyche umfasst *alle Arten von Bewusstsein, die unsere unsichtbare Existenz* *ausmachen.* Von zentraler Bedeutung unter diesen Arten von Bewusstsein sind: unser Gefühlsbewusstsein, unser Denkbewusstsein, das Sprache bildet, unser reflektierendes Bewusstsein, das Geistesblitze anzieht, und unser Intuitivbewusstsein, das Bilder im Geist formt.

Unter gesunden Bedingungen funktioniert unser Körper auf der Grundlage unseres Gefühlsbewusstseins. Viele seiner Funktionen geschehen, ohne dass sich unser Denkbewusstsein ihrer Tätigkeit bewusst ist. Aus diesem Grunde werden sie häufig als »unbewusste Funktionen« bezeichnet. In der Psychologie wird der Begriff »unbewusst« oft gebraucht, um Aussagen über unser Gefühlsbewusstsein zu machen, ohne zu betonen, dass es ein *Bewusstsein* ist. Das Wort »unbewusst« setzt unser Gefühlsbewusstsein herab und erzeugt den Eindruck, unser Denkbewusstsein sei das einzige Bewusstsein, das wir besitzen. In diesem Buch verdeutlichen wir die überragende Bedeutung unseres Gefühlsbewusstseins. Ferner zeigen wir auf, wie unser Denkbewusstsein Krankheiten verursachen kann, indem es das Gefühlsbewusstsein des Körpers mit falschen Gedankenformen (→ *Giftpfeile, falsche Zuschreibungen, Projektionen*) belegt. Selbstheilung im Einklang mit dem Kosmos beginnt damit, dass wir unsere Psyche von solchen krankmachenden Gedankenformen befreien. So gesehen bestätigen die Erkenntnisse, die wir hier darlegen, die Theorie, dass Krankheiten *psychosomatische* Ursachen haben, das heißt dass sie das Ergebnis psychischer Einflüsse auf den Körper sind.

Schuld: Das I Ging hat uns darauf aufmerksam gemacht, dass der Ego-Begriff von Schuld jeder kosmischen Grundlage entbehrt. Dies schließt auch die Idee einer Erbschuld oder Erbsünde mit ein. Die Idee, es gebe eine Schuld, die mit dem Bild eines unauslöschlichen Flecks verbunden ist, hat nur den Zweck, den einzelnen Menschen unter der Kontrolle des → *kollektiven Ego* zu halten.

Wenn wir eine Krankheit untersuchen, dann ist es wichtig, uns klar zu machen, dass das Ego größtes Interesse daran hat, uns die Befürchtung zu geben, wir könnten an der Ursache der Krankheit schuld sein.

Das I Ging stellt durchweg unter Beweis, dass der → *Kosmos* uns unsere Fehler nicht vorhält. Fehler zu machen ist ein wesentlicher Teil unseres Lernprozesses. Eine Ausnahme ist, wenn wir uns wissentlich vom Kosmos abkehren und dem Weg des Ego folgen. Durch eine solche Entscheidung machen wir uns im kosmischen Sinne schuldig an der harmonischen Ordnung des Kosmos. Wir können uns aber von dieser kosmischen Schuld befreien, wenn wir unseren Fehler bedauern und den fehlgeleiteten Ideen, die uns zu dieser Handlungsweise gebracht haben, den Rücken kehren, indem wir sie deprogrammieren. Wenn wir nicht zu unserem kosmischen Pfad zurückkehren, erzeugen wir ein widriges Schicksal. Doch selbst ein widriges Schicksal hat eine begrenzte Laufzeit; mit seinem Ende erlöscht auch die kosmische Schuld. Genauso wie wir eine kosmische Schuld jederzeit beenden können, können wir auch ein widriges Schicksal in dem Augenblick beenden, in dem wir den Schaden bedauern, den wir dem Kosmos verursacht haben, und unser Denken entsprechend korrigieren.

Die Tatsache, dass Schuldgefühle mit all den fehlgeleiteten Glaubensvorstellungen verbunden sind, die uns das kollektive Ego lehrt, ist eine der Hauptursachen von Krankheit. Eine andere Krankheitsursache sind Schuldgefühle für die Nichterfüllung von Pflichten, die wir mit den Rollen übernehmen, die uns vom kollektiven Ego übergestülpt werden. Außerdem gehören Schuldgefühle zu den Faktoren, die uns an eine Krankheit gebunden halten. Das Ego unterstützt jede Form von Schuldgefühlen, weil es aus deren negativer Energie Gewinn zieht. Was den Bereich der Krankheit angeht, so begegnen wir dem Thema Schuld in unterschiedlichem Gewand: 1) als falscher Schuldbegriff, 2) als Idee von »Erbschuld« oder »Erbsünde« und 3) als Schuldgefühl für den Wunsch nach Genesung. (Siehe auch Kapitel 9, *Die Ursprünge von Schuld,* und Kapitel 21, *Deprogrammierungsmethoden.*)

Sinne: Die Sinne umfassen unsere fünf äußeren Wahrnehmungssinne (Sehen, Hören, Riechen, Schmecken, Tasten), unsere fünf entsprechenden inneren Wahrnehmungssinne (unser inneres Sehen, inneres Gehör, unseren inneren Geruchs- und Geschmackssinn und unser inneres Tastgefühl). Zu unseren inneren Sinnen gehören auch eine Reihe »metaphorischer« Sinne, von denen unsere Alltagssprache spricht, wie zum Beispiel unser Sinn für Angemessenheit, unser Sinn für Gefahr und unser Vorsichtssinn.

Unsere inneren Wahrnehmungssinne haben die Aufgabe, uns die *innere* Wahrheit einer Angelegenheit anzuzeigen. So kann beispielsweise unser innerer Geruchssinn die Einschüchterung riechen, die von Autorität ausgeht (Autorität ist nicht Teil der kosmischen Ordnung, sondern gehört zur dämonischen Bewusstseinssphäre, siehe auch → *gesunder Menschenverstand*). Obwohl ein verdächtiger Geruch oder Geschmack durch unsere äußeren Sinne nicht wahrnehmbar ist, registrieren wir ihn unbewusst, es sei denn unsere inneren Sinne sind zu irgendeinem Zeitpunkt abgeschaltet worden, weil sie abgewertet oder verteufelt wurden. Indem wir ihnen wieder unseren Respekt bezeugen, werden wir in die Lage versetzt, krankmachende Gedanken und Ego-Emotionen, die zu Krankheit führen können, wahrzunehmen. Die erfolgreiche Wahrnehmung dessen, was unsere inneren Wahrnehmungssinne uns sagen wollen, erfordert Übung im *inneren Hören*. Das innere Hören hat die Funktion, uns das, was gerochen oder geschmeckt wurde, ins Bewusstsein zu bringen. Wenn unser inneres Gehör uns die Botschaft gibt, dass etwas nicht richtig »klingt«, kommt unser innerer Tastsinn ins Spiel; er hat die Funktion, diese Wahrnehmung mit unserem Sinn für die innere Wahrheit abzugleichen. Der Name »innere Wahrheit« bezeichnet ein Fühlgedächtnis, mit dem jeder Mensch geboren wird. Dieses Fühlgedächtnis weiß, wie sich kosmische Harmonie *anfühlt*. Wenn unser innerer Tastsinn eine Wahrnehmung, die nicht richtig klingt, mit diesem Gedächtnis abgleicht, dann wird die resultierende Dissonanz von uns als »Etwas fühlt sich nicht stimmig an« wahrgenommen.

Die Funktion unserer metaphorischen Sinne besteht darin, automatisch die angemessene Antwort auf unharmonische Situationen auszulösen. Zusätzlich zu den erwähnten metaphorischen Sinnen besitzen wir einen Sinn für die Treue zu unserer inneren Wahrheit, einen Sinn für Fairness oder Neutralität, einen Sinn für Integrität, einen Sinn für innere Stille, einen Sinn für Unschuld, einen Sinn für Schuld, wenn wir gegen unser wahres Selbst handeln, einen Sinn für die Würde aller Dinge sowie ein allgemeines

Feingefühl für alle Dinge um uns herum. Unsere metaphorischen Sinne zeichnen sich durch *Einfachheit* aus, da sie Reaktionen auslösen, ohne dass wir unser Denken einschalten müssten. Sie geben uns innere Sicherheit für angemessenes Verhalten in jeder Lage. *Sie ermöglichen es uns, in unserer Mitte zu sein und geben uns unsere Vollständigkeit.* Wir können uns ihrer Fähigkeiten voll erfreuen, wenn wir uns ihre Bedeutung für unser Leben bewusst machen und ihnen unseren vollen Respekt bezeugen. Das Ergebnis ist Selbstrespekt in seiner wahren Bedeutung.

Obwohl unsere metaphorischen Sinne unter den verschiedensten falschen Zuschreibungen leiden mögen, tun sie ihren Dienst so gut wie irgend möglich. Diejenigen Teile, die nicht direkt von falschen Zuschreibungen betroffen sind, tun ihr Bestes, die anderen Funktionen wettzumachen.

Viele unserer metaphorischen Sinne sind im Muskelgewebe des Körpers verteilt. Sie sorgen für unwillkürliche Reaktionen wie Erröten, Rückzug oder Flucht. Wenn wir im Einklang mit uns selbst sind, sorgen sie für unser reibungsloses Fortschreiten auf unserem Lebensweg. Dies deutet an, dass unsere metaphorischen Sinne durch → *Transformation* funktionieren, doch kann dies nur geschehen, wenn sie nicht unter einer falschen Zuschreibung stehen. Zu den Funktionen unserer metaphorischen Sinne gehört auch, uns vor Schaden von außen zu schützen, der unsere Ganzheit bedroht.

Tiernatur: Kosmisch gesehen gehören wir Menschen zum Tierreich. Es ist unsere Tiernatur, die uns kosmische Würde verleiht und uns unseren wahren Platz im Kosmos gibt. Es ist ebenfalls unsere Tiernatur, die uns durch unsere Gefühle und unsere DNA in einer positiven symbiotischen Beziehung zum → *Kosmos* hält. Die irrige menschliche Vorstellung, eine Sonderstellung in der Schöpfung einzunehmen, weil wir mit Sprache begabt sind, hat zu der fehlgeleiteten Idee geführt, unser »Selbst« sei in eine »höhere« und eine »niedere« Natur geteilt, wobei mit letzterer unsere Tiernatur gemeint ist. Zahlreiche fehlgeleitete Ideen über das Warum des Leidens und des → *Todes* haben zu der Annahme geführt, unsere Tiernatur sei der Grund dafür. Im vorliegenden Buch wird der Begriff »Tiernatur« häufig als Synonym für unsere Körpernatur benutzt, insbesondere, wenn wir von unserer Sexualität sprechen. Die verleumderischen Ideen und Glaubensvorstellungen, mit denen wir unsere Tiernatur belegt haben, haben uns Menschen für Krankheiten anfällig gemacht, weil sie uns von unserer Einheit mit dem Kosmos abtrennen.

Tod: Auf die Vorgänge in der Natur angewandt, bezeichnet der Tod die → *Transformation* eines Menschen, Tieres oder einer Pflanze von einer sichtbaren Form in eine unsichtbare Form ihres Daseins innerhalb des kosmischen Ganzen. Für einen Menschen bedeutet dies, dass sich, wenn er seine Einzigartigkeit erfüllt hat, alle Formen seines Bewusstseins zu einer Einheit aggregieren und transformiert werden. Danach setzt dieses Individuum sein Leben in einer unsichtbaren Dimension fort, wo es neue Aufgaben übernimmt. Diejenigen, die ihre Einzigartigkeit und somit ihre kosmische Bestimmung noch nicht erfüllt haben, erhalten dazu eine erneute Gelegenheit, indem sie in einen menschlichen Körper wiedergeboren werden. Bei ihrer Wiedergeburt sind sie frei von jeglichen widrigen Schicksalen, die sie in vergangenen Leben erschaffen haben, so dass sie einen völligen Neuanfang machen können. Der Weise hat mit aller Deutlichkeit klargestellt, dass die Vorstellung von *Karma* eine menschliche Erfindung ist.

Es kommt gelegentlich vor, dass ein Verstorbener mit seinem Partner oder einem seiner Kinder Kontakt aufnimmt, um sie zu informieren, dass etwas in ihrer Haltung seiner Transformation im Wege steht. Dabei kann es sich um eine Anhaftung an den Verstorbenen handeln oder um Schuldgefühle ihm gegenüber. Wenn wir einen Verstorbenen nicht gehen lassen, dann kann es weder für uns noch für ihn Fortschritt geben. Als Lebende hindern wir uns daran, unsere Einzigartigkeit zu erfüllen, während wir gleichzeitig den Verstorbenen daran hindern, seine neue Aufgabe in der unsichtbaren Dimension zu erfüllen. Die notwendige Transformation kann vollendet werden, wenn wir ein inneres Nein zu den Emotionen sagen, die uns an den Verstorbenen gebunden haben. Falls es sich um Schuldgefühle handelt, bitten wir außerdem den Helfer der Befreiung von Schuldgefühlen, uns davon zu lösen.

Was wir als Angst vor dem Tod erleben, kommt in den meisten Fällen vom Ego. Der Grund dafür ist, dass das Ego das Einzige ist, was stirbt, wenn unser Leben *im Körper* zu Ende geht. Da das Ego nicht Teil des Kosmos ist, sieht es den Tod als Verlust, das heißt als Ende seiner Existenz, und betrachtet ihn als letztes Gericht. Um sich über seinen eigenen Tod hinwegzutäuschen, hat das Ego die Idee einer unsterblichen Seele erfunden, die es zu bewohnen hofft, wenn es seine Heimstatt im Körper verloren hat. Das Ego drängt uns, eine Existenz in einer geistigen Welt zu entwickeln, die seiner eigenen Einbildung entsprungen ist.

Wenn wir unsere Einzigartigkeit erfüllt haben, spüren wir, dass unsere Zeit zu sterben gekommen ist. Wir bedürfen bei diesem Vorgang keiner Hilfe, und unser Sterben vollzieht sich friedlich. Wenn ein Mensch jedoch an einer Krankheit stirbt, können wir in der Regel Hilfe leisten, indem wir ein Team von → *Helfern* anrufen, ihm dabei zu helfen, diesen Schritt im Einklang mit der Natur zu vollziehen. Zu diesem Team gehören folgende Helfer: Der Helfer der Transformation, der Helfer, der den Tod rasch und leicht macht (indem er die Wirkung der falschen Vorstellung beseitigt, der Tod sei hart und schwierig), der Helfer des Akzeptierens des Todes und der Helfer, der dem Sterbenden seine innere Wahrheit zeigt. Bevor wir einem Sterbenden in dieser Weise helfen, ist es unbedingt notwendig, den Weisen zu befragen, ob unser Wunsch der Situation angemessen ist. Wenn wir zur Tat schreiten, ohne gefragt zu haben, so ist dies ein Zeichen, dass das Ego die Führung übernommen hat. In gar keinem Fall können wir damit dem Sterbenden Schaden zufügen, weil die Helfer keine gemeinsame Sache mit dem Ego machen. (Siehe auch Kapitel 10, *Der Ursprung der Angst vor dem Tod.*)

Transformation: Transformation bezeichnet die Art und Weise, in der der → *Kosmos* alle Dinge tut. Transformationen geschehen durch die Anziehungskraft zwischen den komplementären Aspekten des Kosmos. Die grundlegendste Anziehung findet zwischen den komplementären Kräften des Dunklen in der Natur und denen des Lichts im kosmischen Bewusstsein statt. Alle Wachstums- und Sterbeprozesse in der Natur geschehen durch Transformation:

Wachstum ist das Ergebnis von Transformationen von Nichtform in Form, während das Sterben die Transformation von Form in Nichtform ist. Die Kräfte des Lichten und des Dunklen sind als untrennbar voneinander zu sehen, da sie die zwei Urkräfte des Kosmos sind.

Das chinesische Ideogramm für »I« im Namen »I Ging« bedeutet Transformation und nicht »Wandlung«, wie es fälschlicherweise übersetzt wurde. Der Hinweis auf Transformation ist in dem Umstand enthalten, dass das Ideogramm für »I« das Bild eines Chamäleons zeigt. Die Gleichsetzung von Transformation mit Wandlung (im Sinne von Veränderung) hat enorme Folgen gehabt, weil daraus die Annahme entstanden ist, der Kosmos und die Natur wirkten durch Veränderungen. Diese falsche Annahme ist Teil der menschenzentrierten Sicht auf die Welt, in der die Kräfte des Lichten und des Dunklen nicht als gleichwertig und komplementär, sondern als um die Vorherrschaft ringend gesehen werden.

Wenn wir das Lichte und das Dunkle als Gegensätze sehen, die miteinander im Widerstreit liegen, dann verhindern wir, dass Transformationen in unseren Körperzellen und in unserer Beziehung zur Natur stattfinden können. Transformationen sind notwendig, um unsere Lebenskraft beständig zu erneuern und auch um dauerhafte Heilung zu ermöglichen.

Eine Welt, die von »Wandlungen« bestimmt wird und die oft als die einzig existierende Wirklichkeit betrachtet wird, ist eine Erfindung des rationalen Verstandes. Wenn wir uns diese Ansicht zu eigen machen, trennen wir uns vom Kosmos ab. Unser Buch *I Ging – Das Kosmische Orakel* demonstriert, dass Transformation – nicht Wandel – der Handlungsmodus des Kosmos ist.

Der Glaube, dass alles Leben dem Wandel unterliegt, wird zur Falle, wenn wir darin fortfahren, nur dem äußeren Schein der Dinge und dem »was die Leute sagen«, Aufmerksamkeit zu schenken. Dann bestimmt unser falscher Glaube unsere Lebenswirklichkeit.

Als Menschen sind wir nicht imstande, Transformationen zu bewerkstelligen, selbst wenn wir uns bewusst darum bemühen würden. Transformationen sind das Werk eines spezifischen → *Helfers*, der im Bereich der Gefühle, das heißt im Bereich des Atoms operiert. Dies ist auch der Bereich, in dem wahre Heilung stattfindet.

Wenn wir eine fehlgeleitete Idee oder Glaubensvorstellung mit kosmischer Hilfe deprogrammieren, dann geschehen Transformationen, durch die die unharmonischen Worte oder Bilder mitsamt ihren negativen Auswirkungen aus unserer Psyche entfernt werden. Wenn wir ein inneres Nein zu solchen Ideen und Glaubensvorstellungen sagen, engagieren wir dadurch den Helfer der Transformation und ermöglichen es dem Kosmos, die Sache zu berichtigen. Wenn wir ein bewusstes Ja zu etwas sagen, das sich harmonisch anfühlt, dann engagieren wir ebenfalls den Helfer der Transformation und machen es möglich, dass der Kosmos es manifestiert.

Register

I

L

M

N

Die Autorinnen

Carol K. Anthony
blickt auf 35 Jahre I-Ging-Praxis zurück und leitet zusammen mit Hanna Moog das I Ching Institute in Stow bei Boston. Sie befasst sich vor allem mit der Erforschung neuer Anwendungen des kosmischen Orakels, insbesondere im Bereich der Heilung körperlicher Krankheiten und psychischer Störungen. Ein weiterer Bereich ist die Kommunikation mit Tieren und der Natur. Weitere Bücher von Carol K. Anthony sind: »Handbuch zum klassischen I Ging«, »Meditationen zum I Ging« und »Das I Ging der Liebe«.

Hanna Moog
hat sich in Deutschland durch die Übersetzung der Bücher von Carol K. Anthony sowie als Lektorin zahlreicher Bücher zum I Ging einen Namen gemacht. Als Autorin und Herausgeberin hat sie an den Büchern »I Ging – Das Orakel- und Weisheitsbuch Chinas« und »Leben mit dem I Ging« mitgewirkt.

www.ichingoracle.com

Von Carol K. Anthony und Hanna Moog bereits erschienen:

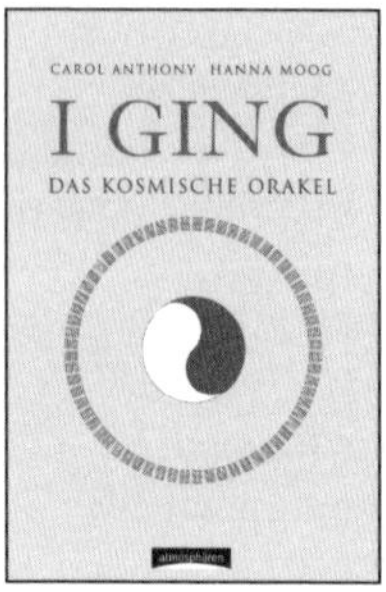

I Ging
Das Kosmische Orakel